U0253526

实用医院
综合管理学

魏韬 等 主编

江西科学技术出版社

江西·南昌

图书在版编目（CIP）数据

实用医院综合管理学 / 魏韬等主编 . –– 南昌： 江西科学技术出版社， 2020.10 （2024.1 重印）

ISBN 978-7-5390-7496-2

Ⅰ . ①实… Ⅱ . ①魏… Ⅲ . ①医院 – 管理学 Ⅳ . ① R197.32

中国版本图书馆 CIP 数据核字（2020）第 158780 号

选题序号：ZK2020117

责任编辑：宋　涛

实用医院综合管理学
SHIYONG YIYUAN ZONGHE GUANLIXUE

魏韬　等　主编

出版发行	江西科学技术出版社	
社　　址	南昌市蓼洲街 2 号附 1 号	
	邮编：330009　　电话：（0791）86623491　　86639342（传真）	
经　　销	全国新华书店	
印　　刷	三河市华东印刷有限公司	
开　　本	880mm×1230mm　　1/16	
字　　数	289 千字	
印　　张	9.375	
版　　次	2020 年 10 月第 1 版　　2024年1月第1版第2次印刷	
书　　号	ISBN 978-7-5390-7496-2	
定　　价	88.00 元	

赣版权登字：-03-2020-302

版权所有，侵权必究

（赣科版图书凡属印装错误，可向承印厂调换）

编 委 会

主　编：魏　韬　尹　璇　罗　丽　高霜岩
　　　　孙冬梅　张向宇　李霄楠　杨　宇

副主编：张　涛　张江云　张文胜　温少东　张晓龙
　　　　余艳艳　孙颖平　杨　珊　马　瑾　李　莉

编　委：马　瑾　新疆医科大学第一附属医院
　　　　尹　璇　惠州市第三人民医院（广州医科大学附属惠州医院）
　　　　孙冬梅　长春中医药大学附属医院
　　　　孙颖平　新疆医科大学第一附属医院
　　　　李　莉　新疆医科大学第一附属医院
　　　　李霄楠　唐山市妇幼保健院
　　　　杨　宇　唐山市妇幼保健院
　　　　杨　珊　新疆医科大学第二附属医院
　　　　余艳艳　湖北省宜城市人民医院
　　　　张　涛　新疆医科大学第一附属医院
　　　　张文胜　新疆医科大学附属肿瘤医院
　　　　张向宇　河北医科大学第三医院
　　　　张江云　扬州大学附属医院
　　　　张晓龙　新疆医科大学第四附属医院（附属中医医院）
　　　　罗　丽　嘉峪关市第一人民医院
　　　　高霜岩　长春中医药大学附属医院
　　　　温少东　新疆医科大学第一附属医院
　　　　魏　韬　华北理工大学附属医院

获取临床医生的在线小助手

开拓医生视野
提升医学素养

微信扫码

临床科研 > 介绍医学科研经验，提供专业理论。

医学前沿 > 生物医学前沿知识，指明发展方向。

临床资讯 > 整合临床医学资讯，展示医学动态。

临床笔记 > 记录读者学习感悟，助力职业成长。

医学交流圈 > 在线交流读书心得，精进提升自我。

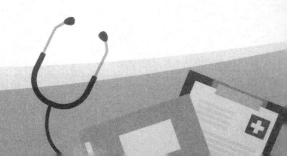

前　言

　　医院管理学是卫生事业管理专业重要学科之一。随着我国医疗卫生体制改革的深入，医院管理面临着复杂性的环境与创新性的要求，按照医院运行的客观规律不断探索，将医院管理上升为新的高度，达到新的水平，这需要医院的管理者顺应医疗卫生体制改革的发展趋势，满足人民群众的医疗需求。为了适应医院管理工作及教学改革的发展，以现代管理科学理论和方法及国外医院管理研究的最新进展和成果为基础，密切结合我国医院改革和发展的实际，我们特组织一批专家及学者在总结多年来医院管理学教学及实践的基础上，编写了本书。

　　本书编写的宗旨是介绍近年来我国医院管理在实践中的广泛应用和新的理论与方法的学习，内容涉及了绪论、医院组织结构和能级管理、医院信息管理、医院病案统计的管理、医院人力资源管理、医院经营管理、医院绩效管理、医院设备管理、医院科教管理和医院感染管理等内容。本书的特点在于简明扼要，重点突出，适合卫生行政部门的医院管理人员及高校卫生事业学生参考学习。

　　鉴于本书由多位专家参与编写，各个章节的衔接和写作风格可能会存在差异。虽然我们在编写过程中力求尽善尽美，但疏漏与不足之处在所难免，恳请广大读者见谅，给于批评指正，以便我们更好地总结经验，共同进步。

编　者

2020 年 10 月

目　录

第一章 绪论

医院是人类与疾病斗争过程中所形成的防病治病、保障人民健康的组织机构。它拥有门诊和住院医疗服务设施，集中了相对优越的医疗技术，反映了社会的发展状况，也体现了各个时期的医学技术水平。作为人类认识和征服疾病的重要场所，医院义不容辞地承担着救死扶伤的社会责任。

第一节 医院的概述

一、医院的基本概念

在不同时期不同文化背景下，医院有着不同的含义。日本对医院的定义是：医院是医师或牙科医师为公众和特定人群进行医疗服务的场所，应有收容20名以上患者的设施，医院应以患者能享受科学、恰当、方便的诊疗为组织和运营的主要目的。美国医院协会规定：医院至少有6张病床的设施，在州政府相关机构注册或者由联邦和州政府机构进行管理。俄罗斯规定医院要有25张病床以上的设施。世界卫生组织提出的医院定义是：医院是治病防病、保障人民健康、设有病房和门诊的医疗预防机构。医院的卫生专业技术人员集中，拥有医疗器械比较齐全，能以精湛的技术为病人诊治疾病，担负预防保健工作，并结合医疗预防开展医学科学研究和卫生专业人员的培训工作。世界卫生组织把医院的内涵和外延、硬件和软件做了很好的定位和诠释。

综上所述，医院是运用医学科学理论与技术，通过医护人员及非医护人员的集体协作，达到对病人或特定人群提供疾病诊疗、病人照顾的组织机构。一所医院应具备如下基本条件：①应有正式的病房和一定数量的病床设施、医疗设施，应有住院和门诊等多种服务方式，有能力对病人提供连续、合理、有效的诊疗、护理和基本的生活服务，满足病人的医疗保健需要。②应有一定的诊疗组织形式及诊疗活动的支持系统，包括临床科室、医技科室、辅助科室等，保证医疗业务活动的正常进行，并能为就医者提供一定的休养环境。③应有相应的人员配备，包括卫生技术人员、非卫生技术人员、行政人员和后勤人员，各类人员在特定的工作环境中分工协作，共同完成整体组织功能。④应有相应的规章制度，包括人力资源管理制度、诊疗常规、医疗质量管理制度等。

二、医院的性质与医疗服务的特点

早期的医院是在人道主义和宗教思想的土壤上产生的，是以慈善和奉献精神为象征的。现代的医院是社会生产保障的子系统，随着经济和科学技术的发展和生产社会化程度的提高，许多国家把提供基本医疗服务、保障国民健康作为政府的职责，推动医疗卫生事业的系统改善。1997年在《中共中央、国务院关于卫生改革与发展的决定》中，明确指出我国卫生事业是政府实行一定福利政策的社会公益事业。作为卫生事业的重要组成部分，医院既有卫生事业的基本性质，又有自身的特性。

（一）医院的性质

总体而言，医院具有以下3个性质：

1. 公益性

医学的根本目的是为人类的健康服务。医院作为一个保障人民健康的实体机构，无论是营利性医院还是非营利性医院，都以救死扶伤为天职，应具有实行人道主义的职业道德，也即公益性是医院的基本社会属性。由于不同国家的社会经济状况不同，医院的公益性程度可能存在一定的差异。我国医院是对人群提供防病治病、保障人民健康的卫生事业单位，政府对医院实行一定的补贴或税收减免政策，以保障人人享有卫生保健服务。

2. 服务性

现代社会中，医院、医务人员与病人的关系，是服务与被服务的关系。从这一点上讲，医院属于服务行业。医院是运用医学科学技术，对特定人群进行生理和心理的医疗、预防和康复服务，使其恢复健康、增强体质，间接促进社会发展。以病人为中心是现代医院的一个重要理念，医院不仅要重视病人的生理需要，还要重视病人的心理和社会需要。医院应把以疾病为中心的医疗观念转变为关注病人整体的医疗观念，改善医院的就医环境、就诊流程，通过全体医院员工良好的医德医风，精湛的医疗技术、热情的服务态度、优美舒适的就医环境，更好地服务于病人及其家属。

3. 经营性

医院是一个经济实体，它的医疗活动需要人力、物力、财力、时间和信息的投入，并受到商品经济价值规律的制约，因此医院除了要遵循医疗服务的内在规律外，还要遵循商品经济的价值规律。目前中国已经从计划经济体制转向市场经济体制，医院更强调加强内部的运行管理，提高效率、改善质量、降低成本。营利性医院应该根据医疗市场的需求自主确定医疗服务项目，完全靠自身的经营来生存和发展；非营利性医院虽然享受政府给予的财政补助和／或税收的减免政策，但医院还是应该靠自身的经营来解决其在医疗市场竞争中生存和发展的需要，因此也必须注重经营管理。

（二）医疗服务的特点

1. 时间性

时间就是生命，医院在诊疗过程中分秒必争，与时间赛跑，最大可能争取抢救和诊疗的时机。医疗服务中，对病情的变化必须做观察和监测，及时地处理一切可能发生的问题。

2. 安全性

医疗行业是一个高风险的行业。医院工作的对象大多是等待救治的脆弱生命，医院的安全涉及人的生命。对人的生命的尊重可以从技术服务、心理服务、生活服务等多个方面反映出来。重视医疗安全、提高风险防范意识、保证病人和医务人员的医疗安全，是现代医院管理的重要职责。

3. 协同性

随着医学科学技术的发展，医疗行业分工越来越细化，专业化能提高工作的效率和效果。但人是一个完整的机体，医疗质量是医院系统整体功能的综合体现，必须注意综合协调，发挥整体的作用，增强应变能力，才能取得更好的效果。

4. 复杂性

医院服务的对象是人，所诊治的疾病种类繁多，病情变化万千，个体差异大。医疗服务对象的多样性和特殊性决定了医疗服务过程中要适应不同病人的需求而做相应的变化。因此，医疗服务的效果与服务人员的素质和水平、医疗技术发展的程度、疾病本身的复杂性、病人的依从性、病人与医生的互信等多方面都有关系。

5. 社会性

从社会层面来说，医院的医疗服务面广、涉及人数众多，医院工作的好坏在一定程度上影响着社会的稳定与发展。好的医疗服务促进了人群的健康，促进了社会经济的发展。但是，当前我国医患关系较为紧张，因各种原因导致的医患纠纷频发，不仅影响到医院的医疗服务，而且影响到社会的稳定。如果不能改善医患关系、不能恰当地处理医患纠纷，可能会导致医患双方行为的扭曲，对社会造成不良影响。从医院层面来说，随着社会专业分工的细化，医院已逐步把后勤供应、洗涤保洁等非核心业务推向社会，由社会相关机构提供专业化的后勤保障服务，医院则把有限的资源放在核心业务上。医院的医疗服务与整个社会的联系越来越紧密。

三、医院的分类

（一）按功能分类

根据我国《医院分级管理办法（试行方案）》的规定，医院分类如下：

1. 一级医院

一级医院是直接为社区居民提供医疗、预防、保健、康复、健康教育、计划生育指导六位一体的医疗预防保健服务的机构。它包括农村乡镇卫生院、城市社区卫生服务中心和相当规模的工矿、企事业单位的职工医院等。

2. 二级医院

二级医院是为一个地区（跨几个社区）的居民提供医疗预防保健服务和承担一定教学、科研任务的医院，包括各地一般市、县级医院以及省、直辖市的区级医院。

3. 三级医院

三级医院是向多个地区提供高水平专科性医疗卫生服务和承担医学教学与科研任务的医院，主要指中央、省、自治区、直辖市直属的城市大医院及医学院校的附属医院。三级医院是我国医疗、教学和科研的中心。

（二）按收治范围分类

按收治范围，医院可分为综合性医院和专科医院。

1. 综合性医院

综合性医院主要从事多专科的疾病诊治。大型综合性医院主要从事急危重症、疑难病症的诊疗，并结合临床开展教育、科研工作。在国外一些发达国家，综合性医院大多数为急性病医院。

2. 专科医院

专科医院是为特定专科疾病提供诊疗的医疗机构，一般只针对患特定疾病的病人，主要提供疾病诊治，并结合临床开展教育、科研工作，如传染病医院、妇产科医院、眼科医院、精神卫生中心、特殊治疗中心等。

3. 长期疾病医院

这类医院主要针对一些慢性病提供治疗、护理服务，如老年护理医院、康复医院、临终关怀医院等。

（三）按经营目的分类

按经营目的，医院可分为营利性医院和非营利性医院。2000 年由国务院体改办、国家计委、卫健委等 7 部委发布的《关于城镇医药卫生体制改革的指导意见》中明确规定："建立新的医疗机构分类管理制度，将医疗机构分为靠营利性和营利性两类进行管理。国家根据医疗机构的性质、社会功能及其承担的义务，制定不同的财税、价格政策"；"政府举办的非营利性医疗机构由同级财政给予合理补助，医疗服务价格执行政府指导价"；"营利性医疗机构医疗服务价格敞开，依法自主经营，照章纳税"。

1. 非营利性医院

非营利性医院是指为社会公众利益服务而设立和运营的医院，它不以营利为目的，其收入用于弥补医疗服务成本，实际运营中的收支结余只能用于医院的自我发展，如改善医疗条件、引进技术、开展新的医疗服务项目等。此外，非营利性医院在终止业务活动后，其剩余资产由社会管理部门处置，出资者无权自行处置。政府举办的非营利性医疗机构由同级财政给予合理补助，并按扣除财政补助和药品差价收入后的成本制订医疗服务价格；其他非营利性医疗机构一般不享受政府补助，医疗服务价格执行政府指导价，享受相应的税收优惠政策。非营利性医院主要提供基本医疗服务。

2. 营利性医院

营利性医院是指以利润最大化为经营目的的医院，其医疗服务盈余可用于投资者的经济回报。医院根据市场需求自主确定医疗服务项目，医疗价格放开，依法自主经营，照章纳税。

（四）按产权属性分类

按产权属性，医院可分为公立医院、集体所有制医院、股份制医院、私立医院等。

1. 公立医院

公立医院是由国家投资兴办、所有权归全体人民的医院。公立医院担负着我国主要的医疗保健任务，在数量上占有绝对优势，集中了一大批高中级专业医务人员，拥有较先进的医疗设备和仪器，代表了国家和地区先进的医疗技术水平，是我国培养卫生专业人员的教学和医学科研基地，承担了大量的防病治病工作，是形成我国城乡三级医疗网络的主导力量。

2. 集体所有制医院

集体所有制医院是由部分劳动群众共同。占有生产资料的一种公有制形式，由集体经济兴办或在对个体医院进行社会主义改造的基础上发展起来的。现阶段，我国集体所有制医院主要包括部分城镇街道医院、集体所有制工商企业的卫生院和部分乡村卫生院等。

3. 股份制医院

股份制医院实行股份制，个人或机构可通过投资入股成为医院的所有者。股份制医院在我国是改革中出来的一种新型的医疗机构。有的股份制医院因有医院职工持股，使医院职工既是医院的劳动者，又是医院的所有者，职工的利益与医院的经营状况紧密联系在一起，增强了医院职工的主人翁意识，有效地调动了职工的积极性、主动性和创造性。

4. 私立医院

私立医院是由个人出资兴办的医院，医院的所有权归出资者所有。目前我国私立医院规模一般较小，多为专科医院，它弥补了公立医院的医疗服务提供不足现状。我国部分私立医院为营利性医院。

第二节　医院管理的概述

一、医院管理的概念

管理活动就是对组织的资源进行有效整合以达到组织既定目标与责任的动态创造性活动。医院管理是随着医院的出现而产生的一种组织行为，是为了实现医院的组织目标所进行的一系列活动。它是按照医院工作和发展的客观规律，运用现代管理理论和方法，对医院的人、财、物、时间、信息等资源进行计划、组织、协调、控制，以充分发挥整体运行功能，达到资源配置最优化及最佳综合效益的管理活动过程。

二、医院管理的任务

医院管理的目的，不仅是使医院得到发展，还要为病人提供优质的服务，满足社会医疗保健的客观需要。医院管理要处理好医院与社会的关系、医院内部各子系统间的关系、医院与病人的关系。医院与社会关系的管理是医院管理系统的对外职能，医院的工作、制度等都必须适应社会的需求，为医院的生存与发展创造一个良好的外部环境；医院内部各子系统关系的管理是医院管理系统的对内职能，通过优化医院系统的一系列管理活动，协调好各子系统的关系，保证最大限度地发挥医院的人、财、物、时间和信息的优势；医院与病人关系的管理就是医院以病人为中心，不断提高医疗质量，不断改善医患关系。总体而言，医院管理的任务是改善服务，规范行为，提高质量，确保安全，不断满足患者日益增长的医疗服务需求，探索科学的医院管理体制、运行机制与监督机制。

三、医院管理的主要模式

医院管理模式是医院管理的运作方式和所采取的形式。各国的医院管理模式不尽相同，它与国家的社会制度、经济条件、文化背景、医疗保健制度、市场经济模式等因素密切相关。大体上，医院管理模式可分为以下几种情况。

（一）美国医院管理模式

美国实行的是当代最典型的市场经济模式，完全实行自由经济、自由经营、自由竞争，政府对经济的干预十分有限。在医院管理上也基本套用企业管理的模式和方法，大多数有较完善的法人治理结构，设有董事会或管理委员会，院长由董事会或管理委员会任命。不设董事会的医院，院长直接由医院职工民主选举产生。在美国，医院院长、资深副院长、副院长和院长助理组成医院的院务委员会，院长全面主持医院的各项管理工作。并对董事会或管理委员会负责。一般院长要有商学硕士或公共卫生管理硕士的学位；有一定工作经验和背景，接受过经济学、市场学、人力资源管理学、商业法学、信息技术学、市场策略学、组织行为学等课程的教育与培训。医院一般设 2 ~ 4 名资深副院长，分别主持医疗业务和行政财务管理工作。一般情况下，美国医院的人事招聘全部实行公开招聘办法。

（二）英国医院管理模式

英国是一个社会保障齐全的福利国家，有相当完善的社会保障体系。凡英国居民均可享受国家医院提供的广泛的医疗服务，政府支付大部分或全部医疗费用，因此英国是国家医疗服务制度最完善的西方国家之一。英国实行初级卫生保健服务（全科医生提供）、地区医疗服务（当地政府提供）和医院服务（专科医疗服务）三级服务体制。医院的医务人员均受雇于政府卫健委门，而社会工作者则受雇于地方政府。医院院长基本上都是管理专业毕业或经济、法学专业毕业，并通过培训的专职管理人员，他们全面负责医院的工作。此外，医院设有医务、人事、财务、护理部等部门，各部门主任也必须具有管理硕士学位或通过管理专业进修后才能担任。

（三）日本医院管理模式

日本推行全民医疗制度，其医院可分为国立医院、地方公立医院、社团医院、私立医院。医院的领导层由院长和副院长领导下的诊疗部长、事务部长、护理部长组成。有的医院在院长领导下，设诊疗部长、助理医疗部长、事务部长、护理部长、研究部长、药剂部长、营养部长。院长必须是医师，除从事本专业外，主持医院全面工作，决定医院大政方针，掌握医院发展方向；副院长也由专家担任，协助院长工作或兼任诊疗部长，在业务上有权威性，负担医疗、教学、科研工作。诊疗部下设若干个诊疗科；事务部长是医院的实际组织者，又称运营部长，全权负责医院日常管理，一般从各级卫生行政领导机构的官员中选派；护理部部长、科护士长、护士、准护士、助理护士等形成了医院的护理体系。高校医学生毕业后要作为研究生或住院医师临床培训 5 年，经医院评议会评审合格后才能独立从事诊疗工作。

（四）法国医院管理模式

法国的医疗卫生服务模式属社会福利型，法国的公立医院面向低收入居民，私立医院面向高收入家庭，主要接纳外科、妇产科病人，慈善性质的医院负责恶性肿瘤等疾病的治疗。法国公立医院可分 5 类：地区大学医院（医学中心）、省级中心医院、地方医院、专科医院、急诊医院。从管理体制来说，政府对医院控制较直接，包括医院登记注册、床位增减、大型设备购置等都必须经卫生行政部门核批。在服务方式和各种制度上，充分体现服务病人和方便病人的宗旨。院长负责医院全面工作，一般设副院长 4 人，分别负责行政、财务、后勤和人事，下设若干个职能科室。医院设有院务委员会以及医疗咨询委员会、急诊医疗委员会、卫生保险委员会、预防医学委员会等，帮助院长发挥协调、咨询、监督作用。科室实行科主任负责制，全面负责科室的医疗、护理、教学和科研。法国医院设有专科门诊和私人门诊，但门诊不设药房；病房分普通病房、特护病房、私人病房、日间病房等。法国医院的经费主要来自社保组织和公共救济金的补助，医院有充分的使用支配权。

（五）德国医院管理模式

德国是欧美发达国家中社会保障事业最发达的国家之一，其社会保障涉及社会成员基本生活的各个环节，几乎包括生、老、病、残、死、疗养和教育等各个方面。德国以社会医疗保险制度为基础，政府对医院实行宏观管理，高度重视区域卫生规划，根据医学专科特点、社会服务需求和经济结构的原则，将医院划分为社区服务医院、跨社区服务医院、中心医院和特级医院 4 个层次。德国医院有公立医院、社团医院（宗教、慈善团体或各类基金会捐资）和私人医院 3 种。德国医院领导体制的最大特点是设行政院长，医疗院长和护理院长，医院不设职能科室，由 3 位院长配有秘书分别负责各自的职责。行政院长负责整个医院经营管理、人事、基建、物资供应、财务；医疗院长负责医生诊疗工作；护理院长负责医院护理的组织领导。要求行政院长是经济类、管理类或商业、法学类的高校毕业生、经 2 年医院管理培训取得硕士学位者；医疗院长通常为接受过经济学或社会论学以及医院管理、卫生经济等硕士课程教育后的资深医生担任；护理院长的任职资格要求通过医院管理强化教育一年。院长的任职由董事会在全院进行绩效考核后决定。

（六）俄罗斯医院管理模式

俄罗斯的医院管理模式比较严格，是从行政型实报实销医疗费用的公费医疗制度逐步转变为市场型保障体系，医院也从国家预算拨款逐步转变为多渠道多形式筹资。在组织管理上，医院较早实行院长负责制和科主任负责制，院长下设医务、行政等若干副院长，院长和临床科主任都由医生担任。科室的护士长属科主任领导。俄罗斯医院的人事制度正在逐步实行改革，但从总体来说，政治党派已不再是决定医院领导体系的主要因素，医院工会仍发挥较大的作用。

（七）新加坡医院管理模式

在医疗保障制度方面，新加坡设立了保健储蓄、医疗保险和医疗福利基金。新加坡的医院分为公立医院和私立医院。1985年新加坡为了改善公立医院管理，政府将所有公立医院和门诊部垂直组建成两个医疗集团：新加坡保健服务私人有限公司（Singapore 小时 ealth 秒 ervices Pte Ltd）和国立健保集团（National 小时 ealthcare Group，NHG），交给私人有限公司管理。公立医院原股权由新加坡国家卫生保健局管理，卫健委派人员参加公司董事会，但医院则全部按私人企业管理方式管理，使医院的所有权和经营权分离。医院的日常经营由董事会委派行政总监全权负责，行政总监一般由非医务人员的企业管理专家担任，下设医药委员会、医院筹划委员会，分别由临床主管和行政主管负责。政府对公立医院补助约占医院总支出的58%，公立医院的收费由政府定价。新加坡医院的病房分 A、B1、B2、C4 个等级，政府分别补贴 0%、20%、65%、80%，以严格控制医疗需求的导向。私立医院主要提供高水平的医疗护理服务和酒店式的舒适休养服务，私立医院只雇佣数量很少的住院医师和一定数量的护理、工勤人员，医疗服务都由私人专科医师提供，院内设立医疗中心大楼以供这些私人专科医师使用。新加坡的医院管理模式有效地提高了服务水平和服务效率，并有效地控制了医院的服务成本。

（八）中国医院管理模式

我国医院管理模式经历了 3 个时期的转变。中华人民共和国成立前，主要套用美、英、德等国的模式，特别是教会医院。新中国成立后，我国全面学习苏联，完全实行计划经济的管理模式，党的领导在医院中具有最高的地位，院长在党组织领导下具体分管医院业务工作；经济上实行金额补助，实行低医疗收费标准、低药品价格和低职工工资的政策，医院经营困难、条件较差；公费、劳保病人占大多数。随着市场经济的发展，医院从纯福利型转变为体现一定福利性的公益性事业单位，多渠道、多形式办医正在逐步形成。医院实行院长负责制，重视经营管理，为人民群众提供了基本医疗卫生服务和一定量的特需服务，医院的分配与激励机制逐步完善。我国医院管理无论从实践和理论方面都积累了正反两方面的经验。坚持为人民服务，坚持依靠广大医务人员，坚持以病人为中心和以质量为核心，坚持医疗技术与管理的创新，坚持按经济规律办事和合理利用医院资源，坚持中西医并重，都是值得我们继续坚持和发扬的。但是，我国医院管理还存在一些问题，如医院管理模式尚未适应现代医学模式的转变、医政不分、管办不分、分配与激励机制仍不完善、人才流动难、不合理的检查与治疗仍存在、不重视成本管理等。这些医院管理中的问题尚需在医疗卫生改革中逐步解决和改善。

第三节　医院的宏观管理

我国卫生事业是公益性的福利事业，其基本目的是为群众提供适宜的医疗卫生保健服务，合理利用资源，体现医院的社会效益和经济效益。由于医疗市场不是一个充分自由竞争的市场，不能完全依赖市场来调节医疗资源的配置与利用，政府需要对医院的经营活动进行宏观管理。通过有效的医院宏观管理，可以使医院的经营管理不是一种纯粹的市场行为，能有效配置资源，提高资源的利用效率和公平性。政府对医院的宏观管理主要有计划手段、经济手段、行政手段和法律手段。

一、计划手段

医院宏观管理的计划手段是方向性的和强制性的。政府可通过指令性计划，统一分配医疗资源，统一制订医院的基本标准，统一下达医院发展规划，统一确定基本医疗服务项目和基本药物目录，统一部署医院的各项工作任务及重大公共卫生及医疗事件的预案，合理确定医院发展的战略目标，集中有限资源进行重点学科建设、资助重大医学科研项目等。

区域卫生规划是政府计划管理的重要手段。它是在一个特定的区域范围内，根据经济发展、人口结构、地理环境、卫生与疾病状况、人群需求等多方面因素，来确定区域卫生发展方向、发展模式与发展目标，合理分配卫生资源，合理布局不同层次、不同功能、不同规模的卫生机构，使卫生总供给与总需求基本平衡，形成区域卫生的整体发展。医疗机构设置规划是区域卫生规划的重要组成部分。它是以卫生区域内居民实际医疗服务需求为依据，以合理配置医疗卫生资源及公平地向全体公民提供高质量的基本医疗服务为目的，将各类、不同隶属关系、不同所有制形式的医疗机构统一规划设置和布局。区域卫生规划的目标是规划期间卫生工作的方向和重点，是区域卫生规划的灵魂。在设立区域卫生规划目标时，所涉及的对未来预测的部分，应以翔实的材料做依据，使用科学的方法进行预测，使卫生资源能更有效地分配和利用，保证医疗服务的公平性、可及性、效率及效果。

二、经济手段

医院宏观管理的经济手段具有诱导性、间接性、灵活性，主要包括医疗服务价格政策、收支两条线管理、税收政策、医疗保险政策等。

（一）医疗服务价格政策

建立适应社会主义市场经济体制需要的宏观调控与市场调节相结合的医疗服务价格管理政策是卫生事业发展的必然要求。医疗服务价格的管理体系，对于调整医疗服务市场、对于完善医疗机构的运行机制，具有非常重要的杠杆作用。它可以调控医疗服务市场，也可以使医院的运行机制、补偿机制更加合理。医疗服务价格管理必须从完善有关政策入手，引导医疗服务走向健康发展的良性循环的道路。此外，建立医疗成本核算制度，也有利于准确核定医疗服务价格，建立医疗服务的定价机制，保证医疗服务价格更趋于科学、合理，最终正确引导医务人员和广大群众的医疗服务和就诊行为。

（二）收支两条线管理

"收支两条线"是指医院将所得的收入上缴国库或财政专户，其所需经费由财政部门按预算核拨，收入与支出分渠道运作，其收支活动处于财政部门直接、全面的监督之下。"收支两条线"被认为是一项从源头上预防和治理腐败的措施，收支两条线互不交叉，彻底切断非营利性医疗机构与其营业性收入的利益联系。当然，收支两条线需要全面、完善的补偿和考核机制做支撑，否则医疗服务的效率和质量可能会受到影响。此外，收支两条线的管理需要有政府较大的财政支持力度，对政府财政的压力比较大。

（三）税收政策

我国对非营利性医院不收税，对营利性医院按其收入所得的一定比例纳税。由于医疗服务是一项特殊的社会服务，不管是非营利性医院还是营利性医院，其提供的医疗服务都具有一定的公益性，医疗服务不能够完全实行市场化经营，不能按企业管理模式管理医院，因此对营利性医院的医疗服务收入应实施相对合理的税率。对营利性医疗机构取得的收入直接用于改善医疗卫生条件的，应延长其税收优惠政策的时间。对医院税收政策的确立，要有利于促进医疗资源的合理配置、有利于基本医疗服务的提供、有利于群众获得更好的医疗服务。

（四）医疗保险政策

医疗保险政策是社会进步、生产发展的必然结果。医疗保险通过征收医疗保险费和偿付医疗服务费用来调节收入差别、抵御疾病风险。医疗保险是一种重要的收入再分配的手段，是推进卫生事业健康发展的重要举措。医疗保险对患病的劳动者给予经济上的帮助，有助于消除因疾病带来的社会不安定因素，是调整社会关系和社会矛盾的重要社会机制，促进社会文明和进步的重要手段。

近年来，我国随着医疗保险制度的不断完善，医疗保险机构也越来越重视对医院医疗服务提供的监管，促进医院医疗服务的合理提供，努力控制医疗费用的快速增长。

三、法律手段

医院宏观管理的法律手段具有强制性、稳定性和超前性。国家依照法定的权限和程序制订的法律法规，是医院经营管理中必须遵循的。目前我国出台的与医院经营管理有关的法律法规有《医疗机构管理条例》《中华人民共和国执业医师法》《中华人民共和国传染病法》《医疗事故处理条例》《中华人民共和国护士管理办法》《中华人民共和国献血法》《中华人民共和国母婴保健法》《中华人民共和国中医药条例》《医疗废弃物管理条例》等。医学技术和生命伦理的发展还在不断推动相关法规的建设，调整着公民、法人和其他组织的行为和相互关系。科学、合理的卫生法律法规的制定，可最大限度保障公民的健康权，促进医院工作向法制化方向发展，推动医学科学进步和经济发展，防止和遏制医学科学技术的滥用，营造公平的竞争环境。不断健全和完善相关的法律法规，是医院、社会和政府共同的责任。

四、行政手段

医院宏观管理的行政手段具有权威性、垂直性和强制性。行政手段是指国家用政权力量直接干预，可采用发布命令、指令、规定等形式，按照行政系统、行政区域，直接引导和控制社会经济活动。采用行政手段对我国医院进行宏观管理也是比较有效的管理方式，它的针对性强，措施的效果具有一定的可预见性，传播速度较快，对相关者影响较大。由于行政手段的这些特点，要求在运用行政手段时必须尊重客观规律、重视社会和经济效果。事实上，行政手段与经济手段是相辅相成的，如在对医院医疗费用的总量控制中，可同时使用行政手段和经济手段，以调整医院的医疗行为，抑制医疗费用的快速增长。

此外，为了保证卫生政策和相关法规在医院中的执行，卫生监督也是一个有效的行政管理手段。卫生监督可以了解卫生政策和法规的执行情况与成效，促进医院的运行符合相关的法律法规和政策要求，规范医疗市场的行为。当前，卫生监督机构对医院的监督，已从医疗服务的准入，到人员、设备和设施的配备，到医疗服务的质量与安全，逐步完善。

第四节　医院管理的发展趋势与公立医院的改革方向

随着社会经济的发展和人民群众对医疗服务需求和期望的提高，必然推动医院功能与任务逐步扩大，由此带来医院管理内容、管理方法以及管理手段等一系列的变化。医院管理者必须关注医院管理的发展趋势与公立医院的改革方向，主动调整医院的经营理念，改变医院管理与医疗服务的方式，以适应社会经济发展的需要、人民群众医疗服务的需求和政府对医疗服务宏观调控的要求。

一、医院管理的发展趋势

（一）管理视角社会化

随着医院模式的转变和服务功能的扩大，医院管理的视角已不再停留在医院内部，而是扩大到医院所在的社区和整个社会，医院的发展必须考虑与社会经济的发展同步，必须把握发展方向、发展规模、发展重点，使医疗卫生服务与人民群众的需要与需求紧密结合。医院管理也在不断打破行政隶属关系和所有制界限，纵向整合的趋势将使医院资源的利用效率、医疗服务的质量得到提高。

（二）管理人员专业化

医院管理的成功需要有管理理论作为指导，专业化的医院管理需要有专业化的医院管理人员。当前我国医院管理队伍的现状与提高管理水平的需求不相适应，大部分医院管理人员是由医疗业务岗位转岗而来，医疗业务与管理工作双肩挑使医院管理人员不能集中精力管理，大部分管理人员没有经过医院管理的教育和培训，一部分管理人员并未将管理岗位作为其主要的职业岗位，工作经常处于不安心状态。随着医院管理要求的提高，必须改变医院管理队伍的现状，管理人员将逐步走向职业化、专业化。

（三）管理工具信息化

随着信息技术的发展及医院信息量的增加，医院已逐步加强了信息化建设，提高病案、药库、财务、人事、器械以及质量管理等诸多方面信息的自动处理能力，提高各类信息的传递速度，扩大信息共享范围。信息自动化带来了医院信息的透明和及时，这有利于合理配置资源、提高工作效率、改善医疗质量与水平、减少管理盲点，有利于科学管理的决策。

（四）管理手段法制化

医院管理从人治走向法治，是医院管理发展的重要方向。医院管理离不开外部环境，医院管理的制度化、法制化可以使医院复杂的社会关系成为稳定的法制关系，为医院提供正常运行的法律保障。医疗工作直接关系到人的生命和身体健康，医务人员与病人之间有着特殊的社会联系，特别随着医学科学技术的高度发展，如器官移植、试管婴儿等新技术问世，对法制层面提出了更高要求。

（五）管理方式社会化

医院作为社会大系统中一个具有特定功能的子系统，其管理不仅要依靠自己的力量，还要有社会大系统中的其他子系统的参与，才能取得最佳的社会效果。随着商品经济以及社会服务系统的发展完善，非医疗卫生技术服务工作（如水电安装、基建维修、洗涤、绿化清扫等）将更多地从医院中分离出去，由社会承担，医院将集中有限精力在核心业务上，使医院从烦冗的包袱中解脱出来。

二、公立医院改革的方向

2009 年 4 月，中共中央、国务院正式出台的《关于深化医药卫生体制改革的意见》中明确提出，医药卫生体制改革的总体目标是建立健全覆盖城乡居民的基本医疗卫生制度，为群众提供安全、有效、方便、价廉的医疗卫生服务。随着医药卫生体制改革的逐步深入和《关于公立医院改革试点的指导意见》的贯彻落实，我国公立医院将重点改革管理体制、补偿机制、运行机制和监管机制，构建公益目标明确、布局合理、规模适当、结构优化、层次分明、功能完善、富有效率、服务满意的公立医院服务体系；将鼓励探索管办分开、医药分开、营利性和非营利性分开的有效形式；将推进公立医院补偿机制改革，加强财力保障，逐步取消以药补医机制；将健全公立医院监管机制，规范诊疗行为，提高医疗服务质量和效率，为人民群众提供安全、有效、方便、价廉的医疗服务。

（一）强化区域卫生规划

未来我国政府将强化区域卫生规划，落实各级政府职责，实行全行业属地化管理，统筹城乡卫生资源，明确公立医院的类别、数量、规模、布局和功能，提高城乡公立医院整体医疗服务能力。

政府将明确公立医院的功能定位，建立科学合理的公立医院医疗服务体系。

政府将推动建立公立医院之间、公立医院与城乡基层医疗卫生机构的分工协作机制，实行分级医疗、双向转诊，研究与探索各级医疗机构之间的资源整合模式，如合作、托管、重组等，以促进医疗资源的合理配置与利用。

（二）推动公立医院体制改革

我国将明确各级政府举办公立医院的职责。中央和省级人民政府负责举办承担疑难危重病症诊治、医学科研和教学综合功能的国家级或省级医学中心；县（市、区）级人民政府主要负责举办县级公立医院；其他公立医院均由设区的市级人民政府负责举办。

我国将推动公立医院的体制改革，促进管办分开，健全公立医院的法人治理结构，界定公立医院所有者和管理者的责权，明确公立医院的工作目标、任务和责任，保证公立医院的正确发展方向。在公立医院法人治理结构的构建中，可设立医院理事会或医院管理委员会，以代表出资者对医院发展方向和重大问题做决策；需落实公立医院法人地位，强化具体经营管理医院的职能，并承担相应的责任；需制订公立医院院长任职资格、岗位职责、选拔任用、考核评价等方面的管理制度。政府将推进公立医院管理人员职业化、专业化建设，加强医院的民主管理和监督，全面推行院务公开制度。

（三）加强公立医院内部管理

以病人为中心始终是公立医院重要的经营理念。公立医院将把握以医疗质量为主题的公立医院发展

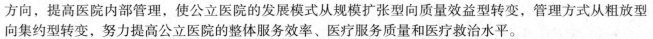

方向，提高医院内部管理，使公立医院的发展模式从规模扩张型向质量效益型转变，管理方式从粗放型向集约型转变，努力提高公立医院的整体服务效率、医疗服务质量和医疗救治水平。

在公立医院的内部管理中，将逐步实现医院管理专业化，医疗水平现代化，医疗服务整体化，发展模式集团化，使公立医院具有持续发展的能力，适应疑难重症抢救和突发公共卫生事件处置等医疗保障需求，引领全国和区域医疗技术发展方向。公立医院通过采取同级医疗机构检查结果互认、畅通急诊绿色通道、开设日间病房、预约诊疗等多种形式，努力缩短病人等候时间，方便群众就医，降低医药费用，减轻群众负担。公立医院还将优先使用基本药物和适宜技术，规范公立医院临床检查、诊断、治疗、使用药物和植（介）入类医疗器械行为；严格医院预算管理，加强成本核算与控制。此外，公立医院将加强文化建设和医德医风教育，提高医务人员职业道德素质，和谐医患关系。

我国将以医院管理和电子病历为重点，推进公立医院信息化建设，提高管理和服务水平。我国将促进医疗机构制订内部信息管理的规定和标准，充分利用现有资源，逐步建立医院之间，上级医院和基层医疗卫生服务机构之间，医院和公共卫生机构、医保经办机构之间的互联互通机制，构建便捷、高效的医院信息平台。

（四）完善公立医院运行机制

1. 分配激励机制改革

公立医院将深化人事、分配制度改革，公立医院人员编制将更加符合公立医院运行的实际状况，人事管理制度将更加符合公立医院的特点。公立医院将落实聘用合同制度和岗位管理制度，并在考核评价的基础上，完善岗位绩效工资制度，根据医务人员所聘岗位的职责和实绩，确定合理的收入水平。

公立医院将探索实行并规范注册医师多地点执业的方式，以引导医务人员合理流动。卫生专业技术人员将以临床业务水平和医德医风为主要考核标准，完善医务人员职称评定制度。

2. 补偿机制改革

政府将推进公立医院补偿机制改革，完善公立医院筹资机制；落实财政经费补偿政策，调整医疗服务价格体系，推进医药分开，逐步将公立医院补偿由服务收费、药品加成投入和政府补助3个渠道改为服务收费和政府补助两个渠道。

政府将完善医疗保障支付制度，设定医疗保险和新型农村合作医疗诊疗服务项目覆盖范围和支付方式，落实医疗救助、公益慈善事业的项目管理和支付制度，有效减轻大病风险和群众就医费用负担，维护公立医院公益性质。

政府将合理确定基本医疗服务价格，在成本核算的基础上，调整药品和大型医用设备检查、治疗价格，加强医用耗材的价格管理，促进合理使用国家基本药材和适宜技术。政府将制订不同等级医院的收费标准，引导患者合理就医。

政府还将加大投入，且主要用于公立医院基本建设和大型设备购置、重点学科发展、符合国家规定的离退休人员费用和政策性亏损的补贴；对公立医院承担的公共卫生服务给予专项补助；保障公立医院承担政府指定的紧急救治、救灾、援外、支农、支边和支援社区等公共服务经费；对公立中医医院（民族医医院）、精神病医院、传染病医院、职业病防治医院、妇产科医院儿童医院等在投入政策上予以帮助。

公立医院将通过实行医院药品差别加价、设立药事服务费、调整部分技术服务收费标准等多种方式，逐步取消药品加成政策。药事服务费将纳入基本医疗；划入保险报销范围。

3. 医疗质量与安全的保证机制

医院的医疗质量与安全管理是永恒的主题。除了公立医院将完善内部的医疗质量与安全管理的保证机制外，政府将推进建立国家、省、市三级医疗质量安全控制评价体系，依托具有较高诊疗技术水平和质量管理水平的公立医院建立各级各专业医疗质量控制评价组织，完善各级各类医院管理评价制度，持续改进医疗服务质量，对医院的医疗服务进行有效监管，加强医德医风建设，和谐医患关系。

（五）严格实行住院医师规范化培训制度与推进学科发展

我国将逐步探索建立符合医学人才成长规律、适应我国国情的住院医师规范化培训制度，把住院医师培训作为全科医生、专科医生培养的必经环节；将完善住院医师规范化培训的制度模式、规范标准、体制机制和配套政策，建立住院医师规范化培训经费保障机制，完善编制管理、岗位设置、人员聘用和工资保障等人事保障机制和其他相关政策。

政府还将推动公立医院建立高水平的临床专科和医学人才队伍，加强重点学科和重点专科建设，提高疑难重症的医疗救治能力和医学教学、科研水平。政府将设立卫生系统高层次人才培养项目，提高我国医学人才的整体水平。

（六）重点扶持中医、农村县医院与社会办的非营利性医院的发展

我国政府将落实中医药扶持政策，针对中医院特殊性，建立完善公立中医医院的管理体制、运行机制和补偿政策。

我国政府还将加强县医院的标准化建设，改善县医院的业务用房和装备条件。政府将推动多形式、多渠道的县医院人才培养，提高县医院的人才素质和能力水平。政府将继续实行城乡医院对口支援制度，继续实施"万名医师支援农村卫生工程"项目，每所三级医院与3所左右的县医院建立长期的对口支援和协作关系，帮助县医院全面提高医疗和管理水平。

政府还将扶持社会力量办非营利性医院的发展，按照区域卫生规划，积极稳妥地把部分公立医院转制为非公立医院，制订公立医院转制政策措施，确保国有资产保值和职工合法权益，形成多元化的办医格局。非公立医院在医保定点、科研立项、职称评定、继续教育等方面，与公立医院享有同等待遇；在服务准入、监督管理等方面一视同仁。政府将采用购买服务的方式，由非公立医院承担公共卫生服务和公共服务；将落实非营利性医院税收优惠政策、完善营利性医院的税收政策；将加强对非公立医院的监管，引导非公立医院依法经营、加强管理、严格自律、健康发展。

（七）健全公立医院监管机制

我国将对医疗卫生机构实行全行业监管，将加强卫生行政（含中医药管理）部门医疗服务监管职能，建立健全医疗服务监管机制。所有医疗卫生机构不论所有制、投资主体、隶属关系和经营性质，均由卫生行政（含中医药管理）部门实行统一规划、统一准入、统一监管。完善机构、人员、技术、设备的准入和退出机制，依法实行全行业监管。

为了加强对公立医院的宏观管理，政府将加强对公立医院的全面监管，包括财务监管、运行监督、严格资金收支管理，严格控制公立医院建设规模和标准以及贷款行为，合理压缩行政管理成本和基建设备支出，逐步执行总会计师委派制度。政府将严格控制公立医院提供特需服务的比例，公立医院提供特需服务的比例将不超过全部医疗服务的10%。

我国将建立社会多方参与的监管制度，充分发挥社会各方面对公立医院的监督作用。我国将全面推进医院信息公开制度，接受社会监督；强化医疗保障经办机构对医疗服务的监督制约作用，依照协议对医疗机构提供的服务进行监督，并纳入公立医院考核和评价内容中；充分发挥会计师事务所的审计监督作用，加强医疗行业协会（学会）在公立医院自律管理监督中的作用。我国将建立医患纠纷第三方调解机制，积极发展医疗意外伤害保险和医疗责任保险，完善医疗纠纷调解处理机制，严厉打击"医闹"行为。

微信扫码
◆临床科研
◆医学前沿
◆临床资讯
◆临床笔记

第二章 医院组织结构和能级管理

不同类型、不同规模、不同体制的医院，在管理上有相同之处，也有不同之处，因此，有必要了解各类医院的结构、大小及体制，从而有助于医院管理的学习。医院服务的科学管理成功与否，首先在于医院领导班子的成功与否。医院领导结构、领导体制、领导素质以及领导者的管理水平都显得非常重要。

目前在我国，有党委领导下的院长责任制，院长责任制，民营企业中的董事会领导下的院长责任制等几种领导形式。

党委领导下的院长责任制：院长在党委的集体领导下负责医院的行政指挥，党委集体领导主要实行政治领导，保证党的政策、方针、路线得以贯彻和实施。院长必须在党委的集体领导下开展工作，执行党委的决定；院长主持日常的行政和业务工作，对于中层干部和行政干部的任免具有建议权。有的医院实行书记院长为同一人的领导体制。

院长责任制：院长按照党的政策、方针全权管理医院的行政和业务工作，并具有指挥权和决策权。党委是政治核心，支持院长的工作，主要职能是抓好医院的思想政治工作，包括工会、共青团、妇联、计生办等组织的管理，不直接干预行政和业务工作。

董事会领导下的院长责任制：随着改革开放的不断发展，股份制医院不断出现，这类医院大部分是民营医院或中外合资的医院。院长由董事会任命并对董事会负责，董事会对股东负责，医院院长接受董事会的聘用，在其授权范围内，管理医院的日常经营业务。董事会对医院院长的经营过程，要进行监督和评判。如果认为院长不能胜任此职，董事会有权将其撤换。

第一节 医院的结构和分类

一、医院的结构

1. 医院的结构

因为它的服务性质而显得比较复杂。基于如下几个方面。

（1）拥有大量学有所长的专业人员。

（2）拥有大量的高科技的设备和不断发展的先进的医疗技术。

（3）医疗管理过程的复杂性决定了医院工作的复杂性。

（4）不断增多的需要协调的各种专业化活动。

2. 医院的组成

由党政管理科室、临床科室、医技科室及医疗辅助科室组成。

（1）党政管理科室：这些科室是医院处理日常党政事务，制订医院规划，维持、维护医院运营，进行绩效考评的部门，在党政方面，医院设有党办、工会、团委、政治处、组织处、宣传处等处室。在行政方面设有医务处、护理部、人力资源部、财务部、科教处、院务处、院办、对外联络部、市场部等。

规模不同、专科特色不同的医院其科室设置也会略有所不同，某些医院可能会合并或重组了一些部门，有些医院则根据医院经营和市场的需要，新设置某些部门诸如公共关系部，市场推广部等部门，使医院内部的科室设置更符合该医院可持续发展的需要。

（2）临床科室：是医院的核心组成部分，临床科室是直接为患者提供诊疗服务的场所，医院的临床科室根据医院的规模，专科特色不同而略有不同，主要的科室大致一样：常见的科室有内科、外科、妇产科、儿科、眼科、耳鼻喉科、口腔科、皮肤科、急诊科、中医科等。其中大型综合医院如三级甲等医院或专科医院在这些科室之下还会设置一些二级科室，如内科有呼吸内科、消化内科、血液内科、心血管内科、神经内科、肾内科、内分泌、免疫等科室；外科有普通外科、心胸外科、神经外科、肝胆外科、骨科、脊柱外科、泌尿外科、烧伤科、乳腺科、整形外科、计划生育科等；二级科室的划分有利于医师对特定疾病的诊治。另外，大型专科医院根据需要还可能设有肿瘤科、介入治疗科、精神科、传染病科、预防保健科、乳腺科等。

（3）医技科室：为临床科室提供技术支持的科室，一般都设有药剂科、检验科、医学影像科、病理科、麻醉科、特诊科、手术室、营养科、供应室等。

（4）医疗辅助科室：是辅助临床、医技科室为患者提供服务的科室，包括挂号室、住（出）院处、收费处、医学信息科、后勤供应处、设备维修处、计算机中心、中心实验室等。

二、医院的分类

医院可以根据其不同的情况，如规模、区域、服务、治疗、性质、任务等进行不同内容的划分。

1. 根据医院所在区域的不同

可以将医院划分为以下两类。

（1）城市医院：×× 省医院、×× 市医院、×× 区医院、×× 社区医院（街道卫生院）；

（2）农村医院：×× 县医院、×× 乡、×× 镇医院等。

2. 根据医院规模

可以将医院划分为不同等级医院或 ×× 医学中心等。20 世纪 90 年代我国按照区域规划与评审的要求将医院划分为三级 10 等，具体划分如下。

三级医院要求病床数在 500 张以上，二级医院要求病床数不少于 100 张，一级医院要求病床数不少于 20 张。另外，根据医院的建设、发展和医疗水平的高低将三级医院分为特、甲、乙、丙 4 个等次，二级和一级医院各分为甲、乙、丙 3 个等次。目前，级别最高是三级甲等医院，还没有三级特等医院。有些大型的医院，还设有 ×× 医学中心，如心血管疾病治疗中心、微创治疗中心等。

3. 根据医院的规模大小

可以成立医疗集团，即以协议或资产为纽带，由数个医疗机构整合而成的医疗群体。多个医院组成的医疗集团，可发挥其特有的综合优势。扩大服务范围，形成规模，增强市场竞争力，整合现有资源，减少浪费，提高效率等。医疗集团的组成形式主要有两种：一种是横向组合，另一种是纵向组合。横向组合的主要优势是在市场占有率、规模、资金的投入及信息的共享等方面具有优势；纵向组合的集团主要是从提供医疗服务的供应链方面进行优势互补，合理配置以利用已有的医疗资源。

4. 根据医院自身的服务内容

可以将医院分为综合医院、专科医院、社区医院和康复医院等。

（1）综合医院：综合医院是指这所医院集医疗、科研或教学、预防、保健、康复于一体，并包含有内科、外科、妇产科、儿科、眼科、五官科、皮肤科等众多科室的综合性医院，可以治疗各类疾病，一般都是大型或超大型的医院。

（2）专科医院：此类医院在收治病人方面具有专科性质，按照服务病人的不同和疾病、系统不同又分为如下几类。

①妇产医院：以妇产科疾病诊断治疗为主，包括妇科、产科、计划生育科、生殖医学科等科室，还包括一些相关的辅助科室。

②儿童医院：以儿童、少年疾病诊治为主，其科室设置与综合医院设置类似，以满足儿童疾病的需要。

③妇幼儿童医院：是将妇产医院和儿童医院的功能组合起来，以诊治和治疗妇幼和儿童的专门医院等。

④肿瘤医院：以治疗肿瘤病病人为主，各类肿瘤病病人均收治。

⑤心脏病医院：专门收治心血管病病人，如高血压、心脏病等。

⑥传染病医院：专门收治传染病病人，如乙型肝炎、艾滋病等。

⑦精神病医院：以收治精神病病人为主的医院，如精神分裂症等。

⑧结核病医院：以收治结核病病人为主的医院，如肺结核病等。

⑨职业病医院：以收治各种职业病为主的医院，如矽肺病等。

⑩口腔医院：专门治疗口腔疾病的医院，如牙齿矫正等。

⑪眼科医院：专门治疗眼科疾病的医院，如白内障等。

⑫皮肤病（性病）医院：以收治皮肤病病人为主，如银屑病。另外，还收治性病之类的疾病，如梅毒等。

⑬脑科医院：以收治脑部疾病为主，如垂体肿瘤等。

⑭肛肠医院：以收治肛肠部疾病为主，如痔等。

⑮整形美容医院：主要是以整形、美容为主，如丰乳术等。

⑯骨科医院：专门收治骨科损伤的病人，如股骨骨折等。

（3）社区医院：是以承担医院所在社区及周边居民日常医疗、预防、保健服务为主的医院。医院主要以其所在地区社区的居民为主要服务对象，服务项目以居民常见病、多发病的预防、诊断、治疗为主，同时承担慢性病患者的康复，居民健康知识普及等工作。社区医院以中型、小型综合医院为主，医师以"全科医师"为主，为居民提供全面的健康服务。社区医院、街道医院等同属社区卫生服务机构；社区医院主要为社区成员提供公共卫生和基本医疗服务，具有公益性的特点，不以营利为目的。我国新的城镇医疗卫生改革，将大力发展社区卫生服务机构，完善社区卫生服务功能，为社区居民提供疾病预防等公共卫生服务和一般常见病、多发病、慢性病的基本医疗服务。

（4）康复医院：主要是指以康复治疗为主要目的的医院。一般包括神经康复科、骨伤康复科、现代康复科、传统康复科等科室。

（5）疗养院：疗养院是以提供物理治疗（如水疗、光疗），并配合饮食、体操等疗法以帮助病人恢复健康的医疗机构。严格地说，疗养院应属于医疗机构，并非属于医院，两者之间是有区别的。而疗养院则是运用疗养因子为基础的，在规定的生活制度下专门为增强体质，疾病疗养、康复疗养和健康疗养而设立在疗养地（区）的医疗机构。

5. 根据医院诊断过程、治疗方法的不同又可将医院划分为以下几类

（1）中医医院：此类医院以传统中医治疗为主，包括中草药、针灸、拔火罐等。中医是指中国传统医学，是研究人体生理、病理，以及疾病的诊断和防治等的一门学科。中医一般指中国以汉族劳动人民创造的传统医学为主的医学，所以也称汉医。中国其他传统医学，如藏医、蒙医、苗医等则被称为民族医学。中医理论来源于对医疗经验的总结及中国古代的阴阳五行思想。其内容包括精气学说、阴阳五行学说、气血津液、藏象、经络、体质、病因、发病、病机、治则、养生等。

（2）西医医院：此类医院以西医治疗为主。西医实际上是利用近代和现代医学来诊治疾病。西医通过问诊交谈的方式，通过病人或知情人的叙述了解病人的情况，通过对病人进行全面、系统的检查来初步诊断患者的疾病。并通过实验室检查对患者的血液、体液、分泌物、排泄物、细胞取样和组织标本等进行检查来诊断患者的疾病。总之，西医的诊断更多的是借助先进的医疗仪器设备和实验室检查对疾病做出准确的诊断。

西医对疾病的治疗主要有西药治疗、手术治疗、微创治疗、介入治疗、激光治疗和化疗等。

（3）中西医结合医院：以中西医结合治疗为主，既有中医传统治疗，又有西医的现代治疗方法等。将传统的中医中药知识和方法与西医西药的知识和方法结合起来，在提高临床疗效的基础上，阐明机制进而获得新的医学认识的一种途径。

（4）蒙医医院：蒙医是蒙古族在长期的医疗实践中逐渐形成与发展起来的传统医学。其历史悠久，内容丰富，是蒙古族人民同疾病做斗争的经验总结和智慧结晶，也是一门具有鲜明民族特色和地域特点的医学科学。在诊治疾病中具有药量少、疗效好、经济简便等特点。

蒙医特色疗法主要有放血疗法、拔罐穿刺法、灸疗术、酸马奶疗法、蒙医正骨术等。

（5）藏医医院：藏医是在藏族传统医学理论的基础上，吸收和借鉴汉医、印度医学理论而形成的。在解剖尸体的过程中，他们了解了人体中骨骼、肌肉、内脏等的位置与作用，并逐渐产生了藏医这门可与中医媲美的学科。

药物治疗分内服和外治两种。内服药物采取"热者寒之""寒者温之"的原则。外治有灸疗、放血、拔罐、热酥油止血、青稞酒糟贴敷外伤患处等。常用药是由多种药物配制的成药，共有 1 400 多种，其中一部分为青藏高原特产。

6. 医院根据自身的性质、经营方式、隶属关系的不同又可划分为以下几类

（1）按照经济性质可以将医院划分为股份制医院、股份合作制医院和独资医院。

①股份制医院：是两个或两个以上的利益主体，以集股经营的方式自愿结合的一种企业组织形式。它是适应社会化大生产和市场经济发展需要、实现所有权与经营权相对分离、利于强化企业经营管理职能的一种企业组织形式。

其主要特征是：发行股票，作为股东入股的凭证，一方面借以取得股息，另一方面参与企业的经营管理；建立企业内部组织结构，股东代表大会是股份制企业的最高权力机构，董事会是最高权力机构的常设机构，总经理主持日常的生产经营活动；具有风险承担责任，股份制企业的所有权收益分散化，经营风险也随之由众多的股东共同分担；具有较强的动力机制，众多的股东都从利益上去关心企业资产的运行状况，从而使企业的重大决策趋于优化，使企业发展能够建立在利益机制的基础上。

②股份合作制医院：是采取了股份制某些做法的合作经济，是社会主义市场经济中集体经济的一种新的组织形式。

股份合作制医院，是劳动合作和资本合作的有机结合。劳动合作是基础，职工共同劳动，共同占有和使用生产资料，利益共享，风险共担，实行民主管理，医院决策体现多数职工意愿。资本合作则采取股份的形式，是职工共同为劳动合作提供的条件，职工既是劳动者，又是企业出资人。职工个人股和职工集体股应在总股本中占大多数（职工个人股是职工以自己合法财产向本医院投资所形成的股份。职工集体股是本医院职工以共有的财产折股或向本医院投资所形成的股份）。除此之外，还可根据情况设置国家股、法人股。企业实行按劳分配与按股分红相结合的分配方式。股份合作制医院实行职工股东大会制度，职工股东大会是医院的权力机构。

③独资医院：是个人出资经营、归个人所有和控制、由个人承担经营风险和享有全部经营收益的企业。

其特点是：企业的建立与解散程序简单；经营管理灵活自由，企业主可以完全根据个人的意志确定经营策略，进行管理决策；业主对企业的债务负无限责任，当企业的资产不足以清偿其债务时，业主段以其个人财产偿付企业债务。有利有保护债权人利益，但便利独资企业不适宜风险大的行业；企业的规模有限，独资企业有限的经营所得、企业主有限的个人财产、企业主一人有限的工作精力和管理水平等都制约着企业经营规模的扩大；企业的存在缺乏可靠性，独资企业的存续完全取决于企业主个人的得失安危，企业的寿命有限。在现代经济社会中，独资企业发挥着重要作用。

（2）按照经营方式的不同可以将医院划分为公立医院、公有民营或国有民营和民有民营医院

①公立医院：是指政府举办的纳入财政预算管理的医院，也就是国营医院、国家出钱办的医院。医院分 3 个等级，一级是社区医院，二级是县级的医院，三级是市级和省级的医院。

公立医院是中国医疗服务体系的主体。公立医院是体现公益性、解决基本医疗、缓解人民群众看病就医困难的主体。要加强其公益性，就要扭转过于强调医院创收的倾向，让其成为群众医治大病、重病和难病的基本医疗服务平台。

公立医院是政府为体现其社会职能而兴建的医院，公立医院作为政府为特定人群或疾病提供医疗保障的措施之一，公立医院也作为政府体现其福利政策的机构，公立医院一般通过政府预算支付公立医院的成本支出，以维持公立医院的日常运行。随着社会经济的发展和医疗服务体制的改革，部分公立医院也采取委托管理、委托经营的方式管理公立医院，即"公有民营"或"固有民营"，以提高公立医院的服务效率和服务水平，减少政府日益增长的财政压力。

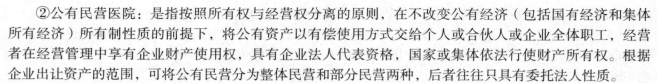

②公有民营医院：是指按照所有权与经营权分离的原则，在不改变公有经济（包括国有经济和集体所有经济）所有制性质的前提下，将公有资产以有偿使用方式交给个人或合伙人或企业全体职工，经营者在经营管理中享有企业财产使用权，具有企业法人代表资格，国家或集体依法行使财产所有权。根据企业出让资产的范围，可将公有民营分为整体民营和部分民营两种，后者往往只具有委托法人性质。

③国有民营医院：是指改革国有企业经营管理体制，实现所有权与经营权分离，建立现代企业制度，坚持国家所有、民间主体经营的新型企业。这种国有民营企业形式与原有体制相比更为适应市场经济和社会化大生产发展的要求。

从广义上讲，国有民营企业是指股份制、股份合作制、租赁承包制、国有企业拍卖等；从狭义上讲，国有民营企业则是指个人、合伙、集体租赁承包国有企业进行经营管理。

④民有民营医院：民有民营医院是中国特有词汇，民有民营医院是指非国有制所有的，个人投资型，营利性医院。

（3）按照经营目的不同可将医院划分为营利性医院和非营利性医院

①营利性医院：是指依法设立的、以经济利益为主要经营目标的医院。此类医院与其他营利性服务企业相似，依法经营、依法纳税，医院投资者可以从医院投资收益中获取回报，医院破产清算以后，剩余资产归投资者所有。

②非营利性医院：是指以特定社会目标为主要经营目的的医院，医院收入主要用于弥补医疗服务成本，收支结余只能用于医院的自身建设和发展，如改善医疗条件，购置医疗设备，开设新的医疗服务项目，人员培训，人员工资等。此类医院在提供医疗服务时以社会效益和医院的特定目标为基础，政府对其经营活动给予免税待遇。建立非营利医院的出资者依法享有对医院的管理权或委托管理权，但医院的资产自医院依法设立时，已转归社会所有，因此，出资者不得从医院收益中获得合法收益以外的资金回报，如投资分红等，医院破产清算以后，剩余资产必须依法处置，出资者无权收回。综合有关文献资料，非营利性组织可以界定为具有法人资格以公共服务为使命，享有免税优待，不以营利为目的，组织盈余不分配给内部成员，并具有民间独立性质的组织。非营利性组织有大家公认的基本特征：非营利性、中立性、自主性、使命感、多样性、专业性、灵活性、参与性和低成本。在我国非营利性医院就是典型的非营利性组织。

（4）按照隶属关系的不同可以将医院划分为政府所属的医院、企业医院、军队医院等

①政府所属的医院：如某省人民医院等。

②企业医院：一般隶属于某个大型企业，如某油田总医院等。

③军队医院：隶属于军队管辖，如某军医大学附属医院，某军区总医院等。

（5）根据医院是否承担医学院校的教学任务可以将医院划分为教学医院、非教学医院

①教学医院是指医学院校的附属医院或者签约的教学医院。教学医院以医疗和教学为主，不断同时承担专科生、本科生、研究生或进修生的临床教学工作。教学医院一般具备规模较大的医疗能力，大多数为三级甲等医院，具有非常先进的医学设备，而且学科力量较强。教学医院不仅要承担教学任务，还必须承担一定的科研工作，因此，教学医院的医务人员除了正常的医疗工作，往往还承担医学生或进修生的临床教学和科研工作。由于此类医院的性质和承担任务的不同，教学医院的医疗成本会高于非教学医院。

②非教学医院是指没有以上教学任务，而只有单纯诊断、治疗任务的医院。

第二节　医院组织机构的设置和基本职能

医院组织系统根据其职能作用不同，可以划分为如下系统。

一、临床业务服务系统

医院的业务服务系统是医院的主要部分，其包括如下各科：

1．外科

外科主要指涉及手术的科室。

外科又细分为普通外科或腹部外科、肝胆外科、神经外科（颅脑外科）、心胸外科、骨外科（脊柱外科、显微外科、创伤外科等）、烧伤外科、肛肠外科、整形外科、泌尿外科（男科）、肿瘤外科等。

2．内科

内科细分为神经内科、消化内科、心内科、呼吸内科、肾内科、肝胆内科（传染科）、老年病科、肿瘤内科、医疗保健科等。

3．妇产科

妇产科分为妇科、产科、计划生育科、生殖医学科（辅助生殖科）。

4．儿科

儿科分为儿科、新生儿科。

5．五官科

五官科分为耳鼻头颈科或耳鼻喉。

6．眼科

7．口腔科

口腔内科、口腔外科。

8．皮肤科

9．中医科

10．麻醉科（手术室）

二、医技服务系统

1．药剂科

2．检验科

3．放射科（介入治疗科）

4．病理科

5．理疗科（高压氧舱）

6．特诊科（超声波、心电图、脑电图、肺功能）

7．同位素室

8．营养室（营养食堂）

9．中心实验室

三、护理服务系统

1．住院部（凡是有病床的科室必须有护理人员及系统）

2．门诊部（急诊室）

3．手术室（含麻醉科）

4．ICU 病房

5．供应室

6．医技科室（无病床科室一般不配备护理人员）

四、党委组织系统

1．党委书记

2．党委办公室

3．工会

4．共青团

5. 妇联

6. 组织部

7. 宣传部

8. 人事科

9. 保卫科

10. 统战部

11. 纪律检查委员会

五、行政管理组织系统

1. 院长

2. 院长办公室

3. 医务部：含科教科、医疗科、对外联络科、信息科（计算机中心或网络中心）、保健科、器械科、病案室

4. 护理部

5. 总务/后勤处［含财务科、维修科（水、电）、锅炉房、食堂（餐厅、礼堂或会场）、房产科］

6. 其他：专家组、离退休办公室

第三节　医院职能科室的服务和职责

一、综合医院的管理分类

综合医院的服务管理大致可分为三大部分：住院诊疗服务管理、门诊诊疗服务管理、医疗急救服务管理。

（一）住院诊疗服务管理

住院诊疗服务管理是医院服务的重要环节，一所医院质量的好坏，住院诊疗服务占有绝大部分因素。住院过程的业务服务管理方面，既有相同之处，又有不同之处。病人入院之后，将会根据病情和病种被分配至不同的临床科室，各个科室会根据病种的不同采取不同的诊疗过程。住院诊疗管理过程包括对各个临床科室的组织机构设置、各科室病房流程的质量控制以及各病种诊疗过程的标准化建设、操作过程的规范化、规定病房的管理制度、娱乐业的管理制度、医护人员技术水平的构成及配置、各临床科室诊疗水平以及未来目标的规划和管理、各临床科室相关人员（医、护、工勤）的协调工作、病房全面管理的工作。

1. 住院诊疗服务应该满足 3 个方面

（1）满足患者提供优质服务的场所和诊治环境的要求。

（2）满足患者提供优质诊疗服务过程的要求。

（3）满足教学医院为教学提供的学习和实践场所以及科研基地的要求。

2. 住院诊疗服务

（1）为患者提供良好、舒适、安全的治疗场所，包括有衣、食、住、行、诊断、治疗、咨询、休闲、晨练等条件。而且居住条件越来越趋向于公寓式或宾馆式，以满足各类病人的各种要求。

（2）住院过程对于患者的诊断、治疗、康复必须是连续性的。

（3）对病人的诊疗过程必须是综合性和全面性的，表现在诊疗过程可以是院内合作、科际合作、科内合作等方式；对于病人的诊疗过程应该是全方位的，如诊断、治疗（含心理治疗）、预后、康复等过程。

（4）对于住院病人应该考虑到其特殊性。一般来讲，住院的病人病情都是比较重的，或是危重病人、疑难病人、失去知觉病人；因此，病房也可分为普通病房、重症监护病房、干部病房等。有些病人虽然病情比较轻，但要求住院，如体检者，医院在满足其他必须住院病人的要求外，也可以接纳这部分病人

入院。

（二）门诊诊疗服务管理

医院门诊是病人接触医院的第一站，医院的印象就此开始。大部分病人都是在门诊部完成一般常见病，多发病，病情比较轻的疾病的诊疗过程。因此，门诊部必须具有以下功能：挂号、药房、收费、候诊、就诊（含各个不同科室）、简单治疗（含门诊手术）、各技诊科室、注射室等。门诊部只是在白天上班时间工作，晚上和节假日都会停诊，有些医院也设置晚间门诊，以适应病人需要。

（三）医疗急救服务管理

急诊科的任务和门诊部的工作大致相同，但只限于符合急诊条件的病人，科室的设置没有门诊部齐全，如果需要，可通知某科室来门诊部会诊，各技诊科室、注射室可以和门诊部共用。急诊科须 24 小时工作，大型医院急诊科还要担任出诊任务。

（四）党委、行政领导管理服务系统

其是医院的核心领导系统，除了对医院的党政工作领导外，还要对医院的整个医疗业务工作进行全面地、统筹地领导：任命各个科室的主任，并协调各个科室的医疗工作；将医院的医疗工作分解并分配到各个科主任，由科主任领导科室全体人员进行完成。在这期间，党委及行政应该及时解决各个科室在完成本职工作中所产生的问题和困难。医务部具体负责医疗工作的完成包括医学教学和科研任务的完成；医疗器械（器械科）的供应；消毒器械和敷料及医疗一次性用品的供应（供应室）。护理部负责各个科室护理工作的计划、安排、完成以及护士的培训、提高等工作。后勤部门主要负责医院财务、食堂或餐厅管理；房屋的兴建、扩建、维修、改造；水电冷暖的供应；医院环境的维持和清洁等。

二、职能科室的组成

临床科室的组成有科室主任、副主任、护士长（副护士长）、总住院医师，另外还有根据各科室的床位数所需要的医师及护士等。医技服务系统的科室组成有科室主任、副主任。由于这些科室没有住院病房，一般来讲就没有护理工作和护士。

党委管理系统的组成有：党委书记、党委副书记、党办主任、副主任、组织部长、宣传部长、统战部长、纪律检查委员会书记等。行政领导管理系统的组成有院长、副院长、院办主任、副主任；医务部主任、副主任、医疗科长、科技科（科训科）长、对外联络科长、信息科长（计算机中心或网络中心）、保健科长、器械科长、病案室主任；护理部主任、护理部副主任、人事科长；总务 / 后勤处长、副处长、财务科长、维修科（水、电）长、房产科科长、锅炉房负责人等。

三、门诊服务管理

医院门诊部与住院部比较起来在功能上缺乏住院病房，病人只就诊看病＋取药或门诊治疗等过程。门诊服务管理就是对门诊工作全过程的管理。一所医院的门诊部是病人就诊的第一站和第一印象，门诊工作的好坏，直接影响到医院的声誉和住院率的高低，因此，每所医院的门诊部的服务管理都是非常重要的环节。

医院门诊管理的特点如下：

1. 流程过多环节复杂

在门诊就诊时间内，病人必须完成从挂号到治疗的整个过程，这中间需要经过许多环节。门诊病人的流程大致有如下几类。

①挂号 – 分诊 – 候诊 – 就诊 – 交费 – 检验或检查 – 诊断 – 交费 – 取药或治疗 – 离院。

②挂号 – 分诊 – 候诊 – 就诊 – 交费 – 检验或检查 – 等待结果 – 复诊。

③挂号 – 分诊 – 候诊 – 就诊 – 交费 – 住院。

④挂号 – 分诊 – 候诊 – 就诊 – 交费 – 治疗 – 离院。

⑤挂号 – 分诊 – 候诊 – 就诊 – 咨询 – 离院。

⑥挂号 – 分诊 – 候诊 – 就诊 – 转院。

⑦挂号 – 分诊 – 候诊 – 就诊 – 交费 – 检验或检查 – 下次检验或检查 – 离院。

⑧挂号 – 分诊 – 候诊 – 就诊 – 会诊 – 上述某一程序。

我们可以发现，在门诊的各个不同的流程中，所涉及的环节太多而且复杂，任何一个环节的不顺利都会影响整个流程的进行。

2. 病人集中方便经济

门诊病人的数量大大超过住院病人的数量，这是由门诊的特点和病人的病情和心理因素所决定的。一所医院的门诊部从诊断到治疗，具有一整套的流程服务。门诊就诊与住院治疗相比不仅病人所花费用较少，而且所费时间较少（大部分仅需半天或一天甚至更少），因此，大部分病人都希望自己的疾病能够在门诊就完成诊断治疗，这样既节省时间，也节省费用。

3. 病情不确定技术要求高

在门诊就诊的病人，具备有病情多样性、复杂性、不确定性、临时性等特点。在就诊时无法明确病情的分类，需要进行分诊；病情比较复杂，就诊时尚无法确定病人是住院还是门诊就可以诊断治疗；病情的不确定性，病人就诊后也许病情加重或减轻；还有一部分病人，只是来复诊，开药或出差、旅游路过此地因为身体不适就诊。由于门诊病人数量众多，病情比较复杂，对于医师的技术要求很高，要求在短时间内，必须完成诊断和治疗过程，门诊医师必须注意力高度集中，稍有不慎就可能造成误诊或漏诊，还有病人未完成诊断治疗就离开医院者。

4. 病情混杂易于感染

门诊部接纳了大部分病人，急慢性疾病包括传染病等都混合在一起，极易造成交叉感染，再加上陪伴者，健康体检者还有婴幼儿、年老体弱者，所以门诊部需要严格隔离，消毒，且维持正常的就诊秩序显得尤为重要。

四、人员及病床编制

医院人员编制的多少主要根据以下方面确定。

①医院医疗的需要。

②医院教学的需要。

③医院科研的需要。

④医院预防、保健的需要。

⑤医院其他功能的需要（如后备力量）。

⑥医院发展的需要（如新增科室、新增专业等）：病床是组成医院的基本条件，是医疗工作的物质基础。医院病床编制规模大小，各科室病床编制比例是否适当，对医疗服务和专业发展都有重要意义。科室病床编制的多少，在一定程度上反映了科室的规模和诊治、收容病人能力的大小，但不一定是科室业务水平高低的标志。

（一）医院病床编制的基本原则

1. 合理布局的原则

医院病床的编制必须适应并服从于当地卫生行政部门对卫生工作发展规划的总体要求，以保证卫生资源的合理配置和充分利用，以适应并满足本地区人群对医疗服务的需要。

2. 适应社会需求的原则

社会需求是影响医院病床编制的一个重要指标，包括医院所在地区的服务范围，服务人群数，以及现有的医疗机构分布状况和病床的设置数量。

3. 服从医院职能和发展的原则

不同医院由于所承担的社会职能不同，其病床编制规模与比例也有所不同。医院病床的编制必须从医院的功能和任务出发，从人才力量、设备条件以及医院发展规划而综合地研究，科学合理地编制。

4. 保证重点反映特色的原则

不同的医院或多或少都有自己的重点学科或反映本院特色的专科，在病床编制时必须予以充分考虑，以保证其重点学科与特色专科的发展，同时满足病人对基本医疗的需求。

5. 效益与动态管理的原则

医院病床编制，要注意病床使用的实际效益，以保证卫生资源的充分利用。对医院编制病床的使用情况，要实行动态化管理。特别是对实际使用效率低的病床，要在充分论证的基础上及时予以适当的调整。

（二）医院病床的设置

按照我国医院管理的情况，综合医院病床设置为城市三级医院为 500 ~ 1 000 张；城市二级医院为 100 ~ 500 张为宜；城市一级医院为 100 张以下。有些病种单一，医疗需求量大的一级、二级专科医院，专科病床数可适当多一些。根据卫健委的规定，综合医院各科室的病床数的比例如下（总数为 100）：内科 30；外科 25；妇产科 15；儿科 10；中医科 5；传染科 6；眼科 3；耳鼻喉科 2.5；口腔科 1.5；皮肤科 2。卫健委制订的《综合医院组织编制原则试行草案》（1978 年）规定医院病床数与门诊人次（日）比例以 1 ∶ 3 作为正常比例界限，基本符合我国的实际情况。城市有些大医院，病床与门诊量的比例可达 1 ∶ 4 以上，我国目前有些二级医院及一级医院，病床与门诊人次不及 1 ∶ 2，甚至出现 1 ∶ 1 比例以下，致使病床使用率下降。

第四节 医院领导的素质、职能和组成

医院领导者的素质和修养状况，关系到医院的发展和事业的成败。

一、医院领导的素质

（一）政治素质和能力素质

领导素质决定着医院发展的思路，工作和前进的方向，是医院领导者必须具备的素质。

1. 医院领导者必须热爱党、热爱祖国，用马克思主义的立场、观点和方法去分析研究医院管理工作中的问题，坚持正确的政治立场和观点，树立全心全意为人民服务的宗旨，坚持原则，坚持正义，秉公办事，不以权谋私，不弄虚作假，平等待人。

2. 领导者要有强烈的改革创新意识和竞争意识，要创建新体制、新机制、新方法；要敢于拼搏，敢于攀登；要勇于奉献、百折不挠，要树立坚韧不拔的精神。

3. 医院领导者必须掌握各方面的知识，包括领导科学知识、经营及管理科学知识和医疗卫生专业知识。一般是某个医学专业方面的专家。掌握经营及管理学的知识有助于正确运用于医院实践，实施现代科学管理；具备丰富的医学专业知识，了解医疗卫生方面的新信息、新技术、新知识有助于领导者对医院业务水平的把握并能将医院不断推向新的阶段和水准。

4. 医院领导者的能力素质，主要是指其组织管理能力和平衡能力，包括统率全局的筹划能力，能正确运用系统分析的方法，善于从全局出发，能敏锐地抓住对医院全局最关键的问题。要有多谋善断的决策能力和良好的分析判断及其他逻辑推理能力，要有良好的组织管理能力，包括计划能力、组织和协调能力、人际交往和表达能力等。

5. 能力素质不仅包括要掌握管理科学特别是医院管理科学的知识和技能以及相关的医学知识，还要掌握一定的人文社会科学知识，其中包括社会科学如政治、哲学、社会学、法学等，人文科学如语言、艺术、心理学、伦理学、美学等。

6. 要有丰富的社会实践知识。领导者在医院管理工作中要不断善于总结经验，提高自己的管理水平。

（二）身体素质和心理素质

1. 领导者要有健康的身体和旺盛的精力。良好的身体素质是领导者健康成长和充分发挥才智的物质基础。如果没有健康的身体，纵使有再高的才能和智慧，也无法施展，而且更不可能胜任繁重的领导工作。

2. 要有健康的心理素质，所谓健康心理，即面对主观世界和客观世界的心理调节能力。心理调节能力的具备，不仅有利于身体健康，更是成就事业的需要。

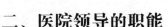

二、医院领导的职能

正确地行使领导职能，是提高领导效率、实现组织预定目标的重要保证。领导的职能是领导者依据客观需要开展一切必要的领导活动的职责和功能。

1. 决策和控制是领导者的首要职能，目标方向是否正确，决定着领导对发展战略和工作方向的把握。医院管理的目标方向正确，工作效率高，管理效能也高。制订医院发展规划的决策要根据党和国家的方针政策，结合医院的实际，在充分调查研究和科学预测的基础上，制订出医院的发展规划和工作计划。控制是实现组织目标的根本保证，其包括质量控制（服务质量、医疗质量和工作质量），经营管理状况控制，情况和工作状态控制。

需要领导决断的两种情况为：一是非规范事件；二是下级请示的重大问题。要按照科学决策的程序，提高科学决策的水平，是提高医院管理水平的重要环节，也是检验领导水平的标志。

2. 组织和指挥的职能是领导者必须要具备的，从一定意义上讲，组织水平的高低，直接决定着医院的医疗质量和经济效益。在一个适当的工作系统，把医院的各个要素、各个环节和各个方面，都合理地组织起来，形成一个有机的整体，使医院全体职工都为达到医院总目标而工作。正确实施管理的组织职能，必须要：建立合理、有效的组织机构；建立健全规章制度，科学管理；任人唯贤，实行一套有序竞争的体制。

三、医院领导的组成

医院领导结构的合理化，是加强和改善医院领导，提高管理效能，实现科学领导的重要条件，是新时期医院领导班子建设的一项重要任务。

1. 领导结构

领导结构又称领导层结构，或领导集体结构，具体是指医院领导班子的组合搭配形式。它包括成员的数量、质量的配备，职务的分工，顺序的排列和领导成员的年龄、知识、专业、智能、气质等组合状况。

2. 年龄结构

领导班子应该由不同年龄段的领导者构成，为了保持领导班子的稳定性和政策的连续性，要构建以中青年为主的梯形结构。而且要由有领导经验的中年干部为主，同时也要有一定数量的青年干部。这样有利于新老交替和新老合作，促进相互学习，取长补短；年龄结构应有不同的要求，中年干部具有经验丰富，青年干部具有冲劲和创新精神，可以互补。不能片面认为干部越年轻越好；要加大培养和使用年轻干部的力度。

3. 知识结构

领导班子首先要具备马克思主义理论的基础知识，必须要有文化、科技、教育、经济、管理、医学等多学科的知识构成的立体结构，当然，医学方面的专家可以偏多一些。知识结构不仅要求领导成员必须具备较高水平的文化科学的基础知识和实践经验；而且还要求有不同知识水平的成员合理的排列组合，使其成为一个具有丰富知识的智慧集体。应该说领导成员不仅具有一门较深的医疗卫生专业知识，而且必须掌握现代医院管理科学、领导科学知识，具有领导才能，还要有其他如经济管理业务知识，或金融、法律等知识。这是一种理想的、优化的知识结构。医院领导有的是科技专家但不一定擅长管理，学术上很专业并不代表管理上的专业。为了适应现代医院管理的实际需要。领导成员必须掌握现代行政管理、卫生管理和医学科研管理等。

4. 能力结构

领导成员的能力是指领导成员运用知识、智力、政策、规则去解决医院实际的问题、突发事件、情况。

领导班子首先要具备优秀的管理能力，包括规划、统筹、决策、指挥能力。其次是平衡和协调的能力，要从实现组织目标的整体出发，指导下级组织和人员及时有效地解决管理过程中出现的新情况和新问题，在这其中平衡和协调能力是解决矛盾能实现有效的管理有效方式之一，好的平衡和协调可以排除工作过程中的矛盾和障碍，保证组织机构协调运转和管理目标的实现。最后是控制和预见能力，领导成员必须具备现场和整体控制能力，另外，对于医院的未来以及发展方向应该有一个清晰的构思和计划。

第五节　医院人员职称和管理

卫健委制订的《综合医院组织编制原则试行草案》（1978年）规定医院病床数与门诊人次（日）比例以1：3作为正常比例界限，基本符合我国的实际情况。城市有些大医院，病床与门诊的比例可达1：4以上，我国目前有些二级医院及一级医院，病床与门诊人次不及1：2，甚至出现1：1比例以下，致使病床使用率下降。

根据《卫生技术人员职务试行条例》的规定，目前医院实行专业技术职务聘任制，实行四级职位分类。

（一）卫生技术人员

卫生技术人员是医院人员的主体，是完成医疗预防保健任务的基本力量。

1. 医疗预防人员

医疗预防人包括中医、西医、卫生防疫、寄生虫病防治、地方病防治、职业病防治、妇幼保健等方面的医疗预防专业人员。其技术职称划分为主任医师、副主任医师、主治（主管）医师、医师（住院医师）、医士（助产士）、卫生防疫员等。

2. 药剂人员

药剂人员包括中药、西药等方面的药剂人员。其技术职称划分为主任药师、副主任药师、主管药师、药剂师、药剂士等。

3. 护理人员

护理人员的技术职称划分为主任护师、副主任护师、主管护师、护师、护士等。

4. 其他技术人员

其他技术人员包括检验、理疗、病理、口腔、放射、同位素、营养、生物制品生产等方面的技术人员。其技术职称划分为主任技师、副主任技师、主管技师、技师、技士等。

教学医院和附属医院的卫生技术人员，除授予医疗技术职称之外，还可授予教授、副教授、讲师、助教等相应的教学职称。

（二）工程技术员

其技术职称划分为高级工程师、工程师、助理工程师、技术员。

（三）党政管理人员

党政管理人员包括政工和行政管理人员。其职务分别为院长、副院长、处（科）长、科员、办事员。按照其专业技术不同，主要有会计、统计、经济、图书及翻译等专业。其职称级别分别为高级会计师、会计师、助理会计师、会计员；高级统计师、统计师、助理统计师、统计员；高级经济师、经济师、助理经济师、经济员；研究馆员、副研究馆员、馆员、助理馆员；译审、翻译、助理翻译等。

政工人员是指医院党的系统及群众团体组织管理人员，其专职并直接从事党务和群众工作的，其技术职称纳入政工系列，分别为高级政工师、助理政工师、政工师。

（四）工勤人员

医院中的技术工人包括厨师、电工、木工、铁工、水暖工和机修工等，除此之外，医院中的检验员、消毒员、药剂员、妇幼保健员等六类工勤人员，也列入技工范围。

微信扫码
◆ 临床科研
◆ 医学前沿
◆ 临床资讯
◆ 临床笔记

第三章 医院信息管理

医院信息管理是通过对医院内外相关信息进行收集、加工、分析、整理、决策的循环过程，是实现现代化医院管理的基础和手段，是医院全面提高医疗、教学、科研和管理水平的途径，是为病人提供优质、安全、快捷服务的方法。医院信息系统已经是现代化医院开展各项医疗、护理、管理工作的基础设施和技术环境，是现代医院运行和经营的基本保障和支撑。因此，医院信息管理是现代医院管理不可或缺的组成部分。

第一节 医院信息管理概述

一、医院信息

（一）医院信息的概念

医院信息包括医院内部各部门，各环节所产生的信息，如工作计划、数据、报表、体征、症状、检验报告、疗效和经验教训等；还包括院外环境所产生的信息，如国家方针政策、指令、上级指示和社会反应等，所有这些构成医院的社会功能。它好比医院的神经系统，如果功能失调，就会使整体和局部控制失灵、不能很好地完成医院的任务。

（二）医院信息的分类

医院信息可分为医疗业务信息、医院管理信息和医学咨询信息三大类。医疗业务信息主要是病人的临床诊疗信息，包括临床诊断信息、医学影像检查信息、护理信息、营养配餐信息、治疗信息、药物检测信息、重症监护信息等；医院管理信息主要包括医院决策辅助信息、医疗管理信息、护理管理信息、科教管理信息、药品管理信息、器械设备管理信息、物资材料管理信息、环境卫生管理信息、情报资料管理信息、财会管理信息、医院经营管理信息、人事工资管理信息；医学咨询信息包括医学情报、科技情报、各种文字、视听检索资料、病案、图书、期刊和文献资料等。其中最重要的是医疗业务信息。

1. 医疗业务信息

医疗业务信息指医护人员从病人及其家属身上获取的关于病情发生发展变化的信息，包括采集病史、体格检查、实验室报、技术检查等。诊疗护理的过程就是医护人员以自身的知识、经验结合这些信息来作出判断和决策的过程。

2. 医疗业务信息分类

（1）诊疗信息：门急诊诊断治疗记录；住院病人诊断治疗记录（包括病历、会诊、病例讨论等记录）；临床检验送检单和检验报告单、登记记录检索；医学影像检查；临床病例送检单和病例诊断报告、登记记录检索；内镜检查申请、报告、登记记录检索；电生理检查申请、报告、登记记录检索；药物处方（医嘱单）和临床药学信息；手术通知单、手术记录；麻醉记录、术后复苏记录；输血申请、配血单、输血记录和血库信息；营养医嘱（处方）、饮食护理记录和营养治疗信息；康复医疗处方、治疗记录，假肢、支具和辅助器具处方及安装记录；核医学检查申请单、检查报告、登记检索；放射疗法申请单、治疗记录；其他医疗检查、治疗处方、记录；各专业学科诊疗操作规范和技术常规。

（2）护理信息：护理检查、诊断和护理计划；各种对病人的护理观察记录；责任制护理、整体护理执行情况记录；医嘱执行情况记录；护理值班、交接班病情观察记录，护理方式、病人心理、护理并发症记录；对病人进行咨询指导和预防知识教育情况记录；病房护理评价记录；护理操作常规和技术规范；护理质量、差错事故情况记录和讨论情况登记、上报材料等。

3. 医疗业务信息的特点

（1）信息的类型多样且复杂：不仅包括病人生理方面的信息，还有心理、社会、家庭等方面的信息。

（2）信息获取比较困难：医疗信息能够直接获得的很少，往往要结合医务人员自身的知识和经验等进行判断。比如一些内脏病变、脑部病变等，很多信息需要医务人员耐心仔细地询问才能得到。

（3）信息往往不太准确：医疗信息在获取过程中往往带有较强的主观性，医务人员自身的技术和经验会影响到信息的判断，不同的医师可能对同一检查结果有不同结论；不同病人在描述相同程度的症状时可能会有不同的感觉，如疼痛到底痛到什么程度，不同痛阈的病人有不同描述。凡此种特定性指标很难有确定标准。

（4）时效性要求高：医疗信息有较强的时效性，病人几个小时前的病情和症状可能与现在的情况有所不同，医务人员要及时利用医疗信息作出判断和治疗处理决策并付诸实施。

（5）医疗信息要求连续性：病人病情的发生发展变化是一个连续的过程，医务人员必须连续观察这一过程，从而帮助理解病情的发生发展规律，有助于医务人员的诊疗工作。

（三）医院信息的作用

1. 医院信息是医院管理的基础

在医院这个系统里，人流、物流、信息流贯穿在整个医疗经营活动中。人流、物流是医院活动的基本流程，但是要使人流、物流成为系统的、有序的、有组织的、符合客观规律的活动，达到较好的医疗经济效果，就必须加以科学地计划、组织和协调，这就要借助于信息的流通。医院的医疗经营管理过程，也就是信息传递和处理的过程。医院信息又是医院管理必要的资源，医院在经营管理过程中，一切活动都离不开信息的支持。医院信息既是医院管理的对象，又是医院管理的手段。

2. 医院信息是医院工作计划和决策的依据

计划本身就是个信息，是从任务到实施的桥梁，是管理的首要职能。要使计划和决策符合实际，行之有效，在实施中少走弯路，就必须以必要的信息作为依据。这些必要的信息有院内的信息，如医院的设施、人员、业务信息、工作经验等；也有院外信息，如上级指示、人物、方针政策、社会反应等。收集、掌握的信息越多，计划和决策就越具有科学性、准确性、可行性和针对性。

3. 医院信息是组织手段

组织是根据确定的目标，设立系统和有效的管理规范，建立均衡的职务划分，应用适当的方法使系统运转起来。医院作为一个总系统，它包含着很多子系统，各子系统中又设立了一定的科室和岗位。这些科室和岗位之间彼此就是靠信息来联系和沟通的，处理好它们之间的关系，协调好它们之间的活动，信息将起着组织作用。

4. 信息是对工作过程有效的控制工具

控制是管理的重要职能之一。控制就是按规定的任务和目标，使医院医疗及各项工作按规定标准、规章制度、常规程序等有控制地运转。信息的流通与反馈是达到控制的首要条件。

5. 医院信息是指导工作保证系统协调运行的纽带

医院部门众多，工作比较繁杂，如无密切协调合作，易发生脱节、步伐不齐、效率降低，使人流、物流不畅。领导者必须从整体角度协调各部门的工作，而进行协调的基本条件就是及时掌握情况，取得管理信息。另外，各部门之间信息通畅，也是保证医院工作协调运行的重要因素。

二、医院信息管理

（一）医院信息管理的概念

医院信息管理，就是把医院管理过程作为医院信息的收集、处理、应用和反馈的过程，通过信息为管理服务，把管理决策建立在信息的充分利用的基础上。医院信息管理有双重含义，即可以分别理解为"医院信息的管理"和"医院的信息管理"。前者指对医院信息进行的管理，包括信息的收集、处理、存储、传输、反馈等；后者指一种管理模式，指有别于传统经验管理的一种基于信息利用的管理模式。前者是后者的基础，后者是前者的目的和应用。

（二）医院信息管理的内容

1. 全面、系统、深入地研究管理、监督医院日常运转所需的信息内容

利用这些信息，对医院服务的全过程进行监督和控制，并分析影响因素，以期能改进医院服务的质量和效率，促进医院全面发展。

2. 建立健全信息制度

保证医院信息处理全过程的效果和效率，为信息的及时、有效、准确地利用提供保证。

3. 探索更有效的信息处理方式

传统的手工操作方式只能处理非常有限的信息，效果和效率都比较低下，当前应加强医院信息系统的建设和开发，提供技术支持。

4. 普及信息和新管理知识，提高管理者素质

在医院信息管理中，归根结底的因素是人的因素，如资料要由人输入计算机、信息的分析决策要由人来进行。因此，在全院普及信息和信息管理的相关知识，提高职工和管理者的素质，则是提高医院信息管理水平的关键因素。

（三）医院信息管理的意义和作用

信息管理是医院现代化发展方向的客观要求。随着现代医学科技的发展，医院分工越来越细，科室之间的合作要求也越来越高，对病情信息的挖掘也日趋深广，信息的流动量和流动频率也不断增加，客观上要求医院实施现代化的信息管理，能通过对信息的充分利用来提高诊疗工作的水平。信息管理能帮助提高医院的工作效率。充分、合理利用信息为医院服务的能力是衡量医院管理水平和判断医院管理者素质的重要指标之一。

（四）我国目前医院信息管理存在的问题

医院信息管理遵循信息获取、加工、存储、传输、应用和反馈这样的一种信息处理的一般过程。通过信息的管理为管理决策和临床决策服务。目前，我国医院信息管理中存在不少共性的问题，主要表现在以下几个方面：

1. 利用的信息内容优先

这一点主要是由于医院管理者本身素质有限造成的，通常只是收集上级部门要求的一些常规统计数据，而对于如何有效利用信息来为医院决策服务没有明确的认识，不懂得应收集哪些资料来为医院管理服务；同时在资料收集中又存在重复和浪费现象，往往不同部门多次收集同一资料，没有从医院全局的角度来综合分析和利用信息。

2. 信息处理的手段相对落后、效率低下

目前我国的医院信息系统建设正方兴未艾，在很大程度上改变了原先以手工操作为主的信息处理方式，但从总体上来说信息处理的效率还不是很高，管理者一般无法在任何需要的时候都能随时得到他所需要的信息，只能得到定期的一些报表资料。

第二节　医院信息系统的建设和管理

一、医院信息系统概述

信息系统是为搜集、加工、存储、检索、研究、传递信息等提供信息服务而建立的系统，也是不断地输入和输出信息的开放系统。现代信息系统是综合利用计算机、通讯、网络和多媒体等技术手段，具有多功能、多系统、能处理各种信息和提供信息服务的综合系统。信息系统的目的是及时地输出和传递

决策所需的信息。在企业中，信息系统的环境是管理系统。信息与管理系统相互影响、相互交流。信息系统的输入来自环境，而输出则为了环境。

医院信息系统（hospital information 秒 ystem，HIS）是计算机技术、通信技术和管理科学在医院信息管理中的应用，是计算机技术对医院管理、临床医学、医院信息管理长期影响、渗透以及它们之间相互结合的产物。医院信息系统是利用现代科技创造出一个信息高效利用的技术环境，在相应的组织和人的配合下发挥其信息支持作用。医院信息系统并不能直接产生效益，因为医院的效益来源于所提供的医疗服务，而医院信息系统并不能提供任何医疗服务；医院信息系统能带来的是间接效益，即通过提高医院工作效率和质量，从而间接地为医院创造效益。我们可以从电话出现之前、电话时代和计算机网络时代三者的比较来更好地理解这一点：在电话出现之前，医院里的信息交流非常困难，比如说多科室会诊，需要分别跑过去预约各位医师，如果临时有变通知起来也很麻烦，工作效率显然非常低下；电话时代里，只需打几个电话就可以完成这项工作，效率大大提高；而 HIS 比电话系统更进一步，电话只能实现信息的流动，而 HIS 不仅能够实现信息的实时流动，还能进行信息的存储、加工、分析等工作，在信息利用的广度和深度上都有了极大的发展，因此也更能提高医院的工作效率和工作质量。

二、医院信息系统的发展和组成

（一）医院信息系统的发展

20 世纪 60 年代初，美国少数医院引进大型计算机应用于医院管理，主要是以整个医院为对象进行数据处理，对耗费时间的一般业务实行自动化，如会计、科研病案、具体事务管理等。由于计算机不仅价格高、处理功能低，而且专业技术人员和软件数量极少，影响了计算机在医院信息管理中的应用。进入 20 世纪 70 年代，廉价的小型计算机迅速普及，发达国家多数医院大量引进使用，主要内容是以医疗信息的记录、储存、传递、检索为中心，使医院各部门均应用计算机进行信息管理。不少医院建成了各部门之间的信息可以共享的计算机网络化的医院信息系统。到了 20 世纪 80 年代，由于价廉物美且功能较强的微型计算机和微型计算机局部网络、用于数据处理的高速计算机和用于数据储存的大容量磁盘和光盘等出现，故计算机网络化的信息系统费用大幅度下降，从而大大促进了医院信息系统的推广应用和发展。20 世纪 90 年代以来，医院信息系统的开发、应用，经过 30 年的艰辛历程之后，达到了前所未有的新高度、新水平。这主要表现在建立大规模一体化的医院信息系统，并形成计算机局域网络，这不仅包括一般信息管理的内容，还包括以计算机化的病人病历（也叫电子病历，computer-based patient record，CPR）、医学图像存档与通信系统（picture archiving and communicating 秒 ystem，PACS）为核心的临床信息系统（clinical information 秒 ystem，CIS），以及管理和医疗上的决策支持系统、医学专家系统、图书情报检索系统、远程医疗等。

（二）医院信息系统的组成

从功能、系统和医院信息的分类上，医院信息系统一般可分成 3 个部分：①满足管理要求的管理信息系统。②满足医疗要求的医疗信息系统。③满足以上两种要求的信息服务系统。各分系统又可划分为若干子系统。此外，许多医院还承担临床教学、科研、社会保健、医疗保险等任务，因此在医院信息系统中，也应设置相应的信息系统。

信息系统为决策支持提供了充分的数据，而利用计算机中的信息为医疗、管理的决策服务则是计算机信息系统应用的一个很重要的目的。随着计算机技术的发展，医院中将越来越多地使用计算机来辅助医务人员的工作，到那时将使医学决策更加科学、合理、高效，大大提高医院的医疗和管理水平。

（三）医院信息系统的主要应用范围

1. 临床病案管理子系统

临床病案管理子系统主要目标是计算机存储和使用病案，即所谓"电子病案"。电子病案有很多优点，如易于存储、查找；便于医疗、科研和教学等。困难在于需要大量的软硬件投资和人员培训；病案信息的输入也是个大问题；计算机如果出错则将严重影响工作，因此还得保留书面记录，即实行"双轨制"。

2. 临床护理信息管理子系统

临床护理信息管理子系统主要任务是根据医嘱产生各种治疗计划单据，帮助制订护理计划；也可用来进行护士培训。

3. 试验室信息管理子系统

管理检验申请并将结果通过计算机网络实时报告临床。

4. 药物信息管理子系统

药物信息管理子系统可全面管理监督药物的使用、药品费用、药品信息、药品供求等情况。

5. 医技信息管理子系统

医技信息管理子系统负责技术检验结果，如 CT 图像等的存储管理和传送临床，近年发展迅速的 PACS 技术就是专门研究这一领域的。

6. 出入院管理和财务管理子系统

负责患者出入院登记及花费情况。

7. 医院事务管理子系统

医院事务管理子系统管理包括人事、物资供应、后勤等医院事务。

三、医院信息系统的作用

医院信息系统的应用已成为医院管理的重要工具及手段，它是医院深化改革和发展内涵的重要保障，对加强医院管理和提高医疗护理质量有十分重要的作用。

（一）改变工作方式，提高工作效率

有效的管理离不开信息系统的支持。信息系统效能的充分发挥有助于管理模式和工作流程的变革。医院信息系统的应用，可对医院原有的管理模式和工作流程进行重组、改革。在计算机网络管理模式下，医院原有的手工作业方式得到很大的改进，有些甚至废弃。既加快了医院内部信息的流动，提高了信息资源的利用率，又减轻医护人员的劳动强度，各部门的联系和反馈更加方便、快捷，各环节的工作效率普遍提高。例如，医院每年都要向上级主管部门和其他相关机构递交大量报表材料，良好的医院信息系统将大大简化这方面的工作并可以保证其连续性、准确性。

（二）减少卫生资源浪费，提高经济效益

运用医院信息系统，能够有效地减少医疗经费，杜绝各种卫生资源浪费的不合理现象，达到增收节支的目的。减少库存及流动资金的使用，降低医疗成本。遏制"搭车开药""人情方"等的现象。

（三）提高医院信誉，增强竞争能力

采用计算机网络管理方式，可以保证按标准收费，有效避免漏收、错收，维护了病人的权益，增加了医院的收费透明度。从而提高了病人及医保单位对医院的信任感，增强医院的信誉、知名度和竞争力，有利于医院发展。

（四）强化医院的科学管理，提高医护质量

医院信息系统的建立与应用，使医院的管理模式发生了重大的变革。首先由模式管理变为环节控制，加大了工作过程的管理，增加了医院各项管理工作的透明度，提供实时信息使超前管理成为可能，克服了管理中的盲目性和滞后性。及时发现医护过程中的各环节的问题，采取相应的管理措施，提高医护质量；另外，加强了院内各部门间的密切协作和与院外有关单位的协调。

（五）促进教学和科研

医学院校附属医院往往承担着大量的科研和教学任务，医院信息系统将快捷、完善地为科研工作提供资料；而多媒体实时教学将大大增进教学质量。

四、医院信息系统的建设

随着计算机和网络信息处理技术的飞速发展，以及现代化医院运转的日趋复杂，医院必须全面建设自身的信息系统，加强医院信息管理，建设现代医院信息系统是一项复杂的、长期的系统工程，需要投

入大量的人力、物力和财力。医院信息系统的建设应遵循下列步骤，逐步推进。

（一）制订总体规划

由于现代医院信息系统建设任务的复杂性，在医院信息系统的实际开发之前进行良好的总体规划是最关键的一个步骤。盲目地、无计划地开发信息系统可能会导致开发出来的产品根本不适用，造成人力财物资源的极大浪费。

计划开发医院信息系统的医院首先应组建一个专门小组进行总体规划。这个小组应该包括医院的各级管理者，系统分析和设计方面的专家，医院各主要职能部门的代表，计算机专家等。总体规划主要应考虑以下一些因素。

1. 明确本医院的定位和发展方向

如社区医院和三级医院的医院信息系统无论从功能要求上还是规模结构上都是大不相同的，不同性质的医院对信息系统有不同要求。

2. 明确本院的基本条件

如经济能力、人员素质、配套设施、组织结构和管理模式等。

3. 明确原有信息系统的基本状况

明确原有信息系统的基本状况包括流程、缺陷、范围等。

4. 明确医院信息系统发展步骤

医院无法一次性完成一个完整的医院信息系统，因此，必须确认各个部门、各个项目的优先顺序，明确哪些部门或项目易于发展信息系统，哪些部门或项目存在较大困难。必须明确本次建设所涵盖的范围。

5. 评价不同类型的信息系统构成方案

例如，是选择以各个部门为单位构建还是以各功能子模型方式构建，评价各自的优缺点，选择最合适本院的方案。

6. 评价不同方式的信息系统开发方式

常见的开发方式有如下三种，各有优缺点。

（1）自主开发：优点是适用性好，修改、维护容易，开发费用低；缺点是开发周期比较长，可扩充性差。

（2）联合开发：优点是针对性强、适用性好、技术有保证；缺点是周期太长。

（3）直接购买商品软件：优点是周期短、风险小、运行稳定、技术有保证；缺点是适用性差、开发费用高、修改维护依赖于开发商。

（二）医院信息系统开发

医院信息系统建设的总体规划为具体开发工作指明了方向，接下来的任务就是按照规划中确定的总体方案和开发计划，进行具体的系统开发。按照软件工程要求，一般按以下步骤进行。

1. 系统分析

系统分析阶段的目标，就是按照总体规划中所定的开发项目，明确系统开发的目标和医院的需求，提出医院信息系统的逻辑方案。在整个系统开发过程中，系统分析主要回答"做什么"的问题，把要解决哪些问题、满足医院哪些需求等情况调查分析清楚，从逻辑上，或者说从信息处理的功能需求上提出系统的方案，即逻辑模型，为下一步进行物理方案设计提供依据。系统分析一般按照以下 4 个步骤进行。

（1）系统的初步调查：主要目标是从系统分析人员和医院管理人员的角度来观察新项目有无必要和可能进行开发。

（2）可行性研究：在大致明确系统规模、项目范围和目标后，对所提出系统的逻辑模型和各种可能方案从技术可行性、经济可行性、运行可行性等方面认真进行研究评价。

（3）原有系统详细调查：在可行性研究的基础上进一步对原有信息系统进行全面深入的考察分析，明确其薄弱环节、找出要解决的问题。

（4）新系统逻辑方案的提出：这一阶段主要目标是明确医院的信息需求，确定新系统的逻辑模型，完成系统说明书。

系统分析主要采用的工具包括数据流程图、数据词典、结构化语言、决策树、决策表等。此外，一些非结构化方法，如系统流程图、组织结构图、业务流程图、功能分解图等也常用。

2. 系统设计

系统设计阶段的主要任务是将系统分析阶段提出的反映医院信息需求的系统逻辑方案，即系统说明书，——转换成可以实施的基于计算机通讯技术的物理方案，即回答"怎么做"的问题。开发人员应严格按照系统说明书的要求，综合考虑现有技术、医院实际需求、系统运行环境、信息技术的标准法规等进行设计。这一阶段大量工作是技术性的，但是成功的设计关键还在于对系统逻辑功能的重复理解和对用户各种需求的深入、准确的理解和把握。这一阶段的主要工作包括下列内容。

（1）系统总体结构设计：包括系统总体布局方案的确定，软件系统总体结构的设计，硬件方案的选择和设计，数据存储的总体设计。

（2）详细设计：包括代码设计、数据库设计，输出设计、输入设计、用户界面设计、处理过程设计等。

（3）系统实施进度与计划的制订。

（4）编写"系统设计说明书"。

常用的系统设计具有结构化设计中的系统流程图、HIPO（分层和输入–处理–输出）技术、控制结构图等。

3. 系统实施

系统实施阶段的主要任务是把前一阶段的技术设计转换成物理实现，主要包括编制程序、程序（或系统）测试、系统安装、编写操作手册与用户手册等工作。

（1）编制程序：用合适的程序设计语言，按系统设计说明书的要求把过程转换成能够在计算机系统上运行的程序源代码。这一部分工作比前阶段的工作相对来说容易一些，但是为保证成功，程序设计人员也必须充分理解系统说明书的要求，并熟练掌握、正确运用程序设计语言。

（2）系统测试：系统测试是医院信息系统开发中极为重要而又十分漫长的阶段。因为不管在前几个阶段的工作是如何的严格、全面，总是难免会有些差错或者遗漏发生，这就需要在系统正式投入运行前通过测试把它找出来并加以纠正，否则可能导致重大的损失。例如，1963 年美国由于控制火箭飞行的程序中有一个语句有误，导致火箭飞行途中爆炸。有统计显示，较大规模系统的开发，系统测试的工作量往往占整个工作量的 40% ~ 50%。

系统测试一般按单元测试、组装测试、确认测试和系统测试 4 个步骤进行。其中，单元测试测试每一个单独的程序模块或子程序的正确性；组装测试测试多个模块联结起来的正确性；确认测试主要是测试软件是否符合医院用户的需求，系统测试在综合测试软硬件、用户和实际运行环境。

五、医院信息系统的管理和维护

医院信息系统在测试结束、安装完毕之后，并非就万事大吉了。医院信息系统要取得预想的成功、为提高医院工作效率和工作效果做贡献，在使用过程中必须取得组织的配合，必须进行适当的维护。

（一）医院信息系统管理失败的原因

在医院信息系统 30 多年的发展历程中，人们开发了成千上万的应用系统，总的来看，失败的系统要远远多于成功的系统。20 世纪 70 年代中期，美国的一项研究表明，5 年内开发的医院信息系统只有 19% 还在使用。很多医院信息管理系统学者分析了失败的原因，包括以下方面：

1. 认识错误

医院管理人员和医护专业人员对计算机能干什么和不能干什么认识不透彻，对计算机系统的应用效果期望太高，以为计算机通讯系统的引进能够自发地解决一切医院管理与服务中存在的问题，如管理混乱、效率低下、缺乏统一性和协调性、浪费严重等，而没有认识到 HIS 的充分发挥恰恰是依赖于这些问题的改进。计算机系统和管理相辅相成，管理工作越有条理，计算机系统越能发挥它的支持作用使管理工作更富效率；管理工作混乱，计算机系统则只是一堆废铜烂铁，白白浪费了大量资源。

2. 缺乏足够的计算机素质

医学专业和计算机专业学科跨度过大，往往很难兼通；加之很多系统的设计和操作过于复杂，没有良好的人机界面，导致医护人员不愿使用计算机。

3. 开发的系统不适用

医院信息系统的开发往往是计算机专业人员而不是医院管理者和医护专业人员。医院的功能结构、数据流程等具有其特殊性和复杂性，计算机专业人员很难对此有深入了解，因此，导致开发的系统不适用，需要的功能没有，开发的功能不需要。

4. 没有良好的管理措施

HIS越复杂，越要求良好的管理措施和规范。否则一旦HIS出错，即会严重影响医院正常工作，损害医院工作人员对HIS的兴趣和信心。

5. 没有足够的资金

HIS往往并非一次就能建设完成，在使用过程中需要一定的维护资金；需要有进一步扩充功能和结构的资金；需要更新设备和软件系统的资金等。资金的缺乏也会使得HIS不能取得圆满成功，甚至导致失败。

（二）医院信息系统管理的要求

1. 要全面完整地运行系统

医院信息化管理的内容相当丰富，对于系统中的各模块要有步骤、有计划地全面启用，不能留有空挡和死角。要达到相关工作站全部上网运行，要系统提供的功能模块全部应用，涉及的工作岗位全面理顺工作流程。特别要尽快转变到新的网络化管理模式上来，坚决克服系统应用的"两张皮"问题。这样才能优化工作流程，切实做到方便病人、方便临床的应用要求。

2. 要充分利用信息为管理服务

运用信息化管理后，管理的方法就应从传统的经验型向信息化、现代化转变，充分利用系统提供的各种信息，对实际工作实行科学的量化控制，一切用数字来说话。管理者要养成利用信息去分析和解决问题的良好工作习惯，从信息中不断发现医疗工作特点、规律，使管理的手段更科学、有效。

3. 要加强微观指导和宏观管理

这是贯穿于信息化应用全过程的一个问题。从微观角度讲，系统中的各模块要充分使用，所有功能都要用到，只要是能通过系统完成的工作就都应由系统来完成，不能遗漏。从宏观角度看，由于各种医疗新设备的使用、医学技术的不断发展，对系统的功能开发提出了更高的要求。要把握好各系统间的接口，注重功能的扩展性。所以，医院信息系统的应用要有总体目标与长期规划。

4. 要理顺各子系统间的关系

随着医学科学技术的发展、新学科的不断涌现，医院的内部分工越来越细，互相之间的联系越来越密切。基于这样的工作现实，医院信息系统中各子系统之间的互动性也越来越大。要认真分析研究这一现象，分辨清楚它们之间互相影响、互相关联的关系，理顺工作程序，最大限度地发挥信息系统的作用。

5. 要体现网络化、电子化服务优势

网络传输与信息资源共享是电子化服务的特点之一，是计算机服务向电子化服务的一个进步，也是电子化服务智能性的体现。它可以达到无人值守，降低劳动强度，减员增效，大大提高工作效率和质量的目的。要发挥计算机的"智能"作用，利用计算机模仿智能作用，简化和优化工作流程，特别对原手工方式下的数字统计、传递单据等岗位人员，要向临床一线充实调整，增加医院直接为病人服务的人力，切实达到省人、省力、高效、优质的作业效果。

6. 要解决好系统应用的技术支持

医院信息系统是通过人的应用而发挥效益的，系统的使用、维护、再开发，关键在于人。要有各类专门人才提供的技术支持，特别是计算机专业人员的支持。医院信息化是卫生行业新兴的一个重要学科，必须有一支强大的专业技术支持队伍；否则系统应用就不可能发展，甚至带来负面影响。

7. 要考虑到系统应用的发展性

信息系统的理论基础属于边缘学科，涉及的领域很广，决定了其建设的复杂性和艰巨性。在实际工作中，医院管理需求是不断发展和变化的。系统作为医院的辅助管理手段，其建设、完善和发展也有一个较长的过程，往往不能一步到位。管理者必须掌握医院信息系统建设与应用规律，立足长远，狠抓系统应用。医院信息系统建设重在应用，应用越活跃，需求越强烈，效益就越显著。应当不断地把先进的管理思想引入系统中，促使系统在应用中发展，不断完善、扩充系统功能，从而满足医院全面信息化管理的要求。

综上所述，医院信息系统的应用，标志着医院工作流程和思维方式、管理模式的变化，对医院领导和管理者提出了新课题。系统能否建设好、应用好，管理者的作用非常重要。所以，管理人员一定要加强学习，把握好信息化管理的若干要素，提高解决新模式下新问题的能力，适应医院现代化发展的需要，做新技术革命的带头人。目标一致，就必须保证组织的领导人对信息系统的操作有相应的权限，也就是说，信息系统的技术专家应当对系统控制有相当的权限，但是同时他们又应当受到组织领导层的管理和制约。在这样一种制度下，才能够保证信息系统权限分配的合理性。

（三）医院信息系统维护

医院信息系统在投入正常运行之后，就进入了系统正常运行与维护阶段。一般地，信息系统的使用寿命短则 4 ～ 5 年，长的可达到 10 年以上。由于软硬件系统在使用过程中难免会出错，而且系统的使用环境在不断地发生变化，因此系统维护工作对于保证信息系统的正常可靠运行并使系统能够不断得到改善和提高，具有十分重要的意义。很多信息系统的失败与不重视系统维护有重要关系。系统维护工作主要包括以下内容。

1. 系统应用程序维护

随着医院发展，医院的业务可能发生变化，因此需要对程序进行适当的修改以适应这种变化。

2. 数据维护

数据维护包括数据的更新、随业务变化而进行的数据内容增减、数据结构调整等，还包括数据的备份与恢复。

3. 代码维护

随着信息系统应用范围、功能要求的变化，各种代码需要进行增加、删除或者修改。

4. 硬件设备维护

硬件设备维护包括清洗、部件更换、更新设备等。

医院信息系统从开发方法、结构形式、功能范围等各个方向都处在不断的发展变化之中，现实生活中也并不可能提供一种统一的系统模式供所有医院使用。医院应该根据自身的性质、定位、规模、管理模式、人员素质等因素，综合考虑是否开发医院信息系统，开发到什么程度，切忌一哄而上，盲目攀比，结果将造成资源的极大浪费，对医院发展则起不到任何有益的作用。

第三节　医院信息系统建设的标准化

一、医院信息标准化与国际疾病分类

（一）医院信息标准化概述

医院信息来源复杂多样、数量庞大，增长更新快，用计算机进行处理比较困难。首先，医学问题不同于工程问题，各种变量及其相互关系难以用数学语言表述，常是不太精确甚至杂乱无章，概念性信息多，量化信息少。其次，医院各部门对数据的需求差异很大，同一类数据对不同的疾病也常有不同的表达和解释，同一种药常有各种不同名称和剂量。最后，医院信息数据种类繁多，包括图像、声音、数值等，不同的医疗诊断设备提供的数据常常标准不一、单位紊乱，病历、记录、医嘱、处方等多采用自然语言，加以医师各人习惯不同，有用英文、拉丁文、中文等不同文种或几种文字混合书写。过去用手工处理信息，只能采集和处理极少一部分，而且收集起来的少量信息可用程度很小。例如，很多医院病案库中大量的病案，可供利用的效率极低，个人病史许多来自门诊的项目，在几年以后进行回顾性研究的时候，几乎都是无用的。以上诸多因素都是出于信息采集和存储时标准不一所致。由于标准不一致，同行之间无法沟通交流，医院之间难以协调，国际合作更为困难，因此需要信息标准化。这个问题已引起许多国家的

高度重视，一些国家在开展医院信息系统研究时，都花费很多力量于信息标准化的工作。例如，英国，NHS（national 小时 ealth 秒 ervice）在建立医院信息系统前，曾花费多年时间于建立医院信息的数据模式、数据标准和数据定义上。

所谓标准化，就是利用科学原理和实践经验，对医院信息的产生、识别、获取、检测、交换、传输、存储、显示、处理、印刷等技术进行统一化、规范化的处理。它实际上包括两项内容，即对医院各种信息进行分类和编码，所谓分类就是将具有某些共同属性特征的信息归并在一起，而把不具有上述共性的信息区分开来，所谓编码就是将表示信息的某种符号体系转换成便于人或计算机识别和处理的另一种符号体系的过程。

根据中国标准化法，针对信息系统的要求，我国卫健委门已组织一些单位开始就医疗信息的若干领域进行研究和编码。

（二）国际疾病分类

国际疾病分类（international classification of disease，ICD）是世界卫生组织对国际统计学研究所提出的"国际死亡原因表"经过多次修订后发表的。其应用范围除传统的流行病学外，还用于病案索引的编制和检索、有关卫生服务的计划、检查和评估的统计等多个方面。世界各国都据此向 WHO（world 小时 ealth organization）提出报告。ICD 对疾病原因归类较为严格精细，其分类已扩展到非致命疾病，对查询病因很有帮助。它以病因、解剖、病理症状等为基准、归类十分灵活，并将疾病分为 17 大类，106 个小类，共 903 个病种，其编号从 001-999，中间留有若干空号，除了 3 位数类目表外，还有内容类目表和 4 位数亚目。

疾病名称国际上通用为 ICD-9 码，1990 年 5 月世界卫生大会讨论并通过国际疾病分类的第十次修改本——国际疾病与有关卫生问题的统计分类，简称 ICD-10。它对于死因统计和疾病统计的规则和定义更为明确，编码电略有改变。如编码的第一位数字改为英文字母。鉴于我国刚刚开始使用 ICD-9，ICD-10 的使用计划将推迟。对于 ICD-9 各国差不多都采取相同的态度，即用 ICD-9 原文向 WHO 作死亡统计报告，而为了兼顾临床的需要，都有不同形式的版本和扩充。在我国则建立了 CCD（Chinese classification of disease），它也经过多次修订，并依据解剖病因分两大基准分类。CCD 弥补了 ICD 的检查方法中没有中医诊断名称等缺陷。CCD 系统包括：CCD-D 现代医学诊断名称、CCD-T 传统医学诊断名称，CCD-S 麻醉手术名称，CCD-P 检验、诊断、治疗方法名称等。

为了与 ICD 接轨又编制了 ICD-9-CCD 联合编目系统，它有一个包含万余词条的疾病名称字库表，包括中英文疾病名、ICD-9 码、CCD 码和卫健委病因、死亡统计码。其正文按 CCD 码排列，但附有 ICD-9、中文及英文词条排序的索引，便于对照查询。

药品名称方面，在新的分类编码方案出台以前，多采用国家中医药管理局和医药工业总公司联合制订的医药工业产品词典 Ver-sion 90.00（MPPU901223）。其化学原料药将维生素、生化药品、五官科、皮肤科、麻醉用药、消毒防腐、放射性同位素等用药各成为一大类。共分成 24 个大类 30 三种。化学药品制剂分为抗生素、针剂、片剂、大输液、胶囊 5 大类共 75 种制剂。中成药分成蜜丸、水剂、片剂、针剂等 13 个大类 50 种。其编码方案为 13 位码。

二、医院信息系统通信的相关标准

（一）医疗设备的国际标准通讯协议

医疗设备的国际标准通讯协议（digital imaging and communications in medicine，DICOM），是医学图像的数据通讯都遵循的标准。目前，国外的医疗设备厂商一般都以许可证方式提供符合 DICOM 标准的医疗设备，以解决不同厂商的各种医疗设备的互联问题。由于 DICOM 相当庞大，各厂商的医疗设备遵循的标准基本上只是 DICOM 标准的子集，而且其自定义字段一般都是加密的，不公开。现在广泛使用的标准是 DICOM3.0，它具有以下特点：

1. 广泛适用于网络环境

DICOM 的早期版本只适用于点到点的数据传送，而 DICOM3.0 支持基于 OSI 和 TCP/IP 等通向工业标准的网络环境。从而为远程医疗创造了条件。

2. 规定了医疗设备对数据交换及相关指令做出反应

DICOM 早期版本只局限于数据传送，而 DICOM3.0 利用服务类别（service class）的概念具体规定了有关指令及数据的语义。

3. 定义了规范标准的级别

早期版本只规定了医疗设备遵循 DICOM 规范标准的最低要求。DICOM3.0 则明确描述了为达到特定级别而必需的规范声明（conformance 秒 tate-ment）。

4. 可扩展性

DICOM3.0 支持对新特性的扩展。

5. 引入了广义的信息对象（information object）概念

信息对象不仅包括图形和图像，还包括检查（study）、报告（report）等广义上的各种信息对象。

6. 建立了唯一标识各种信息对象的方法

这对在网络环境下清晰定义信息对象之间的关系具有关键意义。

DICOM3.0 标准的制订使得医学图像及各种数字信息在计算机间的传送有了一个统一的标准。DICOM3.0 同时也是通用 PACS（picture archiving and communications 秒 ystem）系统接收设备数据所遵循的标准协议。PACS 系统作为通用的医疗图像数据的管理系统，涉及不同厂家的各种医疗设备间的通讯，也可能涉及 PACS 系统之间的通讯。事实上，DICOM 通讯接口是 PACS 系统非常重要的功能之一，其作用是解决不同厂商的各种符合 DICOM 标准的医疗设备的通讯问题。随着越来越多的医院对 PACS 系统的认识和应用，大中型医院在购置新的 CT、MR 等医疗设备时，把能否提供符合 DICOM 标准的网关看作一个重要的选购指标。

（二）HL7 标准简介

HL7（health level 秒 even）是基于国际标准化组织（ISO）所公布的网络开放系统互联模型（OSI）第 7 层（应用层）的医学信息交换协议。它自 1987 年第一版诞生以来，发展迅速，1988 年通过 V2.0 版，1994 年出版 V2.2 版。这个版本得到了美国国家标准化协会（ANSI）的认可，并逐渐在北美、欧洲、日本和澳大利亚等一些医院中使用。1996 年又发布了 V2.3 版，而 V3.3 版是一个面向未来的概念化版本。通过这个版本，我们可以看到 HL7 发展及未来变化的方向，其主要功能包括以下内容。

1. HL7 通讯协议汇集了不同厂商用来设计应用软件间接口的标准格式，它允许医疗机构不同的应用系统间进行一些重要资料的沟通。通俗地说，HL7 就像火车轮，医疗信息就像一节节车厢，通过 HL7 这个车轮将医疗机构的一个个信息传递到各个医疗单位、保险单位、其他机构及患者本人手上。

2. HL7 适用于医院内部不同医疗信息系统之间交换病历资料、临床检验结果、财务信息，同时也适用于医院之间、医院与保险公司、医院与上级主管部门之间大量的信息交换需求。HL7 的使命就是为了达成临床上跨平台的应用，支持医疗服务和临床患者护理、管理，提供信息支换，管理和整合的标准，让各医疗信息系统间的信息交换变得更加简单畅通。

3. HL7 正在引起一场深刻的医学信息管理模式的改革，使得医疗服务在更高水平和更大程度上实现医疗信息的自动化，整个医疗环境将发展成一个全球化的虚拟医院。V3.0 版本展现给我们一个全新的、面向未来的医疗信息交换协议。我们应该加快对 HL7 的研究和应用，一方面与国际标准接轨，另一方面加强本地化的工作。尽快建立起中国化的 HL7 标准，以满足自身的需要，并在国际 HL7 发展中占有一席之地。

三、医院信息系统基本功能规范

为加快卫生信息化建设，规范管理，提高医院信息系统软件质量，保护用户利益，卫健委于 1997 年公布了《医院信息系统软件基本功能规范》。它对推动医院计算机应用的健康发展，起到了重要的作用。

为适应新形势的需要，卫健委信息化工作领导小组办公室于 2001 年 3 月着手修订，2002 年 4 月正式发布了新的《医院信息系统基本功能规范》。该规范不仅是对开发厂商的评审标准和依据，同时也是各级医院进行信息化建设的指导性文件，以及用于评估医院信息化建设程度的基本标准。

第四节　医院办公自动化系统

一、办公和办公自动化概述

办公自动化就是借助计算机和网络通信技术来处理公务。它是满足人们需求的一种技术手段，也是一项系统工程。其核心就在于为办公室提供先进的信息处理手段和信息传输手段，以及完备的信息管理手段。近年来，也有人对办公自动化提出了不同的见解。他们认为，现代办公的核心是3C，即 Communication（沟通）、Cooperation（协调）和 Control（控制）。计算机仅仅是在这 3 个环节提供辅助手段。办公实际上是一个管理过程，管理的核心是人，所以办公效率的提高不是靠自动化，而是靠人的主观能动性。因此，他们提出，"办公并不需要自动化，办公也无法自动化"。所谓OA，不应是 Office Automation（办公自动化），而应是 Office Admin-istration（办公管理）。

办公自动化绝不是用机器来代替人的思维，也不只是简单地免除办公中的手工操作。实际上，人类借助这一先进的技术手段，是为了使办公过程更加规范、高效，管理更为严密。办公自动化是社会发展的必然产物，其根本目的是提高办公效率和管理水平，解放生产力。这也是实现办公自动化的意义所在。

从经济角度讲，办公的无纸化似乎可因减少办公用品的消耗而创造经济效益。但是，这并非办公自动化的根本目的。且不说目前尚无计算机网络和终端的建设及维护费用与办公无纸化所节约费用之间翔实可靠的对比资料，而且办公自动化所带来节约的效果在很大程度上也取决于办公人员应用计算机的水平。实际上，应用人员的层次对高新技术能否成功应用有着极其重要的影响。应用成功时，是技术解放了人，反之人就可能变成技术的奴隶。如今，仅就计算机的应用来说，办公人员不仅需要掌握电脑的基本常识和网络的基本知识，并且需要掌握办公软件的使用，还需要具备信息安全方面的知识。如果他们无法尽快掌握新的技能，或者学习使用这一工具的时间比实际使用它的时间还长，提高办公效率就可能变成一句空话。有时为了美观，对字体、格式等反复修改比较，结果可能比平时消耗了更多的时间和材料，这样也就未必能够带来直接的经济效益。

二、医院办公自动化的现状

与发达国家相比，我国办公自动化的发展较为滞后。目前，国内的办公自动化大多停留在使用单机处理文书报表的水平上，仅大、中城市的部分公司、企事业单位、大专院校及政府机关实现了网络化办公。其主要原因是信息产业的发展水平不同。目前在我国，除大、中城市外，大部分地区，特别是欠发达的地区和单位，计算机网络的普及程度还很低，尚不具备网络化办公的条件。并且，管理者的思维方式，以及办公人员计算机的应用水平存在差异。无纸的协同办公方式还未得到普遍认同，传统的办公模式仍有很大的惯性。此外，国内对电子签名缺乏相应的立法，导致电子文本的凭证作用过弱，不足以取代有形文本也是一个重要原因。由此可见，在国内推行办公的网络化还有很长的路要走。

至于业务十分复杂的医院就更是如此。由于医院业务的特殊性，导致其信息化进程，特别是办公自动化进程往往落后于其他行业。目前国内多数医院还处于以财务核算为中心的管理信息系统的建设阶段，部分起步较早的医院已经实施面向医疗的临床信息系统，绝大多数医院均未系统地推行过办公自动化系统。当然，由于医院办公自动化包含的内容很多，特别是随着互联网的飞速发展，不少医院的信息化工作也包括了部门办公自动化的内容：如在医院局部地实施了档案管理、人事管理甚至科研和教学管理，引进了图书管理系统及医学情报检索系统，实现了与互联网的连接等。但就全局而言，目前医院的办公自动化还是分散的、局部的，尚未成为医院信息系统的重要组成部分。从发展的角度来看，办公自动化系统在医院信息系统中的地位仍有上升的趋势。一方面，随着医院信息系统中与财务管理和临床医疗有关的部分日益完善，开发重点自然会向与办公自动化有关的内容倾斜；另一方面，我国已经加入了世界贸易组织，为适应经济全球化的需要，国家正积极推动电子商务和电子政务的实施。这些无疑会加速人

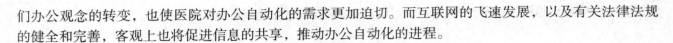

们办公观念的转变，也使医院对办公自动化的需求更加迫切。而互联网的飞速发展，以及有关法律法规的健全和完善，客观上也将促进信息的共享，推动办公自动化的进程。

三、医院办公自动化系统的主要功能

与一般的企、事业单位不同，医院是一个特殊的机构，医院的办公自动化系统除应具备一般办公自动化系统的功能之外，还会有一些特殊的功能需求。通常应包括的功能模块有：公文档案管理、人事信息管理、信息服务和个人事务处理。对于规模较大的医院，特别是医学院校的附属医院，还应包括科研和教学管理。电子会议系统（electronic meeting 秒 ystem）也属于办公自动化的范畴，尽管这一技术也被用于远程医疗系统。此外，图书馆系统和情报检索系统也可以列入办公自动化系统。

（一）公文档案管理

公文处理是办公自动化的核心内容之一，也是办公自动化系统不可缺少的子系统。包括收、发公文的登记和审阅，请示报告的起草、审批、催办、回复和查询，修改、传送和审批过程的追踪等。会议记录也可算作公文处理的一种，包括各种会议的主持人和参加人、会议议程安排、发言和决议摘要以及会议总结等。

与此密切相关的是对各类档案资料的处理，包括对各部门提交的文件档案依其提交部门、主题、类型、日期等进行归类管理。各种公文、资料一旦归档将不允许再行修改，而各部门用户可从终端处查看已归类文档的索引目录，并按其权限直接检索、调阅。

（二）人事信息管理

人事信息管理也是办公自动化系统中的重要组成部分，许多职能部门的工作均牵涉人事信息的管理。譬如人事部门需要掌握本单位在职职工的相关信息，负责有关人事资料的统计分析和汇总上报；党、团组织需要掌握党、团机构和成员，甚至包括费用交纳和使用的相关信息；保卫部门需要掌握出入境人员、外来人口和临时雇佣人员的相关信息，有时还可能负责本单位机动车驾驶员的管理等。

人事信息管理的另一项内容是职工考勤记录和值班安排表，程序能根据职工的考勤记录自动生成考勤表及各种分类资料（如出勤率、在岗率等）。

（三）信息服务

信息服务主要功能是信息发布和信息交流。包括医院新闻发布、科室近期活动安排、会议通知、值班安排通知、医院规章制度查询、医院电话号码查询以及电子公告板系统等。此外，各单位建立的互联网网站本质上也属于信息服务的范畴。

（四）个人事务处理

包括电子邮件系统、私人通讯录和名片系统、出差声明和自动转发系统（可自动给发件人回复"收件人已出差"之类的函件，并依事先的委托，将公文转给指定的代理人处理），以及个人日程安排、待办事项提示、备忘录和私人资料库等。

（五）科研信息管理

科研信息管理对于大型医院，特别是医学院校的附属医院是十分重要的。主要内容包括各种科研基金（国家自然科学基金、卫健委基金、教育部基金、出国回国人员启动基金、地区卫生基金及各类国际交流基金等）的管理、各类科研成果的申报登记以及各科室科研论文记录等，还应当包括与科研相关的统计分析，以及依据发表论文的数量、期刊的影响因子、所获成果的数量和级别等对科研人员的能力进行评估等功能。

（六）教学信息管理

对有教学任务的医学院校附属医院，教学信息管理占有相当重要的地位。教学信息系统应当包括学生管理、教室和课程的安排、网上考试和试题库系统，以及教师代课数量和学生反馈意见和对教师的教学质量进行评估等功能。此外，硕士、博士研究生的管理如研究生的招生、选课、考核、分配以及研究生经费的使用登记等和职工的继续教育管理以及远程教学系统，都可纳入教学信息管理部分。

（七）电子会议系统

实际上这是一种远程通信和视频传输系统，可谓办公自动化的重要进展之一。在许多地方，这种技术也被用于远程医疗系统。它使位于不同地方的人能像面对面那样进行交流，从而避免了交通、住宿等环节的困扰，也节省了大量的时间和金钱，提高了办事的效率。

（八）图书馆系统

图书馆系统也逐步实现办公自动化。典型的图书馆系统包括以下功能：图书、期刊的购买登记，馆藏图书、期刊的查阅、预约、借阅、续借、归还及核销，图书、期刊的库存管理及分项统计。还可以有借阅催还（自动监控借阅状态，并在借期将至时自动给借阅人发送提示邮件）及超期罚款（自动计算超期天数并计算罚款数目）等功能。

（九）情报检索系统

医学情报检索可为医疗、科研和教学提供医学信息支持，受到广大医务工作者的普遍欢迎。情报检索系统可视为图书馆系统的子系统，但也可独立存在。常见的网上医学情报检索有两种方式，一种是借助互联网；另一种是在局域网上检索已出版的各种光盘库，最具代表性的如美国 Silver Platter 公司出版的《美国全科医学文献数据库》（MEDLINE）、中国医学科学院医学信息研究所出版的《中国生物医学文献数据库》（CBMdisc）和中国学术期刊（光盘版）电子杂志社出版的《中国学术期刊（光盘版）全文库》（CAJCD）等。

（十）其他

还有一些应用系统也可以归入办公自动化系统，尽管它们在办公自动化系统中并不占据重要地位。譬如医院用于收集患者意见的问卷调查及统计系统、职工代表大会及工会代表大会议案管理系统、消防器材管理系统等。

总之，医院办公自动化系统的覆盖面较广，牵涉的部门众多。从某种意义上讲，它是处理医院中除财务和医疗信息以外各种信息的管理信息系统的集合。由于它与经济管理为核心的管理信息系统和医疗为核心的临床信息系统之间的联系并不十分紧密，因此，我们既可以将医院办公自动化系统归于管理信息系统的范畴，也可将它看作医院信息系统中独立的一部分。

四、医院办公自动化系统实施的注意事项

前几年国内推行办公自动化系统，却是成功案例不多，失败案例不少。十分重要的原因就是，对办公自动化系统缺乏深入的了解，对环境条件盲目乐观，而对实施中的困难估计不足。因此，我们在正确认识办公自动化系统的同时，也要做好系统评估、人员配备等多方面的准备工作，才能保证系统实施的成功。

（一）系统评估

我们必须认识到，办公自动化系统的实施绝不仅仅是个技术问题，企业文化、有无经济收益以及企业的政策等因素均对它有着重要的影响。曾经有人提出过一个评估企业能否成功运用办公自动化系统的公式。

办公自动化系统的成功运用 = 1 × 技术 + 2 × 企业文化 + 3 × 经济效益 + 4 × 企业政策

等号右侧是影响办公自动化系统可否成功的 4 个主要因素，每个因素均以满分为 10 分计算，且越往右其影响权重越大。我们可以根据企业的实际情况，按上式计算一个分数。分数越高，办公自动化系统成功推行的可能性越大。总分超过 80 分时很可能成功，60 ~ 80 分时可能成功，总分不足 60 分时不易成功。

尽管医院与企业有着很大的不同，但我们仍可借助这个公式对医院能否成功推行办公自动化系统进行粗略评估。现以某医院为例：鉴于现有的办公自动化技术比较成熟，所以技术分给 8 分；医院职工对原有的交流方式很不满意，有加强协作的愿望，所以企业文化分给 6 分；此医院在同行中位居前列，通过实施办公自动化获得经济效益的意念不强，所以经济效益分给 3 分；医院领导之间虽有矛盾，但尚能顾全大局，政策有一定稳定性，所以企业政策分给 6 分。此医院的总分为 1 × 8 + 2 × 6 + 3 × 3 + 4 × 6 = 53。由此可见，目前在该院推行办公自动化系统的时机尚不成熟，项目不易取得成功。

从以上这个例子也可看出，系统能否给医院带来经济上的好处对于医院办公自动化系统的实施有着

重要的影响。但是，与以财务管理为核心的管理信息系统不同，衡量办公系统自动化究竟能给医院带来何种投资回报是一个非常困难的事，因为现在并没一个量化的体系可以对此加以评估。实际上，对于偏重流程控制的办公自动化系统，要确定其定量标准是一个可以列入专题研究的课题。或许，像信息化究竟对提高医院的竞争力有多大的贡献一类的问题，原本就是无法定量的。但是，办公自动化系统能够规范流程、提高效率，进而增加医院的综合实力，增强医院的竞争力也是毋庸置疑的。

（二）一把手原则

与医院信息系统中的其他系统一样，实施医院办公自动化系统也必须遵循"一把手工程"的基本原则，即务必取得医院最高层领导的支持。当然，由于医院办公自动化牵涉众多的职能部门，因此中层干部的协作也很重要。如果能让医院的管理层直接感受到办公自动化带来的便利，将会大大增加系统的推进力度。

（三）人员准备

医院办公自动化系统将直接影响医院管理部门的日常工作，因此，不但需要有具备专业知识的管理人才负责项目的实施，而且需要有足够的专业技术人员确保项目的培训和日常的维护。这也是系统实施的必备条件。

医院可以从一个易于见成效的项目开始，尽量选择既懂技术、又支持革新的职工参与项目实施。要使大家充分认识到办公自动化系统的复杂性和不成熟性，要理解人和系统都是有缺陷和不完美的。重要的是要建立解决问题的机制，而不是一有问题便大惊小怪、怨天尤人。

综上所述，医院办公自动化系统的建设是一项系统工程，只有端正认识，明确目标，详细规划，勇于探索才有可能取得好的效果。办公自动化系统的建设，重在规划，贵在实践，难在管理，关键在领导。

微信扫码
◆临床科研
◆医学前沿
◆临床资讯
◆临床笔记

第四章 医院病案统计的管理

第一节 病案统计管理的组织架构

病案统计室工作人员管理架构图（图4-1）

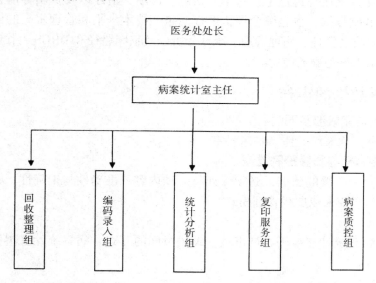

第二节 病案统计的功能定位及管理模式

一、病案统计室的功能定位及作用

（1）病案统计室负责全院住院病案和门急诊死亡病案的收集、整理和保管工作及院内外各种统计数据的提供与上报。主要包括病案的回收、整理、装订、编码、录入、归档、查阅、借阅、复印、报表的集中处理等。

（2）病案管理人员应及时回收出院病案，并注意检查病案的完整性，依序整理装订病案，按号排列后上架存档。

（3）做好疾病诊断和手术名称的分类编码及病案首页信息的审核与矫正，保证信息的准确、完整。

（4）按要求做好病案信息的统计上报工作，为医院各部门提供数据参考。确保各项数据真实、准确。

（5）严格执行病历复印及借阅制度，为临床科室、职能部门、患方、医疗保险机构及公安、检察院、司法机关提供病案信息查询与复印服务。

（6）认真执行病案室安全防护制度，专人负责相应设备管理，做好病案室防盗、防火、防水、防潮管理，保护病案资料的安全。

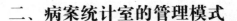

二、病案统计室的管理模式

（1）作为医务处下属的二级科室，在医务处处长的领导下工作。

（2）病案统计室工作相对分为病案管理与统计管理两大块。

（3）为了保证报表及各方数据的准确性，统计管理人员相对固定：病案管理人员实行分科室审核管理＋病案首页诊断与手术操作栏审核又采取相互抽查＋主任的抽查三道关卡，来保证诊断与手术数据的准确无误。

（4）病案首页的审核必须严肃、认真、严格、一丝不苟：首页诊断与手术的审核管理，要求必须详细通读主诉、现病史、手术记录、检查化验报告等重要内容。

第三节 病案首页数据质量控制管理

一、病案首页的重要性

病案首页是病人在整个住院过程中针对个人信息、诊断、治疗以及费用等信息的真实记录，是医院信息系统中最原始的基础数据，也是综合评价医疗质量、技术水平和管理水平的依据。做好病案首页数据质量监控，对医院的质量管理、病种管理、统计分析以及临床路径和 DRGS 工作起到至关重要的作用，能充分反映医院的技术水平与服务能力。

二、病案首页数据的审核

（一）首页的填写与完成涉及部门

信息、财务、医务、病案统计室、临床科室。

（二）首页数据的审核与质量控制管理

首页作为最基础、最一线的数据，必须保证每一项内容的准确性与正确性！必须规范填好每一项。目前我院首页的审核与质控采取层级管理模式。

1. 审核模式

临床医生填写—病案统计室编码人员审核—编码员间的互查－病案统计室主任的抽查－重点病种、重点手术的逐项核查。

2. 反馈与培训模式

编码员发现问题或对科室存在问题书面汇总→科室当事医生反馈（电话／当面）→住院总例会反馈／科室 OA 反馈／科室交班反馈→院三基培训、讲评。

3. 考核模式

纳入科室月度考核、评优评先挂钩。

4. 个人工作量的统计

作为医生临床能力全方位考核的部分重要指标，数据的准确性必须要有保证，病案统计室人员起到审核、监督与把关作用。

三、病案首页数据填写规范及质量控制管理

为了提高住院病案首页数据质量，促进医院精细化、信息化管理，为医院转型发展、绩效改革及未来付费方式改革等提供客观、准确、高质量的数据，提高医疗质量，保障医疗安全。依据《中华人民共和国统计法》《病历书写基本规范》，国家卫健委于 2016 年 6 月份出台了《住院病案首页数据填写规范》《住院病案首页数据质量管理控制指标（2016 版）》两个文件，作为现阶段住院病案首页填写及质量控制的最新、最高规范，也是目前我院关于病案首页填写要求及首页质量控制及考核的唯一准则。

第四节　国际疾病分类（ICD-10）与手术操作分类（ICD-9-CM3）

一、国际疾病分类与手术操作基本编码规则说明

《疾病分类、手术操作分类与代码》经过多年的积淀，已逐步走向成熟。疾病分类是世界卫生组织要求各成员国共同采用的对疾病、损伤和中毒进行编码的标准分类方法，是目前国际上通用的疾病分类方法。疾病分类与手术操作分类编码是卫生信息工作者的重要工具，也是医院管理者必须掌握的核心技能。

《疾病分类与代码》理论上来说仍是一个分类表，为了准确地编码，必须掌握医学术语和充分理解疾病分类和手术操作分类的特点、术语和惯例等知识，正确理解医师书写的诊断及手术和操作，同时将疾病、损伤和操作的口语性描述转化为准确的编码，完成并产生始终统一的有意义统计报告。

疾病分类是根据疾病的病因，解剖部位，临床表现和病理等特性，将疾病进行排列分组，使其成为一个有序的组合。标准化的分类方法是医院间，地区间乃至国际间交流、比较的桥梁，也是卫生管理部门进行数据质量评估的基础。此外、分类编码也有助于医院开展临床路径工作的细化、优势病种的考核以及病种质量控制。国家卫健委对医院部分病种实行临床路径考核就是根据编码检索病种。

标准的疾病分类和手术操作分类也是 DRGs 分组的主要依据。因为在 DRGs 分组中，主要诊断是分组的最基础数据。主要诊断选择的正确与否，直接影响到 DRGs 分组结果，继而对医院绩效评估造成很大影Ⅱ向。同时手术操作分类也会影响到 DRGs 分组。

（一）国际疾病分类基础知识介绍

1. 疾病编码有类目、业目和细目之分

在医、教、研和管理工作的检索中有的病种或手术需要根据类目检索，有的病种或手术需要根据亚目或者细目检索，我们检索人员就必须搞清楚：疾病分类与手术操作分类的规则：

（1）类目：指三位数编码，包括一个字母和两位数字。

例如：K51　溃疡性结肠炎。

（2）亚目：指四位数编码，包括一个字母、三位数字和一个小数点。

例如：K51.0　溃疡性全结肠炎。

（3）细目：指六位数编码，包括一个字母，五位数字和一个小数点。

例如：K51.001　溃疡性全结肠炎，轻度。

　　　　K51.002　溃疡性全结肠炎，中度。

　　　　K51.003　溃疡性全结肠炎，重度。

　　　　K51.004　溃疡性小肠结肠炎。

　　　　K51.005　溃疡性回肠结肠炎。

细目的特异性更强，基本上符合一病一码的要求。为了适应病种分析、临床路径以及 DRGS 工作以及医院数据工作质量评估，卫健委信息中心要求疾病分类工作必须做到细码分类。

2. 形态学编码

形态学编码是说明肿瘤的组织来源和动态的编码，用 M 加五位数字表示。无论是良性肿瘤还是恶性肿瘤，除了肿瘤编码外还必须有形态学编码。没有形态学编码的新生物，将不被认为是肿瘤，不分类到肿瘤章。主要诊断是 C00-D48 的编码范围必须同时编一个肿瘤形态学编码。

例如：肺上叶恶性肿瘤，编码为 C34.101；M80000/3

3. 损伤与中毒外因分类

损伤与中毒外因分类是指造成损伤的原因或中毒的原因及物质。是损伤或中毒患者必须有外因编码。主要诊断是 SOO-T98 的损伤中毒范围必须同时编一个 V01-Y98 的损伤外因编码。

例如：胫腓骨下端骨折是由于骑自行车摔伤，编码为 S82.301；V19.300。

金银花中毒编码为 T37.901；X49.901488。

4. 疾病分类中合并编码

当两个疾病诊断或者一个疾病诊断伴有相关的临床表现被分配到一个编码时，这个编码称之为合并编码。只要有合并编码时要选择合并编码。

例如：十二指肠球部溃疡伴幽门不全梗阻，编码为 K31.800D，不能分别编码十二指肠球部溃疡、幽门不全梗阻。

胆管结石伴胆管炎，编码为 K80.300，不能分别编码胆管结石、胆管炎。

高血压性肾病伴有肾衰竭，编码为 I13.100，不能分别编码高血压性肾病，肾衰竭。

5. 双重分类（星剑号分类系统）

双重分类指星号和剑号编码，剑号表明疾病的原因，星号表明疾病的临床表现。

例如：结核性乳突炎，用 A18.0＋表示疾病由结核杆菌引起，用 H75.0* 表明疾病的临床表现为乳突炎。

星剑号分类规则：星号编码是选择性使用的附加编码，剑号编码是明确的病因编码，因此要严格选择剑号编码为统计编码。

6. 主要诊断选择原则

住院病人情况很复杂，有因疾病就医，也有因创伤或中毒就医，也有因康复性治疗或疑症而住院观察等等。总体而言，不管到医院求治者是否存在病理上或精神上的损害，凡医院向其提供了服务，它将被视为病人。而每一个病人出院都应该得到至少一个的诊断，即使是无病也有一个诊断。对于有多个疾病诊断的病人，就需要正确选择一个主要诊断。

（1）总则：主要诊断一般应该是：指本次医疗过程中对身体健康危害最大，花费医疗精力最多，住院时间最长的疾病诊断。

（2）对于复杂情况的主要诊断的选择：如果病因诊断能够包括一般的临床表现，则选择病因诊断；如果出现的临床症状不是病因的通常表现，而是某种严重的后果或疾病发展的某个阶段，那么要选择这个重要的临床表现为主要诊断。这里所涉及的临床表现不是指疾病的终末期情况，既呼吸循环衰竭之类情况不能作为主要诊断。

例 1：冠状动脉粥样硬化性心脏病，急性膈面心肌梗死，主要诊断应选择急性膈面心肌梗死。

例 2：糖尿病，糖尿病性酮症酸中毒，主要诊断应选择糖尿病性酮症酸中毒。

例 3：老年性慢性支气管炎，支气管哮喘，肺心病，主要诊断应选择肺心病。

（3）既有治疗又存在未治疗情况的疾病：一般选择已治疗的疾病为主要诊断，需要指出的是，治疗并未限定为治愈或有效，当一个医疗事件中重要疾病多方治疗无效，而伴随疾病或并发症治愈或有效，仍应选择重要疾病作为主要诊断。

例 1：急性胃肠炎（已治疗），高血压性心脏病（未治疗），主要诊断选择急性胃肠炎。

例 2：肺恶性肿瘤（未愈），咳嗽（治愈），主要诊断是肺恶性肿瘤。

（4）待查患者：患者由于某些症状或体征或异常检查结果而住院，治疗结束时仍未能确诊，那么症状、体征或检查异常可作为主要诊断。

例如：发热，血红蛋白尿；当症状、体征和实验室异常所见的病因明确时，只能作为附加编码，例如：尿潴留，前列腺增生，主要诊断应选择前列腺增生。蛋白尿—慢性膜性肾小球肾炎，应选择慢性膜性肾小球；当有对比诊断后的临床症状时，优先选择临床症状作为主要诊断，对比的诊断作为附加编码。例如：结肠憩室炎？溃疡性结肠炎？缺铁性贫血，应选择缺铁性贫血为主要诊断。

7. 因怀疑诊断住院

在出院时仍没有确诊，怀疑诊断要按肯定诊断编码，而且可以作为主要诊断编码。而经检查后排除的可能情况要分类到 Z03.（对可疑疾病和情况的医疗观察与评价）。

例 1：当患者出院时只有一个怀疑诊断，可疑诊断可以作为主要诊断，病毒性肝炎（待排）疾病编码可选择病毒性肝炎 B19.900。某一个症状或体征后跟随一个或多个怀疑诊断，只编码症状，怀疑诊断可视情况编码或不予编码，例如：厌食：肝炎？只需编码厌食。

例 2：可疑肺癌（已排除），可选择编码可疑恶性肿瘤的观察 Z03.100。

8. 慢性疾病的急性发作原则上是按急性编码

例1：慢性阑尾炎急性发作按急性阑尾炎编码。

例2：老慢支急性感染，支气管哮喘，肺心病，选择：老慢支急性感染为主要诊断。

9. 晚期效应（后遗症）

晚期效应是指疾病本身不复存在，但残存着某些影响身体情况的症状或体征，在ICD-10中，各个后遗症的类目都有定义说明，基本上可以归纳为两点：

例1：后遗症的类目是用来指出不复存在的情况，是当前正在治疗或调查的问题的起因，编码就不再强调那个不复存在的情况，而优先编码后遗症的表现。例如：脑梗死后语言困难要以语言困难为主要编码，脑梗死可以作为附加编码。

例2：当后遗症表现没有指出，又不能获得进一步的说明时，后遗症可以作为主要编码。例如：脊髓灰质炎后遗症，因为是唯一编码，也就是主要编码。

10. 损伤情况主要编码的选择

（1）多处损伤：如果明确轻重的或者能够判定一个对健康（或生命）的危害性最为严重的诊断，则这个诊断为主要编码：多处损伤不能进一步明确轻重时，应以综合编码为主要编码。有合并编码尽量使用合并编码。但一般情况下不用T07未特指的多处损伤编码，除非特指情况不明。

（2）当同一部位有严重损伤时，其浅表性擦伤和挫伤可以不编码。

11. 妊娠、分娩和产褥期主要编码的选择

（1）妊娠、分娩和产褥期主要编码的选择是对并发症情况的选择，也就是影响妊娠、分娩和产褥期处理的最主要并发症。

（2）当产科病人进行某种操作，如剖宫产、产钳分娩，此时如果指明操作原因，多以此原因（或疾病）作为主要编码，而操作可按手术分类规则进行编码。

12. 恶性肿瘤主要编码选择

原发肿瘤或伴有转移，如系首次就医，选择原发肿瘤为主要诊断，否则按治疗情况选择。当恶性肿瘤进行外科手术切除，（包括原发性、继发性、并做术前、术后放、化疗时）以恶性肿瘤作为主要诊断。

13. 主要诊断与主要手术相一致的原则

一般情况下，有手术治疗的患者的主要诊断要与主要手术治疗的疾病相一致，例如：胆囊切除术－胆囊结石伴慢性胆囊炎，房间隔缺损修补术－先天性房间隔缺损。

14. 并发症的选择

（1）急诊手术后出现的并发症，应视具体情况根据原则选择主要诊断。例如：急性化脓性阑尾炎伴穿孔，阑尾切除术后发生急性前壁心肌梗死，进行PCI治疗，出院时主要诊断应选择急性前壁心肌梗死，其他诊断为急性化脓性阑尾炎伴穿孔。

（2）择期手术后出现的并发症，应作为其他诊断填写。例如：胆囊结石伴慢性胆囊炎，行腹腔镜下胆囊切除术后发生心肌梗死，进行PCI治疗，出院时主要诊断应选择胆囊结石伴胆囊炎，其他诊断为急性心肌梗死。

（3）择期手术前出现的并发症，应视具体情况选择主要诊断。例如：胆囊炎伴胆囊结石，准备进行胆囊切除术，术前发生急性前壁心肌梗死，进行PCI治疗，出院时主要诊断选择急性前壁心肌梗死，其他诊断为胆囊炎伴胆囊结石。

15. 患者从留观室、门诊入院主要诊断的选择

（1）从急诊留观室入院：当患者因某一医疗问题被留观，并随即因此入院，主要诊断是导致患者留观的医疗问题。

例如：上消化道出血，食管静脉破裂，选择食管静脉破裂出血。

（2）从门诊手术后观察室入院：当患者门诊手术后，在观察室监测到某种情况（或并发症）继而入院，应根据主要诊断定义填写主要诊断。例如：拔牙术——可疑心肌梗死观察，Z03.401，如观察情况真正发生了，则以明确发生疾病诊断为主要诊断。

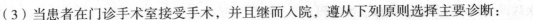

（3）当患者在门诊手术室接受手术，并且继而入院，遵从下列原则选择主要诊断：

如果有并发症选择并发症为主要疾病。例如：锁骨上淋巴结活检——术后出血，选择手术后出血为主要诊断。

如果无并发症或其他问题选择门诊手术的原因为主要诊断。例如：颈部淋巴结活检——颈部淋巴结继发恶性肿瘤，选择颈部淋巴结继发恶性肿瘤为主要诊断。

如果住院原因与门诊手术无关的，这个另外原因为主要诊断。

例如：痔切除——胆囊结石伴急性胆囊炎，选择胆囊结石伴急性胆囊炎为主要诊断。

16. 有关疼痛、康复科主要诊断的选择

遵循主要诊断选择原则：即确定患者本次住院就医主要原因的疾病。例如：疼痛科可选择与疼痛相关的诊断，而不是用椎间盘脱出导致疼痛的原发性疾病为主要诊断。

康复科可以首选康复所治疗的后遗症为主要诊断。

总之，疾病诊断的填写顺序或主要诊断的选择一般是：主要治疗疾病在前，未治疗疾病及陈旧性情况在后，本科疾病在前，他科疾病在后，病因诊断在前，并发症在后。

17. 其他诊断定义

（1）其他诊断：住院时并存的，后来发生的，或是影响所接受的治疗和住院时间的情况。其他诊断包括并发症和伴随症。填写其他诊断时，应先填写并发症再填写伴随症。

（2）并发症是指与主要疾病存在因果关系，主要疾病直接引起的病症。

（3）伴随症是指与主要疾病和并发症非直接相关的另外一种疾病，但对本次医疗过程有一定影响。

当住院是为了治疗手术和其他治疗的并发症时，该并发症作为主要诊断。

18. 关于尾码"00"

"00"是一个创新，实际上是国际疾病分类亚目表的一个延伸。疾病分类与代码的存在使所有的疾病细化成为可能。"00"编码基本上采用了原国际疾病分类亚目的名称。如果医院需要对疾病进行细化和质量控制，可以在"00"尾码后编制内码。

（二）疾病分类中经常出现的

1. 一般疾病在前，严重疾病在后

例如：急性胃肠炎，胃恶性肿瘤，冠心病，急性心肌梗死。

2. 未特指情况在前，特指情况在后

上消化道出血，食管静脉曲张伴出血。

3. 有关肿物或肿块或占位性病变

根据分类原则要以明确诊断为主要诊断，肾上腺肿物（肾上腺嗜铬细胞瘤）应分类编码肾上腺嗜铬细胞瘤。

4. 住院期间医师已经明确诊断

就应该以疾病诊断为主要诊断，不能以症状、体征或检查异常为主要诊断。例如：腹腔内出血已明确是输卵管妊娠破裂应以输卵管妊娠破裂为主要诊断；异位妊娠明确是输卵管妊娠应以输卵管妊娠为主要诊断。

5. 流产应编码到具体的细码

例如：早期人工流产，中期人工流产，过期流产，先兆流产等。

6. 产科的情况

应以产妇分娩时的主要情况为主要诊断，如是剖宫产的产妇应以她的剖宫产手术指征为主要诊断。例如：正常分娩、头位顺产、梗阻性分娩、脐带绕颈、妊娠合并巨大儿、胎膜早破以及妊娠合并症等，不应以妊娠状态、确认妊娠、单胎活产等以Z编码打头的编码为主要诊断。

7. 肺部阴影

临床已明确肺恶性肿瘤应以肺恶性肿瘤为主要诊断。

8. 肠恶性肿瘤要具体分类到升结肠、横结肠、降结肠、乙状结肠、直肠、盲肠等。胃恶性肿瘤分类要具体分类到胃窦、贲门、幽门等。

9. 尽量不用 Z 打头的与保健机构接触的编码为主要诊断

例如：胃癌术后状态，实际上是病人来做化疗，应以恶性肿瘤术后化疗为主要诊断。

乳房恶性肿瘤个人史，实际上病人是来复查的，应以手术后随诊检查为主要编码。

死亡病人的出院诊断不能以 Z 编码为主要诊断。

（三）手术操作分类介绍

手术操作分类与疾病分类同样是医院管理、医疗科研和医院统计的一个重要方面。早期的手术定义局限为：在手术室进行的、采用麻醉方式和利用手术刀的外科操作，手术分类的内容也仅限于这样的手术名称范围。随着医学科学和现代工业的发展，新的医疗器械层出不穷，从而演绎出医疗操作分类这个术语。现在的手术操作分类这样的名称是将早期的手术和后来的医疗操作合并统称为手术操作分类。

1. 手术操作分类定义：对病人直接实施的诊断性和治疗性操作，包括传统意义的外科手术，内科非手术性诊断和治疗性操作及少量对标本诊断性操作的分类。

2. 手术操作分类的目的：是根据手术操作分类的原则，将医师对同一手术的不同称谓进行标化，翻译成标准的编码，可用于统计、数据交流与数据评估。

3. 手术分类编码的要求：必须填写正确、完整、齐全、不得遗漏。如果有合并编码的手术名称必须选择合并编码。

例如：白内障超声乳化吸出十人工晶体植入术，全胃切除食管十二指肠吻合术。

4. 手术操作名称与编码的关系

手术操作名称的各个组成成分都有可能影响到编码，因此完整、准确的名称对于编码的准确性起到关键的作用。

手术名称的主要构成成分如下：（范围）部位＋术式＋入路＋疾病性质。例如：

阑尾切除术（范围）部位＋术式。

垂体腺瘤切除术，经额（范围）部位＋术式＋入路＋疾病性质。

肛门瘘切除术（范围）部位＋术式＋疾病性质。

5. 主、次手术选择原则：手术操作分类与疾病分类一样，同样有主要手术或操作与次要手术或操作之分，既有主要编码与次要编码。编码人员对主要情况的选择，要根据医师对主要操作的记录及病案中的手术记录，确定手术操作分类的主要编码与次要编码。

6. 手术分类中强调：通常不必指出疾病的性质，强调的是手术的部位和手术方式（例如：胃溃疡切除、胃肿瘤切除编码都是胃病损切除术 43.4202）。

7. 主要手术选择原则

（1）主要手术或手术操作：是指在本次医疗过程中，医疗资源消耗最多的手术或操作，它的医疗风险、难度一般也高于本次医疗事件中的其他手术或操作，通常与主要疾病诊断相关。

（2）选择主要手术或主要操作时，只重规则，不考虑它与出院的科别的关系。

（3）在手术与操作之间，主要编码一般是选择与主要疾病相关的手术作为主要编码；在治疗与检查之间，一般要采用治疗作为主要编码。

（4）对于仅有操作的选择原则：患者在住院期间进行多个操作，填写的顺序是：治疗性操作优先，首先填写与主要诊断相对应的治疗性操作（特别是有创的治疗性操作）；依日期顺序逐一填写其他的治疗性操作。

8. 手术分类中常出现的问题

（1）手术操作分类时一定要严格参照主要手术的选择原则，选择手术风险大的、费用高也即手术级别高的为主要手术。

（2）手术操作分类中有合并编码的手术名称，必须选择合并编码，不能分别编码。

（3）主要手术分类选择时，手术与操作之间选择手术作为主要编码，在治疗与检查之间选择治疗为主要编码，而不是根据日期先后顺序填写。

（4）在手术分类同时要参照医师的手术记录，不要漏填其他手术及手术编码。

第五节 病案信息的价值及综合利用

病案是疾病发生发展的重要信息资源，每份病案都是临床实践的经验总结，它是医院的宝贵财富，是医疗、教学和科研工作不可缺少的原始资料，也是评价和衡量医院技术管理水平和医疗质量的重要依据。随着医疗科学技术的不断发展，病案管理的作用也越来越被医院管理层所重视。

病案信息的综合利用是伴随着病案的价值发掘而产生的，二者是相辅相成、不可分割的。因此，目前病案的信息开发也是医院信息部门重要的职责之一。病案首页的横向及纵向利用，致使首页的重要性越发日益凸现，伴随使用者的功能需求不断升华，首页的信息开发达到了目前的高峰。

首页信息的价值作用主要体现在以下几大方面：

1. 患者方面：住院全部过程的高度浓缩与精华。

2. 医院管理方面：作为医院向外展示的一个重要窗口，首页体现的是一家医院的医政管理水平、医疗水平、医疗质量等重要信息。

3. 平台作用：数据上传、采集的唯一平台，包括院内及院外：

上级部门数据统计、院内外绩效考核：结构转型评价、单病种、临床路径、重点学科评估、临床发展能力、等级评审、质量监控、流行病学统计等等。

4. 媒介作用：添加病历内无法采集的项目如：非计划手术、抢救、自体输血、急诊溶栓、植入物提醒……（首页上做加法）。

5. Drgs 方面：首页数据是实行 Drgs 的唯一的重要的基础数据，诊断手术的正确与否直接决定着 Drgs 的结果，直接决定着医院的经济命脉。

6. 循证方面的作用：是医教研、公检法、保险、报销、工伤鉴定……必须提供的基础资料。

7. 首页数据与质量控制的督查保证：卫健委信息统计中心的每年一次大检查：市病历质控中心的每年两次的首页质控检查，分别从首页的完整性、规范性、信息逻辑性、内涵性等多方面进行督查与监管。

微信扫码
◆临床科研
◆医学前沿
◆临床资讯
◆临床笔记

第五章 医院人力资源管理

医院人力资源是医院发展中最重要、最富有活力的资源，医院服务质量的高低直接取决于医院各类人员的专业知识和技能水平。只有拥有一批掌握医药科学知识与技能和创新能力的专业技术人员和管理人员，合理配置并充分开发和利用，才能提高医院服务质量并在竞争中赢得胜利。因此，加强医院人力资源管理是医院服务管理的首要任务。

第一节 概　述

一、医院人力资源管理的概念

（一）资源、人力资源和医院人力资源

1. 资源和人力资源

"资源"一词原意为"资财的来源"，作为经济学术语，泛指社会财富的源泉，即为了创造财富而投入生产活动的一切要素，包括人力、物力、财力、信息和时间等。

人力资源是指一定社会区域内的人口总体所具有的劳动能力的总和，具体来说，就是指能够作为生产要素投入经济活动中，可以利用并能够推动社会和经济发展的具有智力和体力劳动能力的人口的总称。从数量上，是指一个国家（地区）或组织拥有的有劳动能力的人口的数量；从质量上，是指一国（地区）或组织拥有劳动能力的人口的身体素质、文化素质、思想道德素质以及专业劳动技能水平的统一。

2. 医院人力资源及其特征

医院人力资源，是指医院中直接或间接从事医疗服务工作，拥有一定的学历和技术职称，具有某一方面专长的专业技术人员、管理人员和后勤人员。医院人力资源作为医院服务工作中最活跃、最具能动作用、最主要的要素，与其他要素相比，具有以下特征：

（1）能动性：医院人力资源具有主观能动性，其能够根据外部的可能性和自身的条件、愿望，有目的地确定自己的职业方向，并根据这一方向，通过积极地学习和教育活动增长知识和能力，并能够有意识地利用外部资源实现为患者健康服务的目标。

（2）时效性：医院人力资源的形成、开发和利用都受到时间的限制。从个体看，作为医院人力资源的自然人，从事劳动的自然时间被限定在其生命周期的中间部分，且不同年龄段（青年、壮年、老年）的人，劳动能力亦不相同；从社会角度看，医院人力资源不能长期储存而不用，否则，就会荒废、退化，失去其价值和使用价值。因此，医院人力资源管理必须使医院人力资源保持动态平衡。

（3）两重性：医院人力资源既是投入的产出，又是创造效益的关键。比较而言，医院人力资源投入的成本很高，利用的条件也较高，但其所创造的社会效益和经济效益也非常高，具有极高的增值性。从医院发展角度而言，必须重视医院人力资源的投入与开发。

（4）再生性：一方面，一代代医院人力资源相互接续和交替，使医院人力资源得以延续；另一方面，每一个医院服务人员在工作中消耗的体力与脑力也会恢复与再生，医院人力资源的能力和水平就是在不断使用过程中逐步提高的。

（5）连续性：医院人力资源的开发过程具有连续性，只有不断地、持续地开发医院服务人力资源，使之持续地增值，才能不断改进和提高医院服务质量和水平。

（6）密集性：包括劳动力密集和知识密集两方面。一方面，医院中为患者提供服务的是一个人力群体，有很多人同时为一位病人服务；另一方面，医院服务人员都拥有高学历，掌握专业知识，体现了知识密集型的特征。这就要求医院服务管理者有更加高效的管理方法和领导艺术。

（二）人力资源管理和医院人力资源管理

1. 人力资源管理

人力资源管理是指组织运用各种科学方法对员工进行有效管理和使用的思想和行为，即通过对组织的人力资源进行合理的培训、组织与调配，对人力、物力、财力等要素经常保持最佳配置，并对员工的思想、心理和行为进行恰当的诱导、调整和协调，充分发挥和调动人的主观能动性、积极性和创造性，达到人尽其才，才尽其用，事得其人，人事相宜，以实现组织目标。宏观上，是指一个国家或地区总体的人力资源开发与管理，包括人力资源形成及前期的人口规划、教育规划、职业定向指导、职业技术教育培训、人力资源的部门与地区间配置、就业与调配、流动管理、劳动保护管理、劳动保险及社会保障管理等；微观上，是指企业、事业单位等组织的人力资源的开发与管理，包括人力资源的规划、人力资源的开发、工作分析、对人员的配置、绩效管理与测评、激励和利用等。

2. 医院人力资源管理

医院人力资源管理，是指医院对医院人力资源进行合理配置和计划、组织、控制，使医院人力资源的潜能都能得到开发和利用，不断提高工作效率，以最大限度地满足患者对医院服务的客观需要和保证医院的可持续发展。

二、医院人力资源管理的内容和任务

医院人力资源管理的具体内容和工作任务主要有以下几个方面：

（一）制订医院人力资源规划

通过对医院人力资源的现状评估和未来供给和需求的预测，制订医院服务人力资源开发与管理的政策与措施，保证医院人力资源管理活动与医院的发展战略方向保持一致。

（二）岗位设置与工作分析

根据医院服务工作的要求，设置相应的岗位，并对各个岗位进行考察和分析，确定各个岗位的职责和权限范围、工作内容与要求、任职人员的资格要求和权利等。

（三）合理配置人员

根据医院服务工作岗位的要求，招聘、选拔、调配、聘用一定数量和质量的人员，充实到医院服务各工作岗位之中。

（四）人力资源开发

通过各种方式和途径，有计划地加强对现有医院服务人员的培训，不断提高其专业知识与技能水平，进一步挖掘其潜能。

（五）绩效测评与激励

对每一位员工的工作表现和工作成果进行定期测评，及时做出信息反馈，根据绩效测评的结果奖优罚劣，提高和改善医院服务人员的工作效率和质量。

（六）薪酬福利与劳动安全保障

根据员工工作绩效的高低和优劣，给予不同的报酬和奖励，同时采取措施保障医院服务人员的安全和健康，减少和预防事故与职业性危害的发生。

（七）促进员工个人职业发展

鼓励、关心员工的个人发展，帮助其制订个人发展计划，并与医院发展计划相协调，使其个人的价值与追求得以实现，激发其工作的积极性和创造性。

上述内容与任务相互衔接与配合，构成医院人力资源管理工作的全过程，见图5-1。

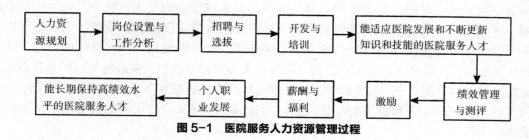

图 5-1　医院服务人力资源管理过程

三、医院人力资源管理的特征

（一）综合性与专业性

人力资源管理综合性很强，涉及哲学、社会学、经济学、管理学、心理学、行为科学等多学科的理论与方法，须全方面考虑政治、经济、社会、文化、心理多种外部因素和内部员工素质、设施条件、规章制度等多种因素。而医院人力资源管理还需要掌握和运用医药科学的知识与方法，遵循其规律，结合其特点，才能做好医院人力资源开发与管理工作。

（二）继承性与创新性

医院人力资源管理的理论与实践，首先要继承人类历史上优秀的管理理论成果，如人力资源管理的哲学思想、西方科学管理思想和现代管理思想等，同时，更需结合医院服务和医院人力资源的特点在医院人力资源管理的实践中，在政策、组织机制和激励机制等方面不断创新，探寻适合于医院人力资源开发与管理的理论与方法，提高医院人力资源管理的水平。

（三）全面性与重点性

医院人力资源管理覆盖医院人力资源活动的各个方面和阶段，并且关注每一位员工的成长，发挥每一位员工的最大效能；在此基础上，医院人力资源管理应根据医院服务工作的特点和需要，医院人力资源管理的重点环节包括岗位设置与人员配备、绩效管理与测评、人员的开发与利用等，并关注高层次的技术人才和管理人员的成长，以带动医院工作的全面提升和医院服务质量的提高。

四、医院人力资源管理的基本原理

经过长期的人力资源开发与管理实践，逐步形成了人力资源开发与管理的基本原理，其也同样适用于医院人力资源管理，对医院人力资源管理的制度建设和实践活动具有指导意义，主要有以下几个方面：

（一）分类管理原理

分类是管理活动的基础，如分类不准确，管理活动的目标难以实现。按照不同的标准，人力资源管理可以有不同的分类。医院服务人力资源管理，可以依据管理对象和管理岗位的不同特点与需要，建立管理人员、专业技术人员、工勤人员不同的分类管理体制。

（二）系统优化原理

系统优化原理是指人力资源系统经过组织、协调、运行、控制，使系统的整体功能必须大于系统内多要素功能的代数和，即有 $1 + 1 > 2$ 的效果。而系统内各要素必须和谐合作，使整体能力达到最强。医院人力资源管理应遵循此原理，重视整体效应，建立良好的内部结构，使医院人力资源效能得到最大限度发挥。

（三）能级对应原理

能级对应原理是指在人力资源开发与管理中，应根据人的能力安排与之相匹配的工作岗位与职位，使人尽其才。由于医院服务工作的职能和工作岗位难易程度不同，责任大小不一，所需资格条件存在差异，而医院服务人员的知识与技能水平有高低之分，因此，必须坚持能级对应的原则，将医院人力资源和工作岗位需求科学合理地结合起来，实现人适其职，事得其人，人事相宜。

（四）反馈控制原理

在人力资源开发与管理过程中，各个环节、要素或变量形成前后相接、因果相关的反馈回路，其中任何一个环节、要素或变量的变化都会引起其他环节、要素或变量的变化，最终又会反作用于该环节、要素或变量，使之进一步变化，即反馈控制原理。反馈控制分为正反馈和负反馈，正反馈是指一个反馈环中任意一个变量的变化最终导致该变量原变化趋势加强，负反馈是指一个反馈环中任意一个变量的变化最终导致该变量原变化趋势减弱并渐趋稳定。以医院人力资源培训与医院经济效益的正反馈关系为例，如果一个医院注重人力资源开发，大力投资员工培训，就会提高医院服务人员的素质与知识、技能水平，提高医院服务能力与治疗，进而医院的经济效益也会提高，最终又会有更多的资金用于员工的人力资源开发，形成良性循环。

（五）互补增值原理

医院人力资源系统中的个体存在多样性、差异性，每一个个体都有自身的长处和不足，互补增值原理的核心就是在用人所长的基础上，发挥每个个体的优势，扬长避短，尽可能使医院人力资源在知识与技能、年龄与性别、气质与个性等多方面形成互补，发挥出最佳的群体效能。

（六）弹性冗余原理

弹性冗余原理是指在人力资源开发与管理过程中必须留有余地，保持弹性，不能使人员超负荷和带病工作。但需要注意"冗余"要有一个"度"，超过这个"度"，弹性已失去意义。医院服务工作对人员的身心消耗极大，其劳动强度、劳动时间、劳动定额都要有一定的"度"。任何超过这种"度"的管理，都会使员工心力交瘁、疲惫不堪、精神萎靡，造成医院服务人力资源的巨大损失。

（七）激励强化原理

激励强化原理就是通过科学的方式和手段，激发人们的内在潜力，充分调动人员积极性和创造性，使之自觉地为实现目标而努力。激励的动力包括物质动力、精神动力和信息动力，但须注意，激励应以表扬等正面激励为主，批评等负面激励为辅；以精神激励为主，物质激励为辅；以远期激励为主，近期激励为辅。

（八）竞争强化原理

竞争强化原理是指通过各种有组织的非对抗性的良性竞争，培养和激发人们的进取心、毅力和创新精神，使之全面施展才华，达到为组织发展做出更大贡献的目的。但竞争必须坚持公开、公平，使用合法的竞争手段，以组织发展作为重要目标，竞争结果应予体现，真正建立起能者上庸者下的用人机制。

（九）文化凝聚原理

人力资源开发与管理的一个重要任务是提高组织的凝聚力，吸引人才并留住人才，增强组织竞争力。组织凝聚力首先是物质条件，如工资、奖金、福利、待遇等，是组织凝聚力的基础，没有这些就无法满足员工的生存、安全等物质需要；而精神条件，如组织目标、组织道德、组织精神、组织风气、组织哲学、组织制度、组织形象等，却是组织凝聚力的根本，缺少了它们就无法满足员工社交、尊重、自我实现、超越自我等精神需要。即一个组织的凝聚力，归根结底不是取决于外在的物质条件，而是取决于内在的共同价值观。建立良好的医院服务人员群体价值观，建设优良的医院文化来凝聚员工，医院人力资源开发与管理会取得事半功倍的高效益。

第二节　医院人力资源规划和人员招聘

一、医院人力资源规划

（一）医院人力资源规划概念

医院服务人力资源规划是指医院为实现医院服务的社会目标和经济目标，根据医院现有医院服务人力资源状况及未来医院发展对人力资源需求的预测，制订医院服务人力资源的配备计划，确保未来医院人力资源需求的一系列活动，包括医院人力资源需求和供给预测，人力资源计划的制订、实施和效果的评估几个阶段。

医院人力资源规划是医院整体规划的重要组成部分，是医院人力资源管理活动的起点和人力资源其他管理活动的依据，直接影响着医院人力资源管理的水平与效率，其核心就是不断满足医院服务对人才的需要，并实现医院服务人力资源的最佳配置，确保医院人力资源管理有序地开展。

按照不同的标准，可以将医院人力资源规划划分为不同的类型，按时间跨度，分为短期（年度）、中期（5年）和长期（10年）三种；按内容不同，分为总体规划和具体规划，总体规划是指在计划期内医院人力资源发展的总目标，具体计划是总体规划的分解，包括职务计划、人员配置计划、人员供给计划、教育培训计划、职务发展计划和工作激励计划等。

（二）医院人力资源规划的内容

医院人力资源规划，是医院人力资源各项具体管理活动的依据，主要包括以下几个方面的内容：

1. 制订规划的指导思想，即医院人力资源发展的基本思路与发展目标。

2. 医院人力资源现状分析，即医院现有医院人力资源拥有量及其结构等基本数据。

3. 人力资源补充和配备计划，即医院不同科室所需人力资源的数据及招聘、选拔、流动的计划。

4. 人力资源培养及结构调整计划，即全员培训及重点培训计划、学科带头人的培养计划以及各层次人才比例及各专业人才比例的调整目标及具体步骤、方法等。

5. 绩效测评与薪酬激励计划，即医院服务人力资源的绩效管理与测评的目标与方法、薪酬管理和激励计划等。

6. 员工职业发展计划，即员工职业成长和发展计划。

（三）医院服务人力资源规划的制订原则

1. 科学预测

医院人力资源规划应以科学预测为前提，保证规划符合医院实际。

2. 动态平衡

医院工作总在不断发展和变化，其所处的环境也在不断发展变化，人才规划应根据实际情况及时进行调整以保证人力资源平衡发展。

3. 全面协调

医院人力资源规划必须与医院发展的总体规划协调与衔接，统筹兼顾的同时，突出重点（包括重点科室、重点专业、重点培养对象），保证医院人力资源规划的准确性和有效性。

4. 共同发展

医院人力资源规划要使医院及其员工共同发展，在医院获得发展的同时，员工个人自我价值也能够实现。

二、医院人员的招聘与选拔

（一）人员招聘的概念

医院服务人员的招聘与选拔是医院服务人力资源扩展的主要途径，是指根据医院服务工作需要和人力资源规划确定的所需人力资源的数量和质量要求，按照一定程序吸收人力资源的过程。

人员招聘一般包括招募、选拔、录用、评估4个阶段。招募是招聘的前期准备工作，是指医院为了吸引更多的人前来应聘而进行的活动，主要包括招聘计划的制订、招聘信息的发布、应聘者提出申请等活动；选拔是员工招聘的中心环节，是医院通过资格审查、初选、面试、笔试等考核手段，从应聘者中选拔出与待聘职位最合适的人选；录用是员工招聘的结果，是指医院根据人力资源规划，合理配置新吸收的人力资源，力求做到"人事和谐"，包括员工的初始安置、试用、正式录用等；招聘评估，则是医院人力资源管理部门协同上级主管部门对整个员工招聘活动的效益进行评估，包括招聘计划的完成情况、招聘的成本核算等。

通过对医院人员的招聘，可以满足医院服务扩大规模、改进技术、引进设备等多方面发展的要求，加速医院服务人力资源合理流动，优化人力资源的配置，激发其潜能，提高医院的社会效益和经济效益，进而扩大医院的社会影响，使医院在激烈的竞争中立于不败之地。

（二）人员招聘的渠道与来源

人力资源的供给分为内部供给和外部供给，医院员工招聘的来源与渠道也分为内部招聘和外部招聘两种。

内部招聘，亦称内部选拔，是指医院的岗位空缺时从医院内部选拔胜任岗位要求的人员充实到岗位上去。一般来说，当医院的职位出现空缺时，应优先考虑由医院内部员工来补充。因为内部选拔的员工对工作岗位及医院环境熟悉，医院人力资源管理部门对员工比较了解，可准确判断其是否胜任新的工作岗位，并可节省招聘和培训成本；同时，作为激励因素，内部选拔优先的原则，可使员工看到个人职业发展的希望，提高其进取心和工作热情。但由于可供内部选拔的人员有限，且容易形成"近亲繁殖"，有时激励作用的效应是反向的，即没有被提拔人员的积极性会受到打击，这是内部选拔的局限性所在。内部选拔一般可通过布告招标选拔和档案信息查询选拔进行，布告招标时应注意尽可能使所有可能应聘的员工知晓，并详细说明岗位条件及职责要求；通过档案信息查询选拔时则必须保证每位员工信息的全面而准确。

外部招聘，即从医院外部吸收新的人员充实到工作岗位。当内部补充机制不能满足医院发展需要时，就必须从外部招聘新的员工。外部招聘有广泛的来源，并能招聘到较高水准的人才，可以避免"近亲繁殖"的缺陷，能够为医院带来新的思想和知识，有助于医院的创新和改革，有利于增加医院内部的竞争和活力，避免因内部招聘不公平而造成的矛盾。但由于医院对于应聘者的实际情况不可能完全了解．存在着一定的用人风险。

内部选拔和外部招聘各有自己的优势和局限，因此，在实际工作中，医院服务人员应从内部选拔和外部招聘相结合途径进行。

（三）人员招聘的方法

对应聘人员的招聘与选拔的方法与过程包括初选、面试、笔试、综合测试几个环节。

1. 初选

初选即医院员工招聘者把应聘者的应聘申请与招聘要求进行对照，通过对证明材料及履历资料审查，确定其是否具备面试资格，将明显不符合要求的人员淘汰。初选数量应大于招聘计划数量，一般初选人数应不低于招聘人数的 3 倍，这样才能确保人力资源的充分利用。

2. 面试

面试即面对面与应征者交流，考察其心理行为特征，并由此判断应征者是否符合要求。面试可较充分了解应聘者的知识水平、业务能力、外貌气质、个人修养、求职动机等；应聘者也可以通过面试全面地展示自己，并充分地了解医院的现状和发展前途，也可以向医院提出要求或建议。

3. 笔试

笔试是通过笔答的方式测量应聘者的基础知识、专业知识、管理知识、综合分析能力和文字表达能力的方式。由于笔试的试题的含量大而范围广，对知识、技能的测评信度和效度都较高，同时考试时间短、成本低、可大规模进行，测评效率较高。此外，对于被试者而言，由于心理压力较小，易发挥出水平，成绩比较客观。但笔试的缺点在于无法考察应聘者的工作态度、品德修养以及组织管理能力、口头表达能力和操作技能等，因此，必须与其他测评方法结合使用。

4. 综合测试

综合测试即利用各种量表或工作情景模拟等形式，对应聘者的智能（智力、技能、专业知识）和心理（个性、职业倾向性、价值观念、情商）进行测试，包括智力测试、能力测试、心理测试和工作样本测试等。医院员工招聘过程中的综合测试使用较多的是心理运动能力测试、医务技能测试、情感智力（情商）测试等。心理运动测试是指对应聘者的动作灵活性和协调性进行测评，一般包括机械动作能力、手指灵活性、协调能力的测试等；医务技能测试是结合待聘职位的工作要求，让应聘者现场操作，通过对其工作过程的观察和工作效果对其进行评价；情感智力测试是指通过谈话、情景模拟、观察等方法测评应聘者的情感智力，包括对应聘者自我意识、情绪调节控制、认识他人的情绪、人际交往等方面素质的测试。

5. 身体能力测试

身体能力测试即体检。医院服务岗位不仅需要任职者具备专业知识与技能，还需要具备良好的体能，且不能患有传染性疾病，身体能力测试可以保证员工在体力上能够胜任所招聘的岗位。

三、人员的聘用

人员聘用是指在面试、笔试、综合测试和身体能力测试的基础上，与测试合格的人员签订合同、吸纳入院的过程，包括试用和正式录用两个阶段。

多数情况下，医院可对拟聘用人员首先试用。双方应首先签订试用合同，对试用期员工与医院的权利与义务以及对违反合同行为的处置办法进行明确的约定，包括试用职位、试用期限、试用期报酬、试用期绩效目标、试用期员工与医院的权利与义务、正式录用的条件等内容。试用期限一般不超过3个月，特殊情况的可适当延长，但最长不得超过6个月。但如果试用人员是大中专应届毕业生，试用期可延长至12个月。试用期包括在聘用合同期限内。试用期间，医院人力资源管理者和试用期员工的上级主管人员依照试用合同对试用期员工给予指导，并对其工作过程和工作效果进行考察，作为是否正式录用的依据。

试用期结束后，医院人力资源管理者和试用期员工上级主管人员对试用员工试用期工作进行考核，并对考核合格者签订正式聘用合同，录用为医院正式员工。正式聘用合同应由医院法定代表人或其委托人与受聘人员以书面形式订立。正式聘用合同应包含聘用合同期限、岗位及职责要求、岗位纪律、岗位工作条件、工资待遇、聘用合同变更和终止的条件、违反聘用合同的责任等内容。聘用合同分为短期、中长期和以完成一定工作为期限的合同。医院可根据工作需要和员工实际情况签订不同期限的合同。但对于在本单位工作已满25年或者在本单位连续工作已满10年且年龄距国家规定的退休年龄已不足10年的人员，提出订立聘用至退休的合同的，医院应当与其订立。医院与受聘人员签订聘用合同时，不得收取任何形式的抵押金、抵押物或其他财物。

第三节　医院的岗位设置和人员配备

一、医院服务的岗位设置和分类

（一）医院的岗位设置

1. 设置原则

（1）按需设岗、因事设岗原则：应根据医院的性质、服务功能、规模、学科分类，确定必需的岗位。科学合理的岗位设置，应以精简、经济、高效为目标，把岗位数限制在有效完成工作任务所需的最低数额之内，切忌盲目求全，滥设岗位，造成人浮于事的现象。

（2）合理结构的原则：为了充分发挥整体效应，医院服务岗位的设置应符合一定的结构比例，形成一种合理匹配层次。一般来说，优良结构比例应呈上小下大的梯形结构，才能充分发挥各级各类人员的作用，形成最佳的聚合力。

2. 设置的程序与方法

（1）分析医院的服务功能：分析医院是综合性医院还是专科性医院，是主要提供医疗服务还是主要提供社区卫生服务，是否同时承担教学、科研任务等。

（2）按服务功能确定需要设立的部门：根据医院的服务功能设立临床诊疗部门、医技辅助诊疗部门、预防保健部门、后勤保障部门、行政管理部门。如有教学、科研任务设立相应的教学、科研部门。

（3）按各部门的学科构成与管理职能设立岗位：根据综合性医院或专科性医院的性质差别，设立相应的临床诊疗岗位、护理岗位、药剂岗位、辅助诊疗岗位、后勤保障岗位和行政岗位等。

（4）明确岗位的人员数量与结构要求：在综合考虑医院的主要功能、任务的轻重、医院的发展规划、医院的学科特色、该岗位工作性质、工作难易程度、工作条件等因素的基础上，明确各工作岗位的人员需求量和人员要求，主要承担医疗功能的医院应将较多的人力投入诊疗岗位；主要承担社区卫生服务的医院，应将较多人力投入预防保健工作岗位；优势学科的各个岗位可投入较多的人力；工作难度高的岗位应投入较多的高级人员。

（5）明确岗位责任制：岗位建立后，应确立各岗位的权限、责任、具体工作内容和要求。不同岗位之间应相辅相成，做到既不互相包含，又不互相冲突，权责分明。

（6）建立各级各类人员的管理制度：在明确岗位责任制的基础上建立岗位工作常规或守则，规范各岗位人员的管理。

（二）医院岗位分类

岗位分类又叫职位分类，是指将所有的工作岗位按其业务性质分为若干职位种类（亦称职组、职系），将每一职位种类按责任大小、工作难易、受教育程度及技术要求高低分为若干职位等级（亦称职级、职等），并对每一级别每一职位给予准确的定义和描述，然后制订成岗位说明书，以此作为对聘用人员的管理依据。

医院服务岗位根据工作性质可分为卫生技术人员，工程技术人员、行政管理人员、工勤人员职位种类。其中卫生技术人员是医院人力资源的主体，它又可根据具体的工作内容分为医疗、护理、药剂、医技等若干进一步分为下一级职位种类。各职位种类的岗位按照责任的大小、工作的难易以及对员工的受教育程度和工作经验的要求又可分为初级、中级、高级等职位等级，如医疗人员有住院医师、主治医师、副主任医师、主任医师等职位等级。

二、医院人员配备

（一）医院服务人员配备的概念和原则

医院服务人员配备，是指应用现代医院的组织管理理论，确定医院服务人员合理配置的原则和方法，根据不同医院的任务和规模，确定医院服务各级各类人员的数量、质量及其构成比例。

合理地确定医院服务人员配备不仅是医院服务管理工作中最基本的工作之一，也是关系医院生存与发展的关键。合理的人员配备能够使医院各类人员形成一个合理而有效的人力资源群体，从而发挥医院的系统功能，使医院实现既有专科重点又有全面发展的综合平衡，保证医院的医疗、教学、科研、预防保健等各项工作的协调发展和医院服务各项任务的顺利完成，取得最佳的社会效益和经济效益。

医院服务人员配备应遵循以下原则。

1. 功能需要原则

功能需要原则即应按各级医院服务的功能、对象、承担的任务和规模的实际需要配备医院服务人员。

2. 因事设人原则

因事设人原则即根据医院服务功能需要的岗位及其对人员的要求进行人员配备。

3. 能级对应原则

能级对应原则即医院服务人员的配备应人事相宜，量才使用，按人员的能力安排适宜的岗位，每位员工的能力、资历、思想品质都应与其担任的职级、职责相称。

4. 合理比例原则

合理比例原则即应按照一定层次和一定比例配备医院服务的各级各类人员，在数量上和质量上合理配置，实现合理的比例关系和人员结构。

5. 精简高效原则

精简高效原则即必须根据医院服务的目标或任务恰当地配备人员。如果人员配备过多，则会造成人浮于事和医院运行成本的增加；反之，如果人员配备过少，则会因人力不足影响医院服务职能的发挥和医院服务目标的实现。

6. 动态发展原则

动态发展原则即应根据医院内部要素和外部环境的变化配备医院服务人员，不断进行调整，减少人员流动的阻碍，使人员配备不断满足发展变化的医院服务工作的要求。

（二）医院服务人员的组成

根据我国医院的组织机构、体制、任务、职能分工以及医院现代化的要求，我国医院服务人员由卫生技术人员、工程技术人员、科研人员、行政管理人员、工勤人员5部分组成。

1. 卫生技术人员

卫生技术人员包括医疗预防人员、药剂人员、护理人员、康复人员和其他技术人员，是医院服务和完成医疗任务的基本力量。

2. 工程技术人员

工程技术人员包括医疗设备工程、电子生物医学工程、电子计算机、激光、机器工程、计量检测、建筑工程、水暖电气、制冷、空调及净化处理工程等方面的技术人员，其主要任务是对医院建筑、装备、设施进行规划、选择、维护、监视和研制，以保证医院各种现代化设备与设施的正常运行。

3. 科研人员

科研人员主要是在医院中从事科学研究的人员，随着医院服务的发展，科研工作越来越受到医院重视，科研工作人员在医院服务人员中的比例也越来越大。

4. 行政管理人员

即医院的管理者和职能处室的工作人员。

5. 工勤人员

以医院后勤工作为主，工种繁多，包括厨师、电工、木工、铁工、水暖工和机修工等，除此之外，医院中的检验员、消毒员、药剂员、妇幼保健员等6类工勤人员，也列入技工范围，根据实际需要设置。

（三）医院人力资源配备程序

1. 确定医院服务人员配备标准比例

医院服务人员编制比例标准是医院确定人员编制总额、制订人员编制方案的基本依据，由编制员额与核编参数组成，以病床数、门诊、急诊人次数作为核编参数，并构成一定比例关系。

2. 核定医院服务人员配备总额

上级审定医院病床数后，根据医院人员编制比例标准，计算出医院人员编制总额。计算公式如下：

$$M = \left[Y \times b + \frac{b - b_{\overline{下}}}{b_{\overline{上}} - b_{\overline{下}}} \times (Y_{\overline{上}} - Y_{\overline{下}}) \times b \right] + a_1 + a_2 \cdots a_n$$

式中，M 为核定医院编制总额；b 为核定医院病床数；$b_{\overline{上}}$ 为规定该等级病床数上限；$b_{\overline{下}}$ 为规定该等级病床数下限；Y 为单位参数编制员额常数平均值；$Y_{\overline{上}}$ 为规定该等级单位参数编制员额常数上限；$Y_{\overline{下}}$ 为规定该等级单位参数编制员额常数下限；a_1、$a_2 \cdots a_n$ 为医院其他附加编制（如教学编制、科研编制、超门急诊应增编制等）。

综合医院病床数与门诊量之比按 1：3 计算，不符合 1：3 时，按每增减门诊100人次，增减 5～7人；病床较少的医院，相近的科室可以合并，卫生技术人员可以兼任；综合医院承担的医药科研和教学任务所需人员，可在总编数内增 5%～7%，医学院校附属医院和教学医院另增 12%～15%；新仪器、新设备．如心电、脑电、超声、各种窥镜、同位素、激光等工作人员按 3%～5% 配备；担当院外任务，如组织医疗队下基层、出国医疗队以及外出体检、会诊、抢救等临时任务所抽调的脱产人员，按 10% 配备。

举例：某医学院附属医院核定病床 300 张，该医院核定配备人员总额是多少？

计算：

$$M = \left[1.45 \times 300 + \frac{300-251}{350-251} \times (1.5-1.4) \times 300 \right] +$$

$$\left[1.45 \times 300 + \frac{300-251}{350-251} \times (1.5-1.4) \times 300 \right] \times 15\%$$

$$\approx 449.8 + 67.5$$

$$= 517.3 \text{人}$$

该医院人员配备人员总额应为 518 人。

3. 配备方案申报、批复程序

（1）新建医院：新建医院的人员配备申报应由医院上级主管部门写出专题报告，包括新建医院理由、条件、规模、级别、人员编制总额、人员比例、内部主要组织机构设置及人员编配、人员来源及具体实施方案等内容，并编制医院人员编制表，逐级上报至具有审批权限的主管部门。

（2）增编医院：由于增加医疗任务、增加病床、新建科室、添置新设施等原因需增编人员时，由需增编医院写出专题报告，然后向上级主管部门报告，包括增编理由、人员类别及增员额数、人员来源等。

（3）行文批复：主管部门收到报告后，经审定报告的合法性和合理性，并按有关规定和审批权限批复。

（四）医院服务人力资源配备方法

1. 按照国家规定的标准配备

按照国家规定的标准配备即按照卫健委《关于县及县以上综合性医院组织编制原则（试行）（草案）》中确定的人员配备标准比例及人员配备编制标准，计算和确定医院服务人员配备总额与各级各类服务人员数额，制订医院服务人员编制方案。具体计算公式、比例和方法见前述内容。

2. 按工作量计算人员配备

（1）相关基本概念：①机动数，指因正常缺勤而在一般医院服务人员配备人数基础上另增加的人数。正常缺勤包括休假、产假、外出学习、病假等，每年正常缺勤为 120 d，约占全年天数的 30%，故机动数一般应掌握在应编人数的 25% 左右，可视情况调整。②标准床位使用率，是在正常状态下医院床位使用率，一般最高值为 93%。③每日有效工作时间，指每日医院服务人员从事医疗服务的有效工作时间，不包括政治学习、业务学习等活动，一般每日有效工作时间为 6 小时。

（2）计算方法

①医师配备计算

公式 I：门诊医师计算公式

$$应编门诊医师数 = \frac{日均诊治人次数}{每名医师日均诊治人次数} + 机动数$$

各级医院门诊日均工作量，见表 5-1。

表 5-1　各级医院门诊医师日均工作量表

医院类别	外科	皮肤科	眼科	耳鼻喉科	中医科	小儿科	传染科	妇产科	内科	结核科	口腔科	精神科
一级医院	48	48	48	48	48	48	36	30	42	42	24	36
二级医院	36	30	30	30	30	30	30	30	30	30	18	–
三级医院	36	30	30	30	30	30	30	30	30	30	30	–

一级、二级、三级医院系指国家卫健委关于《综合医院分级管理》中所确定的医院级别。

公式 II：住院医师计算公式

$$应编门诊医师数 = \frac{编制床位数 \times 标准床位使用率}{每名医师分管床位数} + 机动数$$

上列公式中，机动数按 25% 计算，我国标准床位使用率为 93%，下同。

举例：某医院内科日均门诊量为 300 人次，住院部病床为 50 张。已测知每小时每名内科医师可平均诊查 6 个病人，每日实际有效工作时间为 6 小时；每名住院内科医师分管 5 张病床，求该医院内科应配备门诊医师和住院医师数。

$$应编门诊医师数 = \frac{300}{6 \times 6} + \frac{300}{6 \times 6} \times 25\%$$

$$\approx 8.3 + 2.1$$

$$= 10.4（名）$$

$$应编住院医师数 = \frac{50 \times 93\%}{5} + \frac{50 \times 93\%}{5} \times 25\%$$

$$\approx 9.3 + 2.3$$

$$= 11.6（名）$$

该医院内科门诊应配备医师约 11 名、住院医师 12 名。

②护理人员配备计算：

公式Ⅰ：门诊护理人员计算公式

$$应编门诊护理人员数 = \frac{日均门诊人次数}{每名护理人员日均护理人次数} + 机动数$$

公式Ⅱ：住院护理人员计算公式

$$应编住院护理人员数 = \left[\frac{编制床位数 \times 标准床位使用率}{每名日班护理分管床位数} + \frac{编制床位数 \times 标准床位使用率}{每名大夜班护理人员分管床位数} + \frac{编制床位数 \times 标准床位使用率}{每名小夜班护理人员分管床位数} \right] + 机动数$$

③医技科室人员配备计算：

公式Ⅰ：门诊医技人员计算公式

$$应编门诊医技人员数 = \frac{日均门诊人数 \times 每人次门诊平均检查件数}{每名医技人员日均检查件数} + 机动数$$

公式Ⅱ：住院医技人员计算公式

$$应编住院医技人员数 = \frac{编制床位数 \times 标准床位使用率 \times 每名住院病人日均检查件数}{每名医技人员日均检查件数} + 机动数$$

④工程技术人员配备计算：

$$应编工程技术人员数 = \frac{现有仪器设备总台数}{每名工程技术人员分管仪器设备台数} + 机动数$$

3．按工作单位计算人员配备

（1）工时测定方法。

工时测定法是研究工作量和消耗时间之间内在联系的方法，也是确定劳动量的基本方法之一，包括以下内容。

①工时测定，即对完成某项医院服务工作全过程的每一环节所必须进行的程序和动作所耗费时间的测定。

②工时单位，是指完成某项医院服务工作所消耗的平均时间，一般以分计算。

③工时单位值，即每人每小时完成的工时单位，以工时单位／人×小时数来表示，最佳工时单位值为45个工时单位，即每人每小时有效劳动时间为45分钟为较为理想的劳动效率。

④工时测定程序，包括确定具有代表性的被测定者，分解测定工作的步骤与环节，反复测定每一步骤与环节的工时、测定平均工时值等几个步骤。

⑤工时单位计算公式：

$$Te = \frac{a + 4m + b}{6}$$

式中，Te为标准工时单位，a为完成操作所需最短时间，m为完成操作的平均时间，6为完成操作所需最长时间。

不过在许多情况下，由于工时的测定烦琐，把医院各工种每项业务活动都进行直接测定不太可能，因此，可以利用国家规定的标准工时表或其他医院已测定的工时数据，结合本院的实际情况加以推算。如在多数综合医院工作的每个住院医师，每日诊治每个住院病人所耗工时大体为30~40分钟；每个医师诊治每个门诊病人所耗时间，综合医院各科平均为12分钟等。我国综合性医院门诊医师工时标准，见表5-2。

表 5-2　综合性医院门诊医师工时标准

科别	工时标准（分钟）
外科、皮肤科	8.59
内科、妇产科、计划生育科、眼科、五官科、传染科、结核科	10
小儿、中医科	12
口腔科	20
平均	12

（2）计算方法。

①医师配备计算：

公式Ⅰ：门诊医师计算公式

$$应编门诊医师数 = \frac{每名门诊病人平均所需诊疗工时 \times 日均门诊人次数}{每名门诊医师日均有效工时} + 机动数$$

公式Ⅱ：住院医师计算公式

$$应编住院医师数 = \frac{编制床位数 \times 标准床位使用率 \times 每名住院病人日均诊疗所需工时}{每名住院医师日均有效工时行} + 机动数$$

举例：某医院内科门诊日平均门诊量为 300 人次，编制床位为 50 张。门诊医师诊治每名病人平均需要 10 工时单位，住院医师诊治每名病人需要 35 工时单位，每名医师日有效工时为 360 工时单位，求该院内科应配备的门诊医师和住院医师数。

$$应编门诊医师数 = \frac{10 \times 300}{360} + \frac{10 \times 300}{360} \times 25\%$$
$$\approx 8.3 + 2$$
$$= 10.3（名）$$

$$应编住院医师数 = \frac{35 \times 50 \times 93\%}{360} + \frac{35 \times 50 \times 93\%}{360} \times 25\%$$
$$\approx 4.5 + 1.1$$
$$= 5.6（名）$$

该医院内科应配备门诊医师 11 名、住院医师 6 名。

②护理人员配备计算：

公式Ⅰ：门诊护理人员计算公式

$$应编门诊护理人员数 = \frac{日均诊治人数 \times 每名门诊病人平均所需护理工时}{每名护理人员日均有效工时} + 机动数$$

公式Ⅱ：住院护理人员计算公式

$$应编住院护理人员数 = \frac{编制床位数 \times 标准床位使用率 \times 每名住院病人日均所需护理工时}{每名护理人员日均有效工时} + 机动数$$

或

$$应编住院护理人员数 = \frac{各级护理住院病人数 \times 床位使用率 \times 各级护理平均所需时间}{每名护理人员日均有效工时} + 机动数$$

举例：某科病房编制床位数为 50 张，已测知每名住院病人平均每日需护理工时平均为 138 分，求该科病房应配备护理人员数。

$$应编护理人员数 = \frac{50 \times 93\% \times 138（分）}{360} + \frac{50 \times 93\% \times 138（分）}{360} \times 25\%$$

$$\approx 17.8 + 4.5$$

$$= 22.3（名）$$

该科病房应配备护理人员 23 人。

③医技科室人员配备计算：

公式Ⅰ：门诊医技人员计算公式

$$应编门诊医技人员数 = \frac{日均门诊人次数 \times 每人次门诊平检查件数 \times 平均每件检查所需工时}{每名技术人员日均有效工时} + 机动数$$

公式Ⅱ：住院医技人员计算公式

$$应编门诊医技人员数 = \frac{\begin{array}{c}编制床位数 \times 标准床位使用率 \times 每名住院病人\\平均检查件数 \times 平均每件检查所需工时\end{array}}{每名技术人员日均有效工时} + 机动数$$

举例：某医院编制病床 300 张，日均门诊 1000 人次，平均约 40% 的门诊病人需做 1 件检验，门诊每件检验需 5 工时单位，住院病人日均做检验 1 件，每件检验需工时 10 工时单位，已测知每名检验人员日均有效工时为 360 工时单位，求该院检验科应配备检验人员数？其中门诊检验人员和住院检验人员各多少人？

$$应编门诊检验人员数 = \frac{100 \times 40\% \times 1 \times 5}{360} + \frac{100 \times 40\% \times 1 \times 5}{360} \times 25\%$$

$$\approx 5.6 + 1.4$$

$$= 7（名）$$

$$应编住院检验人员数 = \frac{300 \times 93\% \times 1 \times 10}{360} + \frac{300 \times 93\% \times 1 \times 10}{360} \times 25\%$$

$$\approx 7.8 + 1.9$$

$$= 9.7（名）$$

该医院检验科应编配检验人员 17 名，其中门诊检验人员 7 名，住院检验人员 10 名。

④工程技术人员配备计算：

$$应编工程技术人员数 = \frac{仪器设备总台数 \times 每台仪器设备维护所需工时}{每名工程技术人员日均有效工时} + 机动数$$

4. 按结构比例计算人员配备

按结构比例计算人员配备，即按照每类医院服务人员中各级职务人员的比例计算人员配备数量，仅以医师配备计算为：

某科某级职务：

$$应编住院医师人员数 = \frac{\begin{array}{c}编制床位数 \times 标准床位使用 \times 住\\院医师日均诊治每名病人所需工时\end{array}}{每名住院医师日均有效工时} \times 该级医师职务的系数 + 机动数$$

式中的系数是指住院医师数与各级医师比例，如主任医师、副主任医师、主治医师、住院医师分别为 1 ：2 ：4 ：8。上面的公式也就可以写为：

某科某级职务

$$应编住院医师人员数 = \frac{\begin{array}{c}编制床位数 \times 标准床位使用率 \times 住\\院医师日均诊治每名病人所需工时\end{array}}{每名住院医师日均有效工时} \times \frac{该级职务住院医师数}{每名住院医师日均有效工时} + 机动数$$

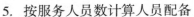

5. 按服务人员数计算人员配备

街道、乡村医院由于不设病床或极少设立病床，因而工作人员的编制常按服务地域人口数来确定。计算公式如下。

$$应编工程技术人员数 = \frac{地域人口总数}{每工作人员的服务人口数} + 机动数$$

式中，每名工作人员服务人口数按有关规定及本地区实际情况而定。

第四节　医院人力资源绩效管理和测评

一、医院人力资源绩效管理和测评的概念

1. 绩效

绩效也称业绩、效绩、成效等，反映的是人们从事某一种活动所产生的成绩和效果，以及在工作过程中所表现出的符合企业发展的文化和价值观以及有利于企业战略目标实现的行为，它是医院员工个人素质和医院工作环境共同作用的结果。一般来说，绩效可分为 3 个层次，即组织绩效、部门绩效和员工个人绩效。

医院人力资源绩效属于员工个人绩效，即医院员工的工作行为、工作态度及工作效果的总和，是医院员工个人素质和医院工作环境共同作用的结果。医院员工个人绩效的高低主要取决于 4 个方面的因素：①员工的知识，即员工所掌握医药科学及相关学科的知识及掌握的程度。②员工的能力，即员工所具备的完成医院服务工作的能力。③员工的工作动机，即员工所受到的激励程度。④机会，即员工和工作之间的匹配性以及其他医院外部资源的支持。这 4 个方面的因素缺一不可。

2. 绩效管理

绩效管理是管理者确保员工的工作活动以及其产出能够与组织的目标保持一致的过程，包括确定和沟通对员工的期望，提供给员工绩效的反馈，改进员工的绩效，指导解决绩效问题，以及为薪酬决策提供有关的信息等。

医院人力资源绩效管理，就是以医院人力资源管理的目标并参考一定的标准为依据，对医院服务人员在一定时期工作行为、工作态度和工作效果进行考察、评定、反馈、奖励以及相关培训活动，发现问题，提出改进措施，以实现医院服务管理的总体目标。

3. 绩效测评

绩效测评，是指运用科学规范的管理学、财务学、数理统计等方法，对组织在一定时期内的经营状况与效益、员工业绩进行定性和定量的考核、分析，并做出综合评价的过程。

医院人力资源绩效测评，则是指医院人力资源管理部门和员工主管部门依照一定的标准，采用科学规范的方法对医院服务员工的工作行为、工作态度和工作效果进行考核、评估并得出评价的过程。

应特别注意的是，绩效测评并不等同于绩效管理，绩效管理是与绩效有关的管理活动的全过程；绩效测评只是绩效管理中的一个关键步骤。测评是管理的手段而不是管理的目的。如果只注重绩效测评，而忽略绩效管理的其他环节，就会偏离绩效管理要促进绩效改进与提高的真正目的。

二、医院人力资源绩效管理和测评的作用

医院人力资源绩效管理与测评的作用体现在以下几个方面：

1. 它有利于医院服务人员了解其工作实际，促使其改进工作。工作绩效评价可以为医院服务人员提供反馈信息，帮助其认识自己的优势和不足，发现自己的潜在能力并在实际工作中改进工作绩效。

2. 可以为员工的培训开发指明方向。一方面，通过绩效测评，可以对优秀的员工加以合理任用；另一方面，也可及时发现员工工作存在的不足，对其进行培训，以弥补不足。绩效管理与测评不但可以发现医院人力资源培训与开发的需要和内容并据此制订培训与开发的措施和计划，还可以检验实施培训与开发计划的效果。

3. 帮助医院甄别员工绩效的差异，为医院的奖惩系统提供依据，从而确定员工的奖金和晋升机会。医院服务人员绩效水平是医院的薪酬决策的重要依据，只有实行客观公正的绩效评价体系，不同岗位上的员工的工作成绩才能得到合理的比较，奖金的分配也才能得到真正的激励。

4. 有利于建立医院人力资源绩效档案材料，为医院制订未来医院服务人力资源决策提供依据。医院只有在全面掌握员工的有关工作状况的情况下，才能制订出适合医院的人力资源管理政策。而绩效测评提供的结果可以用来为提升优秀员工、辞退不合格的员工、工资调整提供理由，为员工培训确定内容、为员工的调动确定方向并确定再招聘员工时应该重点考察的知识、能力、技能和其他品质等。

总之，医院人力资源绩效管理与测评工作有利于人们发现医院服务中存在的问题，工作评价的结果可以被用来确定医院服务人员和团队的工作情况与组织目标之间的关系，以及提高组织的效率和改进员工的工作。因此，绩效管理既是一个过程的结束，也是一个新阶段的开始。

三、医院人力资源绩效管理和测评的原则

1. 全面性原则

全面性原则即从全方位对医院服务人员的工作绩效进行管理与测评，从方式上，应包括医院服务人员的直接上级、同事、下级、服务对象（患者及其家属）评价和自我评价；从内容上，应包括对员工德、能、勤、绩等方面的综合性评价。

2. 制度化原则

制度化原则即应建立规范、系统的医院人力资源绩效管理与测评制度，并使医院服务人员充分了解和自觉参与到绩效管理与测评之中。

3. 能级层次原则

能级层次原则即应根据医院服务职位、职称的高低与岗位职责的不同来设计医院服务人力资源绩效管理与测评的标准、指标体系和评分体系，并根据岗位与层次的不同突出不同的管理与测评的重点。

4. 客观公正原则

客观公正原则即医院人力资源绩效管理与测评应避免掺入主观性或感情色彩，做到实事求是。管理与测评的标准应当一致，能适用于一切同类型员工，一视同仁，不能区别对待或经常变动，管理与测评的标准与过程应公开透明。

5. 效率原则

效率原则即管理与测评的成本应尽量小于不实施测评所带的损失，并尽量节省时间成本。

6. 反馈原则

反馈原则即管理与测评的结果一定要反馈给被测评者本人，并应用于员工的奖惩、晋升等，充分体现测评的严肃性，树立测评的权威性，使之真正发挥作用。

四、医院人力资源绩效测评的基本方法

（一）书面描述法

书面描述法（written essay），是指测评者以语言描述形式评价一个员工的优势和不足、过去的绩效和潜能，并提出改进建议的一种绩效测评方法。

（二）量表法

量表法（graphic rating 秒 cales），是一种最古老也最常用的绩效测评方法，即先列出一系列员工绩效因素，如工作的数量与质量、职务知识、合作性、忠诚度、出勤、诚实和首创精神等，然后，考评者逐一针对表中的每一项. 按增量尺度划分等级，对员工进行评分，用量表形式表达出来。评分的尺度通常采用 5 分制，如对职务知识这一因素的评分可以是 1 分（对职务职责的了解很差）至 5 分（对职务的各方面有充分的了解）。

（三）关键事件法

关键事件法（critical incidents），即管理者为每一位员工保持"绩效考评日记"或"绩效记录"，由考察人或知情人随时记载，但所记载的事件既有"好"事也有"坏"事；所记载的必须是较为突出的、

与工作绩效直接相关的事件，而不是一般的、不相关的事件；所记载的应该是具体的事件与行为本身，而不是对某种品质的判断，只是素材的积累。以这些具体事实为根据，经归纳、整理，得出测评结论。

（四）行为锚定等级法

行为锚定等级法（behaviorally anchored rating 秒 cales，BARS）也称行为定位评分法，是近年来日益得到重视的一种绩效测评方法，它综合了关键事件法和量表法的主要成分，由测评者按序数值尺度对所有典型行为进行评分度量，并建立一个锚定评分表，以此为标准对员工的实际表现进行测评、给分。评分项目是某人从事某项职务的具体行为事例，而不是一般的个人特质描述。为住院医师建立的行为锚定等级评价法中"关心病人"指标的评价标准实例，见表5-3。

表5-3 行为锚定等级评价的范例

最好	较好	好	较差	最差
当病人面有难色时上前询问对方是否有不适需要帮助	为病人提供一些关于预防疾病、治疗疾病建议	发现病人时，上前打招呼	友好地对待病人，与他们讨论病情，但是随后不能跟踪解决相关问题	批评病人，不能解决自己遇到的问题

评价指标：关心病人

指标定义：积极接触住院病人，发现他们的需求并真诚地对他们的需要做出反应，评价等级。

（五）比较法

比较法（multiperson comparisons），是一种相对的衡量方法，即将一个员工的工作绩效与一个或多个他人进行比较的方法，最常用的三种形式是个体排序法、分组排序法和配对比较法。个体排序法要求测评者将员工按从高到低的顺序加以排列；分组排序法要求测评者按特定的分组将员工编入诸如"前1/3""次1/3"之类的次序中；而在配对比较法下，每个员工都逐一与其他员工配对比较，评出其中的"优者"和"劣者"，在所有的配对比较完成后，将每位员工得到的"优者"数累计起来，就可以排列出一个总的顺序。

（六）目标管理法

目标管理法（management by objectives），是对管理人员和专门职业人员进行绩效评估的首选方法，管理者或测评者将员工的工作结果与事先设定的标准相比较得出评价结果。

（七）三百六十度反馈法

三百六十度反馈法（360 degree feedback），即利用从上级、员工本人、同事和客户（患者及其家属）得来的反馈意见进行绩效测评的方法。这种测评方法使用了与管理者有互动关系的所有人员的反馈信息。这一方法虽能帮助被测评者认清自己的长处和短处，但它不适用于对报酬、提升或辞退的决策。

上述测评方法各有优势和不足，需要管理者根据实际情况选择使用。这些方法的比较，见表5-4。

表5-4 绩效测评方法比较

方法	优点	缺点
书面描述法	便捷易行，不拘一格	没有比较分析和量化数据，带有评价者的主观印象，准确性欠佳用
量表法	提供定量的数据，时间耗费较少	不能提供工作行为评价方面的详细描述
关键事件法	事例丰富，以行为为依据，员工易	烦琐、耗时，无法量化
行为锚定等级法	侧重于具体而可衡量的工作行为，可信度高	耗时，使用难度大，受测评者主观影响
比较法	将员工与其他人比较	员工数量大时，操作不便
目标管理法	较为公平，便于沟通，侧重于目标	耗时，缺乏行为指导，易出现过于注重短期目标
三百六十度反馈法	全面	耗时，使用有局限

五、医院人力资源绩效测评实施

（一）人力资源绩效测评准备

1. 制订计划

为了保证绩效测评顺利进行，必须事先制订计划，包括明确测评的目的和对象、测评内容、测评时间和方法等。

测评目的不同，测评对象不同。例如，为职称晋升而进行的测评，对象是专业技术人员；为选拔后备领导干部而进行的测评，在有限的范围内进行；而评选先进、决定提薪奖励的测评应在全体员工中进行。

测评目的和对象不同，测评内容及重点不同。例如，发放奖金应以工作绩效为主，因为发放奖金就是为了奖励员工改进绩效，着眼点是当前的行为；而提升职务，则既要测评成绩，更要注意其品德及能力，着眼点是发展潜力。

测评目的、对象和内容不同的，测评的时间也不一样。例如，思想觉悟及工作能力的测评间隔期应长一些，一般是一年一次；工作态度及业绩则变化较快，间隔期应短些，以便随时调整管理措施。

测评的方法与测评的内容是相互关联的，若为了评选先进，测评应通过相互比较，择优推举；若目的是为了培训，测评则要以职务或者岗位标准为尺度，找出差距。

2. 技术准备

绩效测评是一项技术性很强的工作，其技术准备包括拟订、审核考评标准，选择或设计测评方法，培训测评人员等内容。

（1）测评标准的准备：绩效测评必须有标准，以作为分析评价员工的尺度。一般分为绝对标准和相对标准。绝对标准是客观的，不以被考核者为转移，因此，可以对每个员工单独进行评定，确定合格与否，如顾客满意率要达到85％以上、文化程度要达到大学本科等；相对标准，在不同的被测评群体中往往有差别，而且无法对每一个人单独做出"行"还是"不行"的评判。如在评选先进时，规定的员工可评为各级先进，采取相互比较的方法，此时每个人既是被比较的对象，又是比较的尺度。

测评标准的准备，主要是指绝对标准的准备，包括绩效标准、行为标准以及任职资格标准，有的组织将其称为职务规范或岗位规范。

（2）选择或设计测评方法：根据测评目的确定需要哪些信息，从何处获取这些信息，采用何种方法收集这些信息。

（3）培训测评人员：为了保证测评质量，对测评人员进行培训，使他们掌握测评原则，熟悉测评标准，掌握测评方法以及克服常见偏差等。

3. 收集资料

信息对人员的测评必须持严肃认真的态度。因为，测评结果常常决定一个人在组织中的地位和前途。所以，要求作为测评基础的信息必须真实、可靠、有效。

（二）人力资源绩效测评实施

1. 确定测评的实施者与参与者

无论采用哪一种绩效测评方法，都必须选择员工的绩效信息来源或确定绩效测评者。一般来说，绩效测评的执行者与参与者应当满足的条件如下：①了解被测评岗位的性质、工作内容、要求以及测评标准与相关规定、政策。②熟悉被测评者本人测评周期内的工作表现，最好有直接的近距离密切观察其工作的机会。③绩效信息来源必须公正、客观，不具偏见。医院服务人力资源绩效测评的执行者一般为医院人力资源管理部门，其参与者包括员工所在部门的上级、同事、下属以及员工本人，也包括医院以外的专家和社会相关人群（患者、患者家属等），以保证从不同的角度对员工进行评估。

2. 进行分析评价

这一阶段的主要任务是对员工个人的德、能、勤、绩等做出综合性的评价，是一个由定性到定量再到定性的过程，其过程为：①对员工每一个评价项目如工作质量、出勤、协作精神等评定等级。②对员工的评价项目进行量化，即赋予不同评价等级以不同数值。③对同一项目不同考核结果的综合，即同一项目由若干人对某一员工同时进行考核，但得出的结果不一定相同，为综合这些考核意见，可采用算术平均法或者加权平均法。④对不同项目的考核结果加以综合，即要将工作成绩、工作态度及能力综合起来，这里必须确定各个项目分配权数。确定各测评项目权值主要根据考核的主要目的、阶层及具体职务。

（三）人力资源绩效测评的内容

绩效测评的内容包括德、能、勤、绩 4 个方面。

1. 德

德就是指员工的工作态度和职业道德。主要包括员工的敬业精神、责任心以及思想觉悟和相应的法律道德意识。德的标准不是抽象的，而是随着时代、行业、层次的不同而有所变化的。

2. 能

能就是指员工从事工作的能力，具体包括体能、学识、智能和专业技能等内容。

3. 勤

勤就是指员工在工作中的勤奋和敬业精神，即员工的工作积极性、主动性、纪律性和出勤率等，表现为在工作中能否投入全部的体力、智力和精力。

4. 绩

绩就是指员工的工作效率及效果，主要包括员工完成工作的数量、质量、成本费用以及为组织做出的其他贡献，包括岗位上取得的绩效和岗位之外取得的绩效。

（四）结果反馈与绩效改进

绩效管理与测评的最后环节也是绩效管理目的所在，就是将测评结果及时准确地反馈给被测评的员工，让各个岗位上的医院服务人员了解其工作绩效是否达到预期目标。绩效测评反馈的最佳方式是绩效反馈面谈，即管理者与被测评的员工面对面地交流，管理者既要强调被测评的员工的积极方面，也应就如何改进员工工作中的不足进行讨论。面谈应特别注意技巧与艺术，做到对事不对人，反馈应具体，保持与员工的双向沟通。

通过绩效测评反馈，找出员工绩效与目标之间、员工与员工之间的差距，并进一步分析产生差距的内因与外因，在此基础上为改进和提高员工绩效采取相应措施。通常针对员工因内因引起的低效，可采取再培训、惩戒、辞退等措施；针对外因引起的低效，则应努力改善环境与条件，变革医院的相关规定、制度等。

第五节 医院人力资源开发和利用

一、医院人力资源的培训和开发

（一）医院人力资源培训与开发的含义

医院人力资源的培训与开发是指医院通过各种方式使医院服务人员具备完成现在或将来工作所需要的知识、技能并改变他们的工作态度，改善其工作业绩，并最终实现医院整体绩效提升的一种计划性和连续性的活动。

准确理解医院人力资源培训与开发的含义，应把握以下要点：

1. 培训与开发的目的是要改善员工的工作业绩并提升组织的整体绩效，这是医院进行培训与开发的初衷和根本原因，也是衡量培训与开发效果的标准。

2. 培训与开发的对象是医院的全体员工。这并不意味着每次培训的对象都必须是全体员工，而是说应当将全体员工都纳入培训体系中来，不能将某些员工排斥在培训体系之外。

3. 培训与开发的主体是医院，即培训开发应当由医院来实施，这是医院的责任和义务。

4. 培训与开发的内容应当与员工的工作有关，并将与医院服务工作有关的各种内容都包括进来，如知识、技能、态度、组织的战略规划以及组织的规章制度等。

一般来说，培训与开发在定义上不加以区分，但二者也有区别。员工培训是指组织有计划地实施有助于员工学习与工作相关能力提高的活动，包括知识、技能和对工作绩效起关键作用的行为；人力资源开发就是组织通过培训及其他工作改进员工能力水平和组织绩效的一种有计划的、连续的工作。培训是人力资源开发的主要手段，但不是唯一手段。培训侧重于近期目标，其目的是使培训对象获得目前工作所需的知识和能力，重心是提高员工当前的工作绩效，如培训一名新医师如何写病历，培训管理人员如何进行工作组织等；而开发的目的比培训要广，其目的是要使开发对象掌握目前和未来工作所需的知识和能力，它着眼于更长期的目标。随着培训的战略地位的凸显，员工的培训越来越重要，培训与开发的界限已日益模糊，两者都在注重员工与组织当前和未来的发展需要。

（二）医院人力资源培训的作用

医院人力资源培训是医院人力资源开发的基础性工作，也是医院在医疗服务市场的激烈竞争中赖以生存、发展的基础，其意义与作用主要体现在以下4个方面：

1. 培训与开发是医院服务人才培养的重要途径。通过培训，能使医院服务人员了解所在岗位的要求，并通过学习和提高自身各方面的职业素养和专业技术水平，达到任职资格的要求，从而不断提高个人和组织的绩效。

2. 培训与开发有助于调动医院服务人才的积极性和创造性。通过培训，不断传授医院服务人员新的知识和技能，使其适应或接受具有挑战性的工作和任务，实现自我价值。这不仅使医院服务人才在物质上得到满足，而且使其获得精神上的成就感，激发出更深刻、持久的工作动力。

3. 培训与开发有利于营造优秀的医院文化。优秀的医院文化可以增强医院服务人员对医院的认同感，有助于协调员工与医院发展目标的趋向一致，从而实现员工和医院的共同发展。一方面，通过对员工进行医院文化的培训，可以营造优秀的医院文化；另一方面，通过培训与开发活动的进行，也会营造一种学习的、积极的医院氛围，这正是优秀的医院文化不可缺少的因素。

4. 培训与开发有利于医院获得竞争优势。通过培训，能够增加医院服务人员对本医院和竞争对手及其文化的了解，理解如何与他人合作，学会在群体中进行有效的工作；能够确保其不断掌握新知识、新技能，来持续提高员工的能力；能够通过控制培训与开发的成本效率对医院人力资源核心竞争力有所贡献。因此，医院要想在激烈竞争中立于不败之地，就必须重视医院服务人力资源的培训与开发。

（三）医院人力资源培训的原则

为了达到预期的目标，医院人力资源培训与开发应遵循以下原则：

1. 理论与实践相结合

理论与实践相结合即医院人力资源培训与开发应当从时间需要出发，切忌概念化、一般化，在深入学习和研究医药专业知识的同时，要强化临床实践，注重理论与实践的结合，围绕为患者服务和临床服务确定培训内容。

2. 全员培训与重点培养相结合

全员培训与重点培养相结合即在有计划、有步骤地对在职所有各级各类人员进行全员培训，提高全体医院服务人员绩效水平的同时，必须以对医院未来发展有更大影响力的管理和专业技术骨干为重点培训对象，提高培训的针对性。

3. 中长期培训与短期培训相结合

中长期培训与短期培训相结合即医院人力资源开发培训的计划应区分不同时期，使医院人力资源远期目标与近期目标有机结合，既满足医院近期工作有序进行的需要，又要保证医院发展长远目标的实现。

4. 基础培训与前沿培训相结合

基础培训与前沿培训相结合即对于医院服务初、中级人员的培训应以基础知识、理论与技能为主要内容，由浅入深、循序渐进；对于高级人员的培训重点应放在医药科技领域的前沿知识与动态。

（四）医院人力资源培训的类型与内容

1. 医院人力资源培训的类型

根据不同的标准，医院人力资源培训与开发可以分为不同的类型。

（1）按照培训的对象，可分为决策人员培训、管理人员培训、技术人员培训等。培训对象不同，决

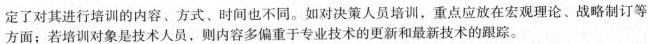

定了对其进行培训的内容、方式、时间也不同。如对决策人员培训，重点应放在宏观理论、战略制订等方面；若培训对象是技术人员，则内容多偏重于专业技术的更新和最新技术的跟踪。

（2）按照培训的内容，可分为知识培训、技能培训和态度培训。知识培训也称为知识学习或认知能力的学习，要求员工学习各种有用知识并运用知识进行脑力活动，促进工作改善；技能培训包括对员工的运动技能和智力技能的培训；态度培训主要涉及对员工的价值观、职业道德、认知、情感、行为规范、人际关系、工作满意度、组织承诺、不同主体的利益关系的处理以及个人行为活动方式选择等内容和项目的教育与培训。

（3）按照培训的性质，可分为适应性培训和提高性培训。适应性培训主要针对新员工，目的是使其尽快熟悉和适应工作环境和工作岗位；提高性培训主要针对在职员工，目的在于进一步提高其工作能力及其与工作岗位的结合程度。

（4）按照培训与岗位的关系，可分为岗前培训、在岗培训及离岗培训。岗前培训是指新录用人员上岗前的培训，内容涉及医院基本情况的介绍、岗位规范的学习以及从业要求等；在岗培训又称不脱产培训，即边工作边学习；离岗培训又称脱产培训，包括外派进修学习、参加脱产学习培训班、保留公职参加学历教育、挂职锻炼等。

（5）按照培训时间，可分为长期培训、中期培训和短期培训。长期培训一般指一年以上的脱产培训，多用于专业性、系统性的培训，如学历教育等；中期培训是指半年以上一年以内的脱产培训，主要用于专科教育、补课教育等；短期培训是指半年以下的脱产培训，主要用于岗位培训。

（6）按照培训形式，可分为学历教育、岗位培训和专业证书培训。学历教育是指受教育者能够获得国家承认的学历的教育；岗位培训是指对已经走上各种岗位及需要转换工作岗位的人员，根据工作任务和岗位要求进行的培训活动；专业证书制度是指医院根据工作岗位的需要，对在岗位上工作的人员，为使其达到上岗任职所要求的专业知识水平，有目的地进行专业知识教育的教育证书制度。专业证书只是表明已达到岗位所要求的层次专业知识水平的证明，只在本行业的工作范围内适用。

（7）按照培训与开发层次，可分为高级培训、中级培训和初级培训。初级培训侧重于一般性的知识和技术方法；中级培训可适当增加有关理论课程；高级培训则应侧重于学习新理论、新观念、新方法。培训级别越高，所采用的组织形式越趋小型化、短期化。

2. 医院服务人力资源培训的内容

医院人力资源培训的内容包括政治理论、专业知识与技能、科学文化知识3个方面。

（1）政治理论：人员培训的重要任务之一，就是要进行政治理论的教育，主要是教育医院服务人员要运用马克思主义的立场、观点和方法来观察、认识和处理现实问题，提高解决各种实际问题的能力。

（2）专业知识与技能：专业知识与技能是从事本职工作所必需的能力，各级各类医院服务人员都要不断地丰富和更新自己的专业知识和技能，提高自身的工作质量和工作效率，更好地提高服务水平。

（3）科学文化知识：科学文化知识是关于自然、社会和思维的一般知识的总称。科学文化知识是学习专业知识的工具，是专业发展的基础，只有拥有广博的基础知识，才有可能在学术上、能力上不断创新和提高。

（五）医院人力资源培训的方法

1. 讲授法

讲授法即由教师将需要掌握的培训内容传授给受训者。这种方法成本低，节省时间，有利于系统讲解和接受知识，易于掌握和控制培训进度，专题学术讲座、学术会议基本上都属于讲授法。但这种方法的信息交流主要是单向的，且针对性不强，缺少实践和反馈环节。因此，运用这种方法应注意增加互动，调动受训者的积极性。

2. 临床实践

临床实践即让受训员工在实际工作岗位或真实工作环境中，亲身操作、体验，掌握工作所需的知识、技能，又可分为实习、工作轮换和特别任务法等几种。如医院培训中的基本操作技能演练与竞赛，即属此种。

3. 案例研讨法

案例研讨法是指围绕一定的培训目的，把实际工作中的真实情景加以典型化处理，并用一定的视听媒介如文字、录音、录像等描述出来，让受训者进行分析，学会诊断和解决问题以及决策。案例分析往往采用个人思考、小组讨论和集体讨论相结合的形式，既能锻炼受训者的个人分析能力，又可以训练团队合作能力。医院中的临床病例讨论、死亡病例讨论、疑难病例讨论等大都属于此种方法。

4. 导师制

导师制即在青年医师培养中为其配备专门的导师进行一对一的适时、有效的指导，并对青年医师的学习和受训进行督促和评价，这是一种有计划、有重点的人才培养方式。

5. 进修、研修

进修、研修即选拔医院专业技术人员到上一级医院或其他医疗、科研、教学等单位进修、研修或作为访问学者参与课题研究，或出国学习先进的技术。

6. 攻读学历

攻读学历即医院专业技术人员重回学校学习系统的理论知识，获取更高的学历。

7. 网络教育

网络教育即通过开发内部网络，将各种学习资料、信息放在网上形成网上课堂，或通过远程教育，实现人员异地交互沟通学习培训。

8. 头脑风暴法

这是一种用于激发创造性思维能力的方法，简称 BS（brain 秒 torming）法，其原理是围绕特定问题，通过众人的思维"共振"，让参与者在轻松愉快的氛围中尽情发挥无拘无束的想象，畅所欲言，并相互启发，引发灵感、联想和创意，从而诱导出大量设想和方案。

（六）医院人力资源培训的评价

培训评价就是依据培训目标，运用科学的评价方法，检测培训效果。没有评价的培训不能算作完整的培训，因为培训者无从知道培训效果，更不知道培训是否达到 r 预定目标。通过对培训进行评价，决定是否应在组织内继续进行该项培训及如何对培训进行改进。因此，培训评价应该贯穿培训全过程，甚至延伸到培训结束后的若干时间段。

员工培训评价包括培训者评价、培训本身评价和培训效果评价。其中，最重要、最常见的是培训效果的评价。

1. 培训者评价

培训者评价不仅能了解培训者培训工作的效果，更为重要的是帮助培训者改进培训工作，提高培训水平。对培训者的主要考察内容包括培训者的培训时间效益、调动员工的学习积极性的有效程度、培训效果等相关内容。评价方法常用的是员工评价和自我评价两种，其中以员工评价运用最为广泛。

2. 培训本身评价

培训本身评价的内容包括对培训工作进行过程中的准备工作、管理工作、后勤工作等方面的评价。评价方法一般有培训者或培训管理人员进行自我评价、闭卷考试评价、员工评价、技能竞赛、外聘专家评价等方法。

3. 培训效果评价

培训开发效果是指员工将培训过程中所学到的知识、技能运用于工作的程度。培训有无成效即员工接受培训后素质的提高是否达到预期目标，是衡量培训工作的唯一尺度。

对培训效果的评价要考虑评价的时效性。有些培训的效果是即时性的，培训效果在培训中或在培训结束后就会表现出来，则采取即时性评价说明培训的效果；而有些培训的效果要通过一段时间才能表现出来，如对管理人员进行的综合管理能力的培训，在这种情况下，就必须对受训者进行长期或跟踪性评价。

对培训行为和结果进行评价的一种主要方法是回任工作考核。回任工作考核是指对培训结束后受训者回任工作的评价。学习的目的在于应用，回任后的工作表现是检验培训效果的最直接的证据。回任工作考核的主要内容包括思想上有无进步，对组织文化的认同感有无增加，工作态度和作风有无改变，业务能力有无提高，工作效率有无增进等。最后综合起来判断培训目标是否达到。回任工作考核的方法有多种，主要有问卷调查、实地考察和回任小结等。

二、医院人力资源的激励

如何调动医护人员的积极性是医院人力资源利用的一个核心问题。调动医护人员的工作积极性，最主要的方法就是激励机制。激励是管理中常用的一种方法和技术，它采用多种方法把人的潜能充分调动和发挥出来。激励机制是指采用某种手段和工具，激发、鼓励、维持人的动机，调动人的积极性、主动性和创造性，使其有动力朝期望的目标前进并做出一定成绩的机制，这是人力资源管理的重要内容，是否建立起科学有效的激励机制，影响到医院的长远发展。医院服务人力资源管理中引入和应用激励机制应注意以下几个方面。

（一）实事求是

激励应体现实事求是、按劳分配的原则，应奖励真正为医院发展做出贡献的人，重成绩、重贡献，以扎扎实实的成绩作为奖励的依据，这样才能提高激励的效果。医院服务人力资源管理者在制订激励措施时，应充分考虑到医务人员对自己为医院发展"贡献"和"报酬"的相对值的衡量与对比。如果"贡献"差别很大，医院服务人员得到的物质待遇却基本相同，就会失去激励作用。

（二）物质激励与精神激励相结合

要调动医务人员的积极性，既要运用好物质激励，又要注意精神激励，这是激励因素的两个不同的方面，医院管理者应该善于把物质激励和精神激励紧密地结合在一起，正确处理物质激励与精神激励的关系。物质激励是基础手段，既不能以物质激励代替精神激励，也不能以精神激励代替物质激励。精神激励是高级手段，其辅以物质手段，可以更加有效地发挥激励作用。

（三）及时适当

对取得成绩的医务人员实施激励要注意时效性，以使他们及时得到鼓励和鞭策。同时，适宜的激励措施能充分调动广大医务人员的积极性，使他们自觉主动地投入医务工作中来，调动广大科技人员的积极性和创造性，推动医院的科技进步，奠定医院科技发展的基础。

（四）重点在于目标而不在于手段

激励是管理者或管理组织根据组织的目标和管理对象的需要，采取一定的激励措施，来激发职工积极实施组织目标的行为过程。但各项激励措施都是手段，激励的目的是调动员工自主工作的积极性，去实现组织的目标。而简单地认为激励的目的就是使员工多得奖金，多得实惠，只在创造更多的激励物上想办法，很少关注激励所激发的自主工作的积极性与组织目标的实现程度，不但可能助长医院部分人员"一切向钱看"的不良倾向，而且一旦这种激励物不递增或减少，这种表面上的"积极性"就会随之减弱或消失，甚至产生某些对立情绪或行为，激励效果无从体现。

三、医院人力资源的职业发展

员工职业发展是指组织为员工创造必要的条件，使员工能够通过组织获得较大的职业成就的一种人力资源管理工作。员工职业发展不仅仅是员工个人的要求，也是企业发展的要求。一个医院能否为员工的职业发展创造条件，使员工通过在医院的工作而获得被认可的职业成就，是该医院能否具有充足活力和强大凝聚力的一个基本条件。

医院应从以下几个方面开展有助于职工职业生涯发展的工作。

首先，确定不同员工、不同职业生涯期的职业发展管理任务，如员工进入医院阶段、早期职业阶段、中期职业阶段和后期职业阶段等不同时期的职业管理问题，见表5-5。

其次，对员工进行有效的职业指导，即帮助员工对自己的行为心理特征进行了解，提供有关现有职业机会和职业特点的信息，帮助个人选择和获得适合的工作以及跟踪其职业生涯，了解其工作和适应情况并帮助他在职业上持续发展。

最后，为员工职业发展开辟必要的通道，即帮助员工制订和实施自己的职业生涯规划，确定职业发展目标，为个人职业发展尽力提供条件，设置职业通路.一方面为员工设置职业通道.即医院应为员工个人发展提供机遇，这是员工实现自己职业理想和达到职业生涯目标的制度性路径；另一方面为员工疏通职业通道，即医院应为员工排除职业通路上的障碍，创造有利于其发展的良好环境。

表 5-5　医院在员工不同职业发展阶段的任务

阶段	医院的任务
进入医院阶段	上岗培训，评价新员工，接纳和进一步整合新员工
早期职业阶段	适应新工作的挑战，发现员工的才能和兴趣，进行职业指导，培养员工的忠诚度
中期职业阶段	帮助员工度过转型阶段，解决实际问题，对员工进行激励，有针对地进行职业指导
后期职业阶段	鼓励、帮助员工发挥余热，做好退休安排

微信扫码
◆临床科研
◆医学前沿
◆临床资讯
◆临床笔记

第六章 医院经营管理

第一节 医疗市场的开拓

一、医疗市场的内涵

（一）医疗服务的特征

医疗服务包括对患者进行诊断、治疗、防疫、接生、计划生育方面的服务，以及与之相关的提供药品、医疗用具、病房住宿和伙食等的业务。

医疗服务涉及基本医疗保险待遇的范围，首先，保证居民在患病时能得到目前医疗条件下所能提供的、适宜的治疗技术和医疗服务，提供基本的医疗保障；其次，控制基本医疗保险基金支出，使有限的医疗卫生资源发挥最大的效用；最后，加强医疗服务及市场监督和管理。

医疗服务是一种特殊的服务产品，因此，医疗服务市场既具有一般商品市场的共性，又有其自身的特殊性。

1. 医疗卫生事业是福利性的公益性事业，国家给予财政补助和多种优惠政策，医疗服务生产的直接目的是满足国民的医疗保健需求，即健康需求，而非商业利益。

2. 医疗服务具有知识和科学技术密集型的特点，有较强的专业性和技术性，供方处于主导地位，垄断性大，需方被动消费，选择性小，因而，医疗市场是带有一定"专业垄断性"特征的市场，需求弹性较小。

3. 医疗服务生产是一种劳务产出，其商品具有无形商品特征，医疗服务的生产过程和消费过程是密不可分的。产品既不能储存，又不可能转运，医疗服务商品不可能像有形商品那样放在市场上任人挑选，因而也就不可能在事前或事中即可识别其优劣并对其进行检查和监督。

基于上述特征，衡量医疗机构经营效益，应从社会效益和经济效益两方面加以评价，不应仅局限于经济效益方面。

（二）医疗市场的内涵

1. 医疗市场

医疗市场即医疗服务市场，是把医疗服务作为一种特殊的劳务商品进行交换而形成的市场。可以将医疗市场分为狭义市场和广义市场。

狭义医疗市场是指医疗服务商品买卖的场所，其外延是指医疗服务商品的流通领域。

广义医疗市场是指医疗服务商品交换关系的总和，其外延包括医疗服务商品生产和再生产的全部过程。

2. 医疗市场的内涵

（1）医疗服务活动应当处于市场关系中，医疗机构的规模、固定资产的更新、医务人员的聘用主要由市场调节；医疗服务的生产和供给，改变"二等"作风（等国家拨款，等病人上门），面向社会多层次的医疗消费需要；医疗服务的劳动消耗主要由市场补偿，医疗服务的价格不但要反映医疗成本，而且要体现医疗技术劳务的价值，对医疗机构的评估和考核主要由医疗服务的消费者做出评价和选择，也就是在市场上分出高低和优劣，而不是单纯用行政手段评等级、排名次。

（2）医疗机构应当拥有经营自主权，使医疗机构成为相对独立的经济实体，拥有相应的权力和责任。

（3）政府不直接干预医疗服务的具体事务，理顺政府与医疗机构的关系，明确各自的职责，采取宏观调控手段对医疗市场进行监督管理。

（4）医疗机构经营活动应当按照有关法律法规进行经营管理，医疗服务活动应当在法制的轨道上运行。

二、医疗市场细分

（一）市场细分

市场细分是营销学的范畴，20世纪五十年代中期，美国学者温德尔·史密斯首先提出这一概念，其基本思想是按照某种标准将消费者市场人为地分割为具有不同特征的消费群体，以便运用不同的营销策略对其进行营销。

医疗市场细分是指医疗机构运用市场调研方法，按照健康需求者的年龄、性别、疾病谱等方面的特征，把医疗市场整体划分为若干个消费者群的市场分类过程。如每个疾病种类就是一个细分市场，也称"子市场"。在每一个细分市场，健康需求者具备相同保健需求特征。其实质是辨别需求特征，分别采取不同市场策略。

医疗市场细分的客观基础是医疗服务市场具有同质性和异质性。同质性即健康需求者对医疗卫生劳务商品的需求（或疾病种类）基本相同或极为相似。如人们都有追求具有"健康体魄，生命质量"的生活。异质性即健康需求者对医疗卫生商品的需求（或疾病种类）存在着趋异性。如糖尿病患者的需求与心血管疾病患者的需求存在较大的区别。基于医疗市场的这种特征，使医疗市场细分成为可能。

（二）医疗市场细分的标准

细分医疗市场，要确定细分的标准。由于市场细分的依据是消费者的需求和购买行为的差异性，因此，凡是构成消费者差异的因素都可以作为市场细分的标准。对于医疗市场来说应遵循以下几种主要的细分变量。

1. 地理细分

按消费者地区细分市场，处在不同地理位置的消费者各有不同的需要和偏好，他们对医疗机构的卫生劳务商品价格、医药信息、服务方式等经营措施的反应也常常存在差别。如一些地方病和传染病常常有特定的发病地点和流行区域，其医疗消费就会有不同的需求。再如，农村和城市的疾病谱也不一样，其医疗消费也会有不同的需求。地理因素是一个较为稳定的因素，它的突出特点是易于辨别和分析，是细分时应当首先考虑的依据。但是，它是一种静态因素，处于同一地理位置的消费者．其需求的差异也很大，因此医疗机构选择目标市场时还必须同时参考其他因素进一步细分。

2. 人口细分

按人口变量（如年龄、性别、职业、收入等）来细分市场。例如，不同年龄的人其患病情况不一样，老年人患病率高，且以慢性病为多；女性患病也有其自身的一些特点；某些职业，经常从事后易得职业病等，所有这些都会产生对医疗保健不同的需求。经济收入水平较高的人，其对特殊医疗服务的需求就较高。医疗机构可以选择其由一个或几个自己力所能及的有利市场为目标市场。

3. 制度细分

按医疗保健制度来细分市场。医疗保健制度影响着患者的消费（就医）心理和消费（就医）行为，医疗机构可以根据因医疗保健制度的不同而导致不同的消费心理和消费行为来细分医疗消费者市场。公费医疗消费者偏好贵重药、进口药、全面检查、医学专家诊治乃至特殊医疗服务；自费医疗消费者中除经济条件较好者外，通常在该方面的要求低一些，只要能诊治好疾病就行；而劳保医疗消费者则多为视其所在单位经济效益而定。

4. 疾病细分

根据疾病谱细分市场。人体各系统可以发生多种多样的疾病，医疗机构在充分认识现有技术力量、设备条件和资金状况的基础上，结合其他医疗机构办医情况和医疗市场竞争状况可以考虑选择对人体某一系统或其中一种疾病进行专门研究，把它作为自己的发展目标和方向。

三、医疗市场拓展策略

市场开拓策略是指商品生产者以什么样的手段和方法打开市场，提高本企业产品的市场占有率。其内容包括：①企业如何选定目标市场。②企业如何选定为目标市场服务的方向。③企业产品何时、何地、采取何种方式投放市场。④企业产品在市场上保持何种优势。⑤企业采取何种促销手段。⑥企业产品的质量控制在什么程度。⑦企业开展多少售后服务等。

目标市场开拓策略主要有五大典型策略，这些策略也适用于医疗市场的开拓。

1."滚雪球"策略

"滚雪球"策略是在现有市场的同一地理区域内，采取区域内拓展的方式，在穷尽了一个地区后再向另一个新的区域进军的拓展策略。采用这种"滚雪球"式的循序渐进市场开拓策略，可在一定程度上降低市场开拓经营风险，使企业稳扎稳打，循序渐进，不断扩大目标市场范围，对企业及品牌根基的牢固大有裨益。这种策略选择也存在时间稍长、企业发展速度缓慢等不足。但这种选择对于中小企业逐步滚大企业、滚强品牌却是最佳选择之一。

2."保龄球"策略

攻占整个目标市场中的某个"关键市场"——第一个"球瓶"，然后利用这个"关键市场"的巨大辐射力来影响周边广大的市场，以达到全部占领目标市场的目的。这种市场开拓策略称即为"保龄球"策略。

3."采蘑菇"策略

这是一种跳跃性的拓展策略，开拓目标市场时，通常遵循目标市场"先优后劣"的顺序原则，而不管选择的市场是否邻近。也就是说，首先选择和占领最有吸引力的目标区域市场，采摘最大的"蘑菇"；其次再选择和占领较有吸引力的区域市场，即采摘第二大的"蘑菇"，不管这个市场和最有吸引力的市场是否邻近；以此类推。"采蘑菇"的目标市场开拓策略，虽然给人挑肥拣瘦的感觉，存在缺乏地理区域上的连续性的缺点，但却是一种普遍适用的选择。

4."农村包围城市"策略

"农村包围城市"策略即先易后难的目标市场开拓策略，对实力尚弱、品牌知名度不是很高的中小企业比较适用，因为凭自己现有的实力攻占最难占领的中心城市市场，难度相当大，欲速则不达，成功的可能性也很小，而首先选择比较容易占领的周边市场，一方面积蓄力量和营销经验，另一方面积极向"中心城市"市场进行潜移默化的影响和渗透，往往可以实现最终占领"中心城市"市场的目的。尤其是目前"中心城市"市场的竞争相当激烈，众多企业纷纷往里挤以图分享一杯羹，却忽略了农村及小城镇市场需求的情况下，更不失为中小企业市场开拓策略的首选。

5."遍地开花"策略

遍地开花策略是开拓目标市场时，采用到处撒网，遍地开花的方式，同时向各个目标市场发动进攻，以达到对各个目标市场同时占领的目标市场开拓策略。

市场开拓策略的选择，对于经营策略及营销策略至关重要，因此在选择时需要格外慎重。而在具体的运作过程中，可以选择其中一种策略方式，也可以是几种策略方式的有效组合。总之，坚持实事求是的原则，根据医疗服务商品的具体情况而定，并以占领目标市场、实现短期乃至长期既定策略目标为最终目的。

第二节　医院服务营销

一、医院服务营销的概念

1. 医院服务营销

服务营销源于市场营销学范畴，服务营销是组织在充分认识消费者需求的前提下，为充分满足消费者需求而在营销过程中所采取的一系列活动。服务作为一种营销组合要素，是由于科学技术的进步和社会生产力的显著提高，产业升级和生产的专业化发展日益加速，一方面使产品的服务含量，即产品的服务密集度日益增大。另一方面，随着劳动生产率的提高，市场转向买方市场，消费者随着收入水平提高，其消费需求正向理性化、多层次化以及多样化等方向拓展。

随着医疗机构经营管理意识的提升，市场营销理念被植入这一福利属性的专业组织，并被广泛应用。因此，依据医疗机构的行业特征，医院服务营销特指医疗机构及医务人员在充分认识满足人们健康需求的前提下，通过医学手段向健康需求者提供医学（及药学）服务时所采取的一系列活动。在社会经济发展和医学科学不断推陈出新，以及人们健康意识进一步提高的背景下，医疗机构服务营销活动日益频繁，其前景更为广阔。

2. 服务营销与产品营销的区别

虽然服务营销策略的制订与产品营销有许多的共性，但由于服务自身的特点，使二者之间产生很大的区别。服务是一方能够向另一方提供的基本上是无形的任何活动或利益，并且不导致任何所有权的产生。它的生产可能与某种有形产品联系在一起，也可能毫无关联。它具有以下4个主要特点：无形性、不可分离性、可变性和易消失性，这些特点对制订营销方案产生很大影响。由于绝大多数服务是人提供的，选择人、培训人和对员工的激励，会对顾客满意上产生很大影响；服务企业还应该通过有形展示来表现它们的服务质量，并且对不同的服务过程进行控制，以保证优质服务。因此对服务性行业来说，除了传统的4Ps营销组合外，还要加3个P：人（people），有形展示（physical evidence）和服务过程（process），这就是服务营销7Ps组合。

二、医疗服务市场的特点

1. 医疗服务市场属于不完全竞争市场

医疗服务市场属于不完全竞争市场即垄断、寡头垄断和垄断竞争市场类型并存。具有供给特权和区域垄断的特征：医疗服务是社会福利性的，医疗服务机构多数是政府设置的公立性机构，具有公共产品属性，即使其他经济成分经营的医院亦如此。医疗服务提供者必须经过相关医学教育以及法律准许的行医许可，具有一定的进入壁垒。因此，存在一定的区域垄断性和技术垄断性。

2. 医疗服务过程非常复杂，专业性强，医患之间信息不对称

医疗服务市场是卖方市场。由于大多数健康需求者没有相应的医学知识，其对医疗服务的消费主导权基本上处在医疗服务提供者手中，消费者对医疗服务的选择权非常有限。医疗服务提供者也难与健康需求者就此专业问题和信息进行沟通。由于绝大多数健康需求者的医学专业知识有限，往往无法对医疗服务过程中的相关内容加以全面了解，这就形成了医患之间医疗服务项目信息的严重不对称性。所接受的医疗服务一般由医院和医生决定，健康需求者及其家属几乎无法对医师的治疗方案和用药方案进行认识、判断、评估，也就无法进行选择。

3. 医疗服务市场的需求价格弹性相对较小

与其他服务相比，医疗服务价格的变动对于医疗需求影响比较小。因为人的身体健康与医疗服务价格没有关联，即无论医疗服务价格的涨落，人们也不会因此而增加或减少生病的次数和时间，只要生病或因健康需求原因，就会产生对医疗服务的需求；另外，医疗服务的不可替代性，使健康需求者在接受医疗服务时缺乏选择权，往往处于被动地位。

4. 医疗服务价格不是由市场机制调节，服务提供者的基本目标也不是追求利润最大化由于医疗服务产品的特殊性以及健康需求者存在个体差异，医疗服务项目不可能通过市场供求关系来形成，多由政府定价、政府指导价格和行业参考议价而形成。医疗卫生事业是具有一定福利政策的社会公益事业，首要目标是社会效益和救死扶伤，而非利润最大化。

三、医院服务营销的意义

1. 树立良好的医院形象

良好的信誉对任何组织都是无价的财富。医疗机构提供周到、热情、高效的服务，在健康需求者心目中形成切实关心每位就医者的美好印象，是其体现福利属性的根本。

2. 提高医院服务项目的附加价值

优质医学（及药学）服务可增加医疗项目的整体价值，从而使医疗机构提供的服务项目的附加价值愈大，健康需求者的满意程度愈高，亦强化他们的忠诚度，医疗机构作为提供社会福利性服务的特殊组织，通过优秀的服务营销，提高健康需求者的满意度、信任度，实现自己的经营目标，巩固自己的市场地位。

3. 医院赢得社会认同的重要手段

有利于医院更好地满足健康需求者的医疗需求，增强医院的竞争力。

4. 有助于医务人员医学技术的不断提高，并与健康需求者建立长期良好的医患关系 为医院积累宝贵的"顾客"资源，从而有稳定的市场份额。

四、医疗服务营销策略

1. 医疗服务（产品）策略

（1）核心医疗服务（产品）：健康需求者到医疗机构最关心的利益是维护身体健康，消除自觉症状。医院关心健康需求者的真实需求，同时，他们会喜欢那些真正为他们着想的医疗服务机构。

（2）便利服务：为了让健康需求者能够方便快捷的获得核心服务，医院主动提供全面周到的便利服务。

（3）延伸服务：提供超过健康需求者期望的服务和利益，以便把医院的医疗服务项目与同行竞争者的服务项目相区别，形成良好的口碑。

2. 医疗服务价格

影响医院服务价格制订的因素有医疗成本、医疗市场需求以及行业竞争者价格外，还需要考虑国家政策法规以及第三方保险机构的要求，这也是医疗服务营销中一个重要特点。

3. 医疗服务渠道

医院的分销渠道策略可以用自销和分销代理的方式销售其医疗服务项目。

（1）直销，医院通过健康需求者以直接求医上门的方式销售医疗服务项目。

（2）分销代理，医院也可以通过转诊会诊网络、社区保健网络、急救和交通事故部门、医疗保险组织等形成自己的其他分销网络。

（3）其他方式，通过增加就诊网点等方式，方便健康需求者就诊需要，扩大医疗服务市场份额。

4. 医疗服务促销

医疗服务促销的有效方式有公共关系、人员推销、医疗服务的销售促进以及直接销售等，比如社会公益活动、公共关系活动、健康知识咨询热线、免费服务电话、专用网站、直邮促销一些特色的医疗服务等，亦可对一些重点大客户群进行人员促销等。

5. 医疗服务提供者与接受者

在医疗服务营销组合中，医疗服务质量与服务供应者是不可分割的。在对健康需求者进行医疗服务的过程中，医疗服务提供者（医院）和医疗服务接受者（健康需求者）双方都对服务效果有直接的影响。因此，医院通过各种培训、激励和监督等方式，提高医务人员的专业技术水平和服务理念，完善医疗服务质量，关心他们的需求、感受，提高沟通交流能力。

6. 医疗服务过程

医院通过门诊服务、住院服务、急救服务、手术服务、医学检验服务以及其他治疗手段等医疗服务形式，服务过程中向健康需求者详细交流医疗服务过程中出现的问题，弥补医疗服务过程信息不对称的缺陷。

7. 医疗服务有形展示"医疗服务有形展示"

医疗服务有形展示"医疗服务有形展示"是指医疗服务环境、医务人员与健康需求者沟通交流的场所、促使服务过程透明度等任何设施。医院通过这些有形展示来表现医务人员的服务质量。如外科手术室的透明玻璃窗向家属展示手术全过程，医疗服务项目价格展示等，增强健康需求者的信任度。

第三节　患者行为分析

一、认识患者行为

（一）患者行为定义

我们所熟知的健康概念是指人在身体健康、心理健康、道德健康和社会适应上良好的状态。在整体健康的意义上而言，偏离健康状态，均可成为医院的患者。

当人不再是在一种良好状态上生活，偏离健康对于患者而言直接的感受就是"不适"。为了消除不适，患者将采取一系列行为，以对身体征兆做出反应，对体内状况进行监测，确定和解释躯体征状，寻求疾病原因，采取治疗措施和利用各种正式和非正式的保健资源等，我们称之为患病行为。其中，对体内状况监测、寻求病因、采取治疗措施等行为将可能寻求医院服务。患者行为是指患者为获取、使用、评价和处理他们期望能够满足其需求的医院服务过程中所表现出的行为。

患者行为是一个复杂的过程，涉及患者对于自己所患疾病的认识、对于就诊场所的了解、自己希望付出的经济代价、时间安排、社会关系、获取医院服务的期望、就医过程感受、就医结果评估以及对于就医满意度宣传等多个方面。患者行为任何一个方面的偏差都将产生不同的就医行为，如此就会出现同一种疾患者会选择不同的就医场所、在同一就医场所会选择不同的诊疗方式、对于同一个诊疗方式有不同的感受等个性化的行为反应。在繁杂的患者行为中，抓住共性以供经营管理决策，是患者行为分析的最终目的。

（二）患者行为过程

1. 信息获取阶段

患者获取医疗健康知识、就医信息以为就医决策做出判断。信息来源有个人活动的信息和外部社会环境对患者施以的影响。

2. 决策阶段

决策阶段是患者结合自身固有的心理因素，对所获取的信息进行处理，从而做出选择到哪个医疗机构就医，以及如何选择医生、诊疗方式等的决策。就医决策是动态行为，因为在就医过程中获得新信息后，决策随时可能调整与改变。

3. 就医阶段

患者选择好就医的医疗机构后，正式实施就医行为的过程。

4. 评价阶段

患者在就医之后，往往会通过医院服务同自身期望之间的差距来进行评价，这样的评价可能产生三种结果：实际情况与消费者的预期相匹配，患者持中立态度；实际超出预期，患者感到满意；实际低于预期，患者产生不满。患者满意或者不满意，是可能传播的信息，一般不满意的传播力量更强，传播速度更快并给医院品牌造成更大影响。

二、影响患者行为的个体因素

（一）患者资源

1. 患者的经济资源

患者决定是否就医、如何选择就医路径、对于就医结果的期望等，首要影响因素是经济资源，包括以下几个方面：

（1）患者的收入构成：对于绝大部分患者而言，收入是就医支出的主要来源，对于患者行为影响大。一般收入包括工资、奖金、津贴、红利和利息等，但不同人群的收入差异很大。收入构成不同，患者消费心理将产生差异，比如工资高、奖金低的患者，由于收入稳定性高，对于可承受范围内的就医支出不敏感；而工资低、奖金变化大的患者，由于收入差异大，就医支出承受力将容易受到个人业绩影响。

（2）患者可支配收入：决定患者就医支出的，除了个人收入之外，收入是否可支配以及支配的任意程度也将影响患者的就医决策。而个人可任意支配收入则扣除了维持个人和家庭生存所必需的支出，这部分收入对于就医消费的决策作用最大。

（3）个人储蓄与未来收入：影响患者就医决策的除收入因素外，个人储蓄以及未来收入预期也起到非常重要的作用。个人储蓄是消费习惯养成的基础，消费习惯的延续是现在就医决策的潜在因素。对未来充满自信，收入增长期望高的患者，容易产生超出现有消费能力的心理。

（4）固定资产：拥有固定资产，在非常迫切需要健康的情况下，可能转变为可消费来源，是患者就医强大的心理后盾。

（5）可能获得的经济支持：家庭对于个人的支持，亲人对于患者的帮助，以及能否获得信贷支持等，都是患者重要的经济资源。

（6）医疗保险支付：患者是否参与医疗保险、工伤保险，或者意外伤害能否得到保险支付，会影响患者就医支付情况，从而影响患者就医决策。

2. 患者的时间

（1）就医时间预算：就医所需要花费的时间，是否需要住院，往往是患者行为决策需要考虑的问题。小病去诊所省时间，而且一般会就近选择。大病去医院，可以花费一天的时间，会选择距离不太远的医院，或者花更长时间于交通而选择一家看病时间短的医院。对于时间充裕的患者，则会挑选更为熟悉的就医场所。

（2）时间的价格衡量：不同收入人群，对于时间的经济考虑不同。收入高且忙碌的患者，节省时间等于节省金钱，在花费高于时间收益的情况下，往往愿意花更多的钱选择方便可及的医院服务。所以提供高端医疗服务者设计服务产品时，必须考虑时间价值，减少等候时间，将产品设计为方便可及。

（3）时间的可替代性：医疗服务有必需患者亲自参与部分和可替代部分，比如检查结果的快递服务、网络查询服务，可减少患者再次来院的时间，对于患者行为决策具有参考价值。

3. 患者知识

知识是储存在头脑中的信息，患者知识包括患者对于疾病知识的了解、对于就医过程的了解和对于医疗机构的了解等。患者知识与患者所受教育程度有关，但并不完全相关，学习会改变患者知识。

（1）对于所患疾病的了解：对于健康知识的掌握，决定患者对于自己所患疾病的判断，进而决定是否选择就医或者选择何种医疗机构就医。比如头痛，可能仅仅是伤风感冒引起的，自行口服解热镇痛药就可以了；但也可能是颅脑占位性病变引起，需要做头颅 CT 或者核磁共振检查以确诊；也可能是中风引起的，越早寻求专业救治预后越好。如果有基本的判断能力，则可能有针对性地选择就医行为，而没有判断能力的就医行为决策，则需要依靠就近的医疗帮助。

（2）就医相关信息的掌握：何种医疗机构适合何种疾病就医，周边有哪些医疗机构，每个医疗机构的优势与缺陷，这些信息都是患者行为决策的重要依据。而对于就医过程的了解，在患者就医过程中将形成比对，从而产生就医满意度问题。向潜在患者推送医院信息，使患者就医决策时选择，是医院营销工作必须考虑的问题。了解每一个患者对于就医过程的熟悉程度，给予个性化的服务方案，是医院获得更高满意度的有效办法。

（3）学习改变患者的知识：患者知识不会一成不变，而是将随着学习改变头脑中储存的记忆。这种学习可能来自患者日常主动的学习，也来自健康教育等被动学习，以及患者不断的就医过程导致的记忆。

（二）就医动机

1. 患者的需要

患者需要的根源是当身体、心理或者社会适应性等偏离良好状态后引起不适，以及对于恢复健康状态的渴望。这种渴望与所患疾病病种、疾患程度以及个人耐受、患者对于疾病的认识等相关。为更好分析患者行为，很多学者对患者的角色定位进行了研究。

帕森斯最早提出从四个方面来分析患者角色：①患病个体对自己的健康状况不负有责任。②患病个体免于承担日常任务和角色义务。③认识到患病是不合社会需要的，患病个体具有恢复健康的愿望，并且社会也要求他这么做。④为了康复，患病个体应该寻求技术适当的专业性帮助，并在康复过程中与医生合作，以胜任社会角色的义务。将健康和患病问题放在社会背景上考虑，我们会发现患者角色认知是不仅仅根据个人需要的，而是有社会因素考虑在内，从中我们可以从患者那里预期到患者的行为。

弗雷德森在对疾病的社会解释为背景的基础上，提出了理解帕森斯"病人角色"概念的3个角度：①个体是否对这种偏离负有责任。②偏离的获得性的严重性。③偏离的获得性的合法地位。

除此以外，他还区分了三种对应于不同疾病类型和程度的患者角色：①条件性的患者角色适用于患暂时性疾病、可以康复的人。②无条件的合法患者角色指患有不可治愈疾病的人。③非合法性的角色，指别人所不齿疾病的患者。

患者需要从不同的经营管理角度看，又会有不同的理解。比如，从改进护理服务的角度，有学者对于门诊、急诊及住院病人的需要总结如下。

门诊病人的心理需要：需要认同，需要引导，需要解释，需要承诺。

急诊病人的心理需要：需要重视，需要保证，需要扶持，需要抚慰。

住院病人的心理需要：需要良好的住院环境，需要被接纳和有所属，需要被了解和被尊重，需要了解疾病知识，需要亲友的探望，需要多样化的精神生活。

2. 患者的动机

从需要到行为，中间有一个动力因素，使患者去实施就医行为，并且一直持续下去直至行为结束，这个动力因素就是动机。

需要是引起动机的内在条件，只有唤醒状态的需要才能成为行动的转化力，唤醒可能来源于内在因素，也可能来自外在刺激。比如腹痛不厉害的情况，很多患者忍忍就过去了，不会形成就医行为，而一旦疼痛加剧难以忍受，就产生了就医的动机。但在疼痛不厉害的情况下，如果有人告诉患者要警惕患有癌症的可能，最好到医院检查一下，患者就医的动机也会产生。

动机包括行为的能量和行为的方向两个方面，行为能量由需要程度决定，行为的方向则与个人经验、环境影响等息息相关。

动机是复杂的，一种行为背后都蕴藏着多种不同的动机，各种动机的强度可能有差异；类似的行为未必出自同一个动机，类似的动机不一定导致相同的行为；动机并不一定能显现，有时候患者也不知道自己的动机是什么。

3. 动机分析理论

（1）马斯洛的需要层次理论：美国心理学家马斯洛（Maslow）1943年提出，人的需要分为5个层次，即生理需要、安全需要、爱与归属需要、自尊需要、自我实现需要。生理需要是最基本、最底层的需要，比如食物、水、空气、性欲、健康。安全需要是不受到威胁的感觉，也属于低层次需要，包括对人身安全、生活稳定以及免遭痛苦、威胁或疾病等。爱与归属需要体现着人活着的价值感，包括对友谊、爱情以及隶属关系的需要等。自尊需要是人在社会上得到他人认可，比如获得成就、名声、地位和晋升机会等。自我实现需要是对于人生境界的追求，希望获得机会发挥自己的潜能。5个层次的需要有高低分别，低层次的需要被满足后才会有更高层次的需要出现。马斯洛需要层次理论在患者行为中的体现，见图6-1。

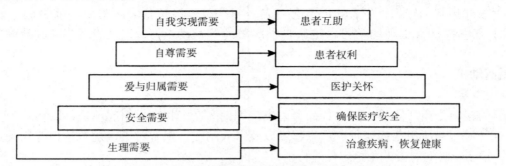

图6-1 马斯洛需要层次理论在患者行为中的体现

马斯洛需要层次理论为我们分析患者动机提供很好的参考思路，但实际应用中不能完全套用，而要活用。患者的需要是复杂的，往往多种需要同时存在，比如希望治愈疾病的同时，希望确保医疗安全，希望得到医护关怀，只是因为患者角色不同，对于某一部分的关注点更强烈而已，一旦关注热点得到满足，很快可能转向其他需要的关注。很多医疗纠纷的产生，往往是医院服务过程中，重点在患者当时关注的需要上，忽视了其他需要，比如抢救患者的时候，患者为了得到及时救治而不会关注其余细节，一旦患者抢救不成功，患者家属则会反思抢救过程中没有得到更多疾病的知情权等，从而质疑医院服务的缺陷，导致医患纠纷的发生。

（2）双因素理论：双因素理论由美国心理学家弗雷德里克·赫茨伯格（Frederick 小时 erzberg）于1959年提出，最初用于对工作动机分析，将导致对工作不满的因素称为保健因素，导致工作满意的因素称为激励因素。保健因素如工资、工作条件和规章制度等，对行为起不到激励作用，但如果得不到保障将引起人们不满。激励因素如晋升，对行为起到激励作用。后来在市场营销理论上引用以消费者动机分析，将商品的基本功能、给消费者提供的基本利益与价值，称为保健因素；将提供给消费者的附加值，称为激励因素。

双因素理论用于患者行为分析，医院服务满足患者诊疗基本期望的部分，一般指能正确地诊疗，是保健因素，没有达成会导致患者不满意；提供给患者超出预期的部分，比如诊疗效果满意且服务超预期地好，患者将因此满意甚至感动，是激励因素。

（三）患者知觉

1. 患者的知觉过程

（1）知觉的概念：知觉是人脑对刺激物各属性和各个部分的整体反应，是感觉信息加工和解释的过程。知觉来源于感觉，又不是感觉的简单汇总。感觉是天生的，知觉是后天形成对感觉信息的加工和解释。

（2）感觉与刺激物：感觉是人脑对直接作用于感觉器官的客观事物个别属性的反应。感觉的形成需要刺激物展现在消费者的感觉神经范围内使感官激活。刺激物的展露是把刺激对象放置于人相关的环境内，人将被动地受到刺激，或者主动寻求相关刺激信息以满足需要。

（3）刺激物注意：刺激物展露于人的相关环境内，人将对展露的刺激物分配某种处理能力以做出进一步加工处理，这就是刺激物注意。注意具有选择性，影响注意的因素主要有以下3个方面：①刺激物因素。a. 大小和强度。大的刺激物比小的刺激物更容易引起注意，反复刺激会增加注意。b. 色彩与运动。彩色画面比黑白画面更容易引起注意，运动物体容易引起注意。c. 位置和隔离。处于视线范围内更容易引起注意，处以视野正中范围内容易引起注意。d. 对比和新颖性。与背景有明显反差及新颖的物体更容易引起注意。e. 格式。简单、直接的信息呈现更容易引起注意。②个人特征。包括需要与动机、态度、适应性水平等。③情境因素。指人当时的身体状况、情绪及环境中独立于中心刺激物的那些部分。

（4）刺激物理解：刺激物理解是认知的最后阶段，是人赋予刺激以某种含义或意义的过程，涉及人依据现有知识对刺激物进行组织分类和描述，同样受到个体因素、刺激物因素和情境因素的影响。人对刺激物的组织过程一般遵循以下原则：①简洁原则。人在对知觉对象或刺激物的理解过程中，有将各种感知组织成简单模式的倾向。②形、底原则。人对刺激物进行组织的过程，倾向于把刺激物最受关注或得到最多注意的那些因素，构成知觉背景或底色。③完形原则。在要素不完全的情况下，人也有将刺激物发展成一幅完全画面或图景的趋势。

2. 患者对于医院服务的知觉

（1）质量认知：医院服务中的诊断准确性和治疗正确性与效果无疑是患者评价服务质量的主要基础。诊断准确性涉及医师的诊断思维、采集病史的完整性、辅助检查的准确性等。治疗的正确性涉及医师的施治思路正确与否，治疗方式是否为最优选择，治疗过程是否符合规范等。诊疗效果的认知，与是否达到医疗规范效果及患者的预期均相关。

（2）患者质量认知的形成：患者对医院服务质量的认知，是通过医院服务本身的质量感知和外在线索形成整体印象。医疗质量、服务态度、服务流程及医院环境都将对患者的质量认知产生影响。但患者不一定都会有亲身体验经历，医院的宣传以及已经就医过患者的传播对于患者的质量认知会非常重要。

（四）患者态度

1. 患者态度的概念

患者态度是患者对医院服务所持有的正面或反面的认识上的评价、情感上的感受和行为上的倾向。患者态度是在对医院服务的接触后形成的，一旦形成将储存在脑海中，在就医决策时体现出来。患者态度是一个动态的概念，将随着对医院服务接触的增加而发生变化，对患者的说服是患者态度改变的主要方式。

2. 传递者对患者态度改变的影响

传递者是说服患者改变态度者，影响说服的效果与传递者的权威性、可靠性、外表吸引力和患者对传递者的喜爱程度相关。

3. 传播特征对患者态度改变的影响

传达者发出的信息与患者原有态度差异越大，越不容易引起患者态度的改变。双面论述比单面论述说服力弱，但运用得好更容易为患者所接受，

（五）患者个性和生活方式

1. 患者个性

个性是在个人生理素质的基础上，经由外界作用逐步形成的独有特性。个性形成后具有一定的稳定性和一致性。荣格（Jung）认为人的个性是由很多相对的两极内动力形成，比如根据感觉对直觉、思维对情感可分为感觉思维型、感觉情感型、直觉思维型和直觉情感型。卡特尔（Cattell）根据个人的根源特质来区分人的个性，并总结出人的个性的16个根源特质：开朗性、聪慧性、稳定性、支配性、兴奋性、有恒性、勇敢性、敏感性、怀疑性、幻想性、机敏性、忧虑性、实验性、独立性、自律性、紧张性。不同类型的个性有不同的信息处理和决策特征，医院可以面对不同类型个性人群针对性采用差异化的营销策略。

2. 患者自我意识

自我是个人对自身一切知觉、了解和感受的总和。自我概念具有多样性，包括实际的自我、理想的自我、社会的自我、期待的自我等。患者总是喜欢选择与自我概念相一致的服务，而避免与自我相抵触的产品。所以医院服务产品的营销，传递患者自我信息容易得到患者的认同。

3. 患者的生活方式

生活方式是个人在成长过程中，与社会因素交互作用表现出来的活动、兴趣和态度模式。生活方式是医院服务市场细分的有价因素，医院营销可以通过对生活方式的调查找出患者的生活特征，从而制订针对性的营销策略。

三、影响患者行为的环境因素

（一）文化因素

1. 文化的概念

广义的文化包括物质文化和精神文化，狭义的文化是人类精神活动所创造的成果，经营管理研究所

说的文化一般是指通过一定社会学习获得的、用以指导消费行为的信念、价值观和习惯的总和。文化具有如下特点：①习得性。文化不是与生俱来的，而是通过学习得到的。②动态性。文化不是静止不变的，随着环境的改变而不断变化。③群体性。文化为特定的社会群体所共有。④社会性。文化有上代传承下来的习惯和模式，同一文化成员间将互相交往、互相联系实践。

2. 信念

信念是反映一个人有关某物特有知识和评价的心智及语言的表达。

3. 价值观

价值观是关于理想的最终状态和行为方式的持久信念，是人们用于指导其行为、态度和判断的标准。患者在社会成员间关系的价值观、环境价值观、自我价值观等，都将对患者行为构成影响。

4. 习惯

习惯是构成人们日常行为的公开行为方式，是特定环境中文化被许可接受的行为方式。

（二）社会阶层

1. 社会阶层

社会阶层是具有相同或类似社会地位成员组成的相对持久的群体，由于社会地位的差异，导致社会成员分成高低有序的层次。社会阶层有以下特征：

（1）地位性：社会地位是人们在社会关系中的位置以及围绕这一位置所形成的权利义务关系，与出生、继承、就业和创造性活动等有关。个人所处社会阶层是与社会地位相联系的。社会阶层高的人员社会地位也高。

（2）多维性：社会阶层不是单纯由收入或职业决定的，与多因素相关。

（3）层级性：连续构成的社会被划分为高低不等的层级。

（4）同质性：同一阶层的人倾向于与同一社会阶层人员交往，从而使同一阶层之间价值观趋同，导致同一社会阶层人员价值观与行为具有相同性。

（5）限定性：社会阶层的同质性，导致产品很难在不同社会阶层同时受认可与欢迎。

（6）动态性：随着时间的变化，每个人的社会地位因为个人的努力因素等将发生变化，所处社会阶层也将发生变化。

2. 社会阶层的决定因素

决定社会阶层的因素有经济因素、社会互动因素和政治因素。

（1）经济因素：包括职业、收入和财富，是决定社会阶层的基础因素，也是消费差异性最明显的因素。

（2）社会互动因素：个人声望、社会联系和社会化。个人声望决定着受尊重与否及程度，社会联系反映交往的圈子，社会化是个人习得技能、态度和习惯的过程。

（3）政治因素：权利、阶层意识和流动性。

3. 阶层划分方法

美国社会研究公司（Social Research，Inc.）曾根据职业、教育、居住的区域、家庭收入4个方面综合测量人的社会阶层，根据综合得分将社会阶层分为上层、中层、下层，每个社会阶层在收入、学历和职业上有独自的特征。

（三）社会群体

1. 社会群体的含义

社会群体是指通过一定的社会关系结合起来进行共同活动而产生相互作用的集体。社会群体具有以下基本特征：①群体成员间具有联系纽带。②群体成员有共同目标和持续的相互交往。③有共同的群体意识和规范。

2. 社会群体分类

（1）正式群体和非正式群体。正式群体有明确目标、组织结构和具体的成员角色分工。非正式群体是由于共同爱好、兴趣和看法自发形成的群体。

（2）主要群体和次要群体。主要群体是成员之间具有经常性面对面接触和交往，形成亲密人际关系的群体。次要群体是有目的、有组织地按照一定社会契约建立起来的社会群体。

（3）隶属群体和参照群体。隶属群体或成员群体是消费者实际参加或隶属的群体。参照群体是人在某种特定情境下作为行为指南使用的群体。

3. 与患者行为相关的社会群体

（1）家庭：家庭决策将制约或影响家庭成员的就医行为。

（2）朋友：朋友属于非正式群体，但对患者行为的影响作用也比较明显。朋友的建议将影响患者选择就医场所、就诊医师乃至诊疗方案的选择。

（3）工作群体：同事也是患者常接触的群体，同事的意见、建议或就医经历，都将影响患者行为决策。

4. 参照群体

参照群体是患者行为决策时用以作为参照、比较的个人或群体，不仅包括家庭、朋友、直接互动的群体，也包括其他对患者行为产生影响的个人和群体。

（1）参照群体的分类：参照群体根据成员资格和影响的正面性，分为接触群体、渴望群体、背离群体和避免群体，见表6-1。

表6-1 参照群体的类型

	成员群体	非成员群体
正面影响	接触群体	渴望群体
负面影响	背离群体间3	避免群体

（2）参照群体的影响方式：参照群体将通过以下方式对患者就医造成影响：①规范性影响。比如工作群体对于就医的管理规定，对就医费用、休假政策的管理规定，都将影响患者行为决策。②信息性影响。参照群体成员的行为、观念、意见被患者作为有用的信息予以参考。比如朋友曾经在某医院就医满意或不满意，对于患者的就医行为决策将产生比较大的影响。③价值观上的影响。比如群体对于人流手术的看法，当存在"人流是非人道"的价值观时，意外怀孕的患者选择人流与否将受很大影响。

（3）参照群体影响强度的相关因素：参照群体对患者的影响程度与以下方面相关。①医院服务的必需性。比如常规健康体检项目，并非患者所必需，影响性小；对于患病后必需治疗，患者行为受群体的影响较大。②医院与群体的关系。合作单位群体对患者就医行为的影响大。③医院的发展周期。新成立的医院，群体对患者行为的影响较大。知名的品牌医院，患者自我选择可能性大．群体对患者行为的影响变小。④患者对群体的忠诚度。对群体忠诚的员工，容易受群体规范的影响。⑤患者决策的自信程度。当患者也不知道该如何选择时，群体对患者的影响大。

（4）参照群体概念在经营管理中的应用：①名人效应。名人对于崇拜他们的受众具有巨大的影响力和感召力，比如整形美容项目选择名人做广告会起到较好的效果。②专家效应。专家所具有的丰富知识和经验，可在患者心中产生特有的公信力和影响力。做好专家宣传是每个医院经营管理的重要环节。

四、患者的就医行为决策

（一）决策行为的钻石理论

在战略管理理论中有种钻石理论．是指组织决策的时候，将根据组织自身期望、社会期望、个人资源和社会资源所决定的能力，三者的交汇产生战略决策点。

类似地，个人行为决策，也会考虑自己想要的、自己能要的和社会需要的三种因素，三者的交汇点是决策的重要依据见图6-2。能做是客观资源，需要做是客观制约，想做则是个人主观因素。找到个人决策点，进行理性决策是科学决策，但决策点不会一成不变。任何一个方面的变化都可能影响患者决策，其中改变患者想做的主观因素是相对容易的方向，是医院营销的着力点。

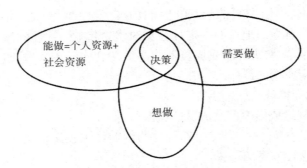

图 6-2　个人决策模型

（二）行为决策的预期理论

预期理论是由 Kahneman 和 Tversky（1979，1984）在心理学主观期望理论的基础上发展而来。该理论的基本前提，见图 6-3，收益和损失组成横轴，价值组成纵轴，两个轴的交点就是参照点代表个体当前的状态。根据函数可以看出，人们对可能的损失比可能的收益更敏感，即表现出损失厌恶。由此，人们将产生三种观点：①面临"获得"，人们倾向于"风险规避"。②面临"损失"，人们倾向于"追求风险"。③获得和损失是相对于"参照点"而言的，即人们常常对结果偏离某一非固定偏好水平（如现状）的方式，而不是对用绝对项衡量的结果更加敏感。

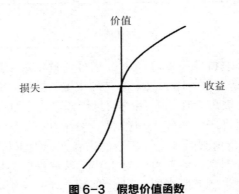

图 6-3　假想价值函数

（三）就医行为决策变动

就医行为决策是个动态过程，其变化与决策点和参照点直接的贴合性变化相关。患者选择参照点与对疾病痊愈程度的预期和就医面对的医疗价格相关，两者哪个占优则依赖于疾病的具体类型和人们的支付能力，在支付能承受医疗价格的情况下，对于疾病痊愈的预期将占主导地位。

就医行为与其他消费行为决策明显的区别在于，患者对于损失的厌恶程度非常高，因此，在治疗效果一般与治疗效果较好的两个方案中，多数人会倾向于选择治疗效果较好的方案，以规避可能导致的风险。

五、以患者为中心的经营决策

分析患者行为的终归是为医院的经营决策服务，如何通过针对患者行为分析做到知己知彼的经营决策，是学习的关键。以下是患者行为分析对于医院经营管理的主要贡献。

（一）抓住患者行为进行有效传播

在医疗广告设计中使用能够强化患者感知的色调，将广告投放在患者容易引起注意的场所，反复刺激患者感官以增强患者感受，选择合适媒体抓住患者行为决策要素进行有效传播。

（二）设计流程规范提升患者满意

患者就医过程的每一个点都将影响与患者预期的对比，从而产生患者满意与不满意。设计顺畅的服务流程，用通用的流程规范保障患者感受不与预期偏差，是保障患者满意度的关键。在部分服务流程中融入超出预期的服务亮点，是提升患者满意度的重要措施。

（三）做好客服服务影响患者评估

患者满意与不满意都将传播，其中不满意部分传播对于医院品牌将产生巨大影响。给予患者满意或者不满意评价设立开放的窗口，尤其是不满意患者做好后续客服工作，是减少不满意患者对外传播，提高患者满意程度的有效途径。

第四节　医院客户关系管理

一、医院客户关系管理的内涵

（一）客户关系管理的内涵

客户关系管理是通过对客户详细资料的深入分析，来提高客户满意程度，从而提高企业的竞争力的一种手段。客户关系是指围绕客户生命周期发生、发展的信息归集。客户关系管理的核心是客户价值管理，通过"一对一"营销原则，满足不同价值客户的个性化需求，提高客户忠诚度和保有率，实现客户价值持续贡献，从而全面提升企业盈利能力。客户忠诚度是指客户因为接受了产品或服务，满足了自己的需求而对品牌或供应（服务）商产生的心理上的依赖及行为上的追捧。它主要通过客户的情感忠诚、行为忠诚和意识忠诚表现出来。情感忠诚表现为客户对企业的理念、行为和视觉形象的高度认同和满意；行为忠诚表现为客户再次消费时对企业的产品和服务的重复购买行为；意识忠诚则表现为客户做出的对企业的产品和服务的未来消费意向。

营销学中的定律，80%的业绩来源于20%经常惠顾的客户，美国学者赖尔克奇和萨塞的一项研究发现，客户忠诚度对利润的影响比市场份额更为重要。当客户忠诚度上升5%时，利润上升幅度将达到25%～85%。客户忠诚度不仅使企业降低了为老客户提供服务的成本，同时忠诚客户又会努力地向亲朋推荐企业服务，成为企业的传道者。

为了提高客户的忠诚度，以80/20法则为理论基础的客户关系管理起源于20世纪80年代初期提出的"接触管理"，即专门搜集整理客户与公司联系的所有信息，至20世纪90年代初演变为包括电话服务中心与支援资料分析的"客户服务"，经过近30年的不断发展，最终形成一种旨在改善企业与客户之间关系的新型管理机制，即"以客户为中心"的管理理念。随着电脑及网络技术的发展，以CRM的管理理念为核心，许多著名软件公司都推出了各自的CRM软件。一个有效的CRM系统可帮助企业对每个客户的数据进行整合，提供对每个客户的总的看法，聚焦于利润贡献度较高的客户（重点客户），提高它对企业的忠诚度。

（二）医院客户关系管理

对医院来说，患者即为客户，只有留住老客户，并不断扩大新客户队伍，医院才能得到发展。当然这可以通过提高医院的垄断性医疗技术来实现，但在医疗市场竞争日趋激烈的今天，任何医院都很难保证其医疗技术处于垄断性地位。为了维系并巩固既有患者群，赢得新患者的认同，同时增进患者的忠诚度和利润贡献，医院可以借鉴企业CRM的管理经验、服务理念并融合医院本身的业务营销特色，建立"以患者为中心"的医院客户关系管理（Hospital Customer Relationship Management，HCRM）体系。它的核心思想是通过与患者的"接触"，采集患者的信息、意见、建议和要求，并通过深入分析（可借助于电脑软件、网络通信等手段），为患者提供完善的个性化服务，从而提高医院整体的竞争能力，优化其赢利模式。

二、医院客户关系管理的意义

1. HCRM可以实现医院前后端的统合性

医院的前后端必须统合。前端主要是指各种患者联系渠道的整合，患者通过医院社区服务点、电话、网络、医院门诊等各渠道方便无碍地与医院接触。后端指的是医院采用强大的后台资料分析系统，探索患者资料，并进行深入挖掘，以作为患者管理的依据。医院通过后端将患者一般资料、近期就诊趋势、就诊次数和质量等进行综合分析，得出患者需要的服务，再通过前端向患者进行新服务的介绍或就诊信息，使患者形成有专职医护人员贴身服务的良好感觉。

2. HCRM 可以实现"一对一"的个性化服务

将每个患者作为独立单元。HCRM 可以在了解患者的姓名、通信地址、个人喜好、生活状况以及就医习惯、病史等资料的基础上，形成患者的个人资料库，从而可在此基础上进行"一对一"的个性化服务，以制订相应的诊治策略和方案。医院根据差异化竞争战略、根据患者的疾病类型来提供差异化服务。这样所对应的不同患者的疾病类型既体现了"大规模"，又兼顾了"个性化"。医院通过对患者疾病诊断及治疗过程了解他们的需求，并主动帮助他们"发现"自己的需求，影响他们的选择，有助于拓展新的服务。

3. HCRM 可以实现医疗服务的实时性

电子信息时代，医院患者快速接受大量医疗领域的讯息，因此他们对健康和医疗保健的认识也在不断改变。这就迫使医院进行 24 小时不间断的针对性服务，及时调整患者策略，根据患者特殊要求的产生及时调整服务方式，在医院竞争中赢得先机。这就要求医院提升患者服务的针对性，使它在 HCRM 方面和医疗服务推广渠道方面都具备"实时性"的特征，通过它的及时支援实现前端服务的互动性和智能性。

三、医院客户关系管理的策略

1. 客户沟通策略

纵观整个营销的历程不难发现，沟通一直是营销世界里的一条重要的红线。无论是医院的主动诉求，还是客户的回应询问，无论是使用大量媒体或电话营销，还是使用接触中心或者电子邮件，本质上都是在沟通。HCRM 采用的沟通策略是关系化营销的沟通和一对一的互动沟通。HCRM 采用先进的信息技术手段，它通过将人力资源、业务流程与专业技术进行有效的整合，为医院涉及客户或消费者的各个领域提供了完美的集成。

2. 市场细分策略

市场细分是通过收集、加工和处理涉及消费者消费行为的大量信息，将消费群体划分成若干个具有某种相同消费特征的小群体，同属一个小组的消费者彼此相似，而隶属于不同小组的消费者是被视为不同的；由于客户之间存在着不同的利益需要，因而客户关系的形态也有很大不同，可以依据规模、性别、年龄、职业等划分成不同的客户关系类型，并针对客户消费偏好或特征采取措施来管理复杂多样的客户关系。

3. 个性化与一对一营销策略

个性化策略是指通过不断调整用户档案的内容和服务，达到基于客户的职业特点或生活习惯来确定客户期望达到的医疗保健的目的，在基于客户的职业特点或生活习惯的基础上搜寻相关信息内容，进而以一个整合的、相互联系的形式将这些内容展示给客户。个性化服务要以需求为导向，研究客户的需求，并采取个性化与一对一营销是医院客户关系管理的重要内容。

4. 客户满意与客户忠诚策略

客户满意是指企业的整个经营活动要以顾客满意度为基石，从顾客的角度和观点来分析考虑顾客的需求，尽可能全面尊重和维护顾客的利益。

客户忠诚度指客户对医疗机构的忠实程度、持久性等。只有满意度非常高的客户才能够成为忠实客户。客户忠诚度的获得必须有一个最低的客户满意度水平，在这个满意度水平线以下，忠诚度将明显下降；在该满意度水平线以上的相对大的范围内，忠诚度不受影响；但是满意度达到某一高度，忠诚度会大幅度增长。

5. 客户价值策略

客户价值是指利用收益、支出及风险等因素，来衡量客户对医院现有利润所做的贡献占据了客户份额的医院也就是真正地得到了客户的芳心，拥有了客户的忠诚度，由此不管医疗市场风云如何变幻，医院也可以在某种程度上立于不败之地，这其实也就是 HCRM 的宗旨所在。

6. 核心竞争力策略

医院核心竞争力是指支撑医院可持续性竞争优势的优秀医疗技术人才、特色医疗技术水平和现代医院管理的能力，是医院在特定经营环境中的竞争能力和竞争优势的合力，是医院全面建设和医院运行管理机制如技术系统、管理系统的有机融合。医院核心竞争力必须从客户医疗保健需求的角度来定义，不符合客户需求、不能为客户最重视的价值做出关键贡献的能力不是核心能力。核心能力是最难模仿的，谁都能掌握的不是核心能力。

第五节　医院成本管理

医院要全面完整地反映所获的经济效益并做好开发利用工作，必须高度重视并做好成本管理的各项工作。医院成本管理是医院经营管理过程中的重要部分，借鉴企业的成本管理方法，认真开展医院的成本管理，对于提高医院的经营管理水平，提升社会效益和经济效益都具有重要的意义。医院管理者不能停留在追求业务收入这个最初级的经营观点上，而要更加关注成本，使用科学的成本管理方法。

一、医院成本管理的内容

随着我国医疗机构进入市场程度的深化，市场经济规律对医院的影响越来越明显。长久存在于公立医院的支出大于收入，医院发展依赖政府扶持的局面，随着生存危机压力的增大，参与医疗市场竞争已成为医疗机构改革的必然方向，迎接市场竞争的挑战，转变观念，增强经营意识，通过加强成本管理，使医疗机构有限的资源获取最大的社会效益和经济效益，才能增强自我发展能力。

医院成本管理需遵循：符合医疗业务的特点和经济运行规律，保证医院系统的正常运行；按照现行的财会制度进行成本管理；进而在医疗成本核算、医疗成本分析、医疗成本控制等方面以提高整体经济管理水平为原则。

医院成本管理的内容是成本控制。根据一定时期预先建立的成本管理目标，医院成本控制主体（如医院成本管理领导小组）在医疗服务范围、服务耗费发生之前以及成本形成过程之中等项目，对各种影响成本管理的因素和条件采取主动及时地预防和调节，以保证成本管理目标的实现及合理成本补偿的一种管理行为。

二、医院成本管理的方法

医院成本管理理论是建立在企业产品成本理论基础之上的。医院成本管理旨在运用管理学原理和成本会计方法，制订标准成本，按照标准成本控制成本消耗，限额开支费用，以实际成本和标准成本比较，衡量医院经济管理活动的成绩和效果，纠正不利差异，以达到降低成本、提高经济效益及社会效益的目的。

（一）制订目标成本

医院的产品，是为病人提供各种诊疗服务的结果，而非某个医疗服务的过程，不同的科室可能只是产品生产过程中的一个环节。就医院成本而言，是反映医院工作质量的综合指标，是指对整个诊疗服务过程的补偿程度，是由医疗服务过程中消耗的卫生材料、人员经费、科室费用等组成。所以，制订目标成本就要从总成本目标开始，逐级分解成基层的具体目标成本。成本目标可以按成本责任单位和成本内容、成本管理单位职能或医疗服务过程进行分解。

（二）成本差异和分析

分析成本差异，可以发现经营中的问题，进而采取相应的措施，消除不良差异，实现对成本的有效控制。就医院产品而言，变动成本的高低取决于相应投入要素的用量和价格，因此，控制方面主要是降低采购和保管费用，以及控制不合理用量，减少浪费。固定成本费用可划分为与服务量有关和无关两种。与服务量有关的成本差异控制，主要是在保证医疗服务质量的前提下，控制效率差异；与服务量无关耗费差异是指固定成本的实际数与预算数之间的差额，与服务量无关的固定费用主要是控制费用开支和提高医疗服务效率，充分利用现有医疗设备使用能力，增加医疗服务总量，以降低单位费用成本。

（三）进行成本核算

医院应建立健全成本核算组织（如医院成本管理领导小组）全面负责对全院成本管理工作和核算工作的组织、领导、协调和落实。医院成本核算组织的成本核算人员负责具体的成本核算工作。各职能科室对成本费用实行归口管理，各业务科室、信息科、物资等管理部门应配合做好基础资料的统计编报工作。医院成本核算的对象包括医院总成本、科室总成本和项目成本3个层次。

1. 医院总成本按以下类别进行归类：人员经费、材料消耗、药品费、折旧费、修理费、水电气消耗、日常公用经费及其他费用。

2. 科室总成本根据医院科室的设置情况，把核算对象分为医疗、药品、辅助、行政4类：医疗类包括临床科室、医技科室、医疗组；药品类包括药剂科所属的所有部门；辅助类包括供应室、换药室、维修组、总机室、空调机房、洗衣房、供水、供电、门诊挂号收费处、住院进出院处等部门；行政类包括各岗位责任制科室。详细分类比照医院奖金核算划分的核算单位。

3. 项目分类的具体划分原则是：一级项目可根据会计核算收入科目划分；二级项目可结合科室核算划分；三级项目可结合业务技术特点划分。

4. 成本项目设置应同医院会计制度的要求相一致。如人员经费、材料消耗费用、固定资产折旧费和维修费、燃料及动力消耗费、日常公用经费、药品费（即药品销售成本）、业务招待费、其他费用等。

5. 进行成本及费用的归集。按现行财务制度规定的成本开支范围，划清费用的补偿界限，同时，按成本分配受益原则，划清费用的受益对象，进行成本及费用的归集。成本及费用的归集方法，按其性质及发生的部门，根据直接费用直接计入、间接费用分配计入的原则，分别归集到"医疗成本""药品成本""制剂成本""辅助服务成本""管理费用"等成本账户，按规定的分摊方法把"辅助服务成本""管理费用"所归集的费用分配计入各成本对象。成本及费用的归集主要包括辅助服务成本、管理费用、医疗成本、药品成本、制剂成本等。

（四）成本考核

对标准成本单元的投入和产出情况以及成本控制业绩，可通过医疗项目的收费价格和数量来衡量。对费用单元的审核，由于投入和产出之间的关系不密切，且缺少度量其产出的标准，可考虑非传统的方法，如采用零基预算控制。成本考核要做好医院成本控制的反馈分析，即在事前计划和日常控制的基础上，定期总结经验与教训，为下期成本决策提供可靠信息。成本控制反馈分析的内容包括编制成本报表、实施成本检查和进行成本分析。

成本管理结果考核也是成本活动分析的组成部分，这是因为考核结果是分析经济活动的基础资料，同时又是落实兑现奖罚的重要依据，考核应以实现数据为依据，做到公开、公正。兑现奖罚应侧重人的主观努力程度，避免考核只注重经济效益和简单化，真正起到鼓励先进、带动后进的作用。

三、医院成本管理中应注意的问题

医院成本管理过程中，医院应处理好以下几种关系，以做到相互监督和制约，相互配合和支持。

（一）职工、医院和患者的利益关系

维护职工正当、合理的经济利益必须建立在维护医院利益和病人利益的基础上。医院成本管理的重点是降低医疗经营成本，使其达到最低化，以低廉的价格来减轻病人的医药费用负担，如果为了追求个人或小团体利益而增加病人负担，就会违背医疗机构社会福利性的宗旨，进而影响医院社会效益和经济效益的提高。

（二）医疗服务质量与成本的关系

医院成本管理的出发点是以病人为中心，为病人提供优质、高效、低耗的医疗服务。因此，医院在成本管理过程中，如果只讲增加服务数量，降低单位成本或一味地降低消耗成本而影响医疗服务正常需要、影响医疗质量是不可取的。

综上所述，医院成本管理是成本效益的管理，其目的是从成本与效益的对比中寻求成本最小化。用成本效益的观念进行成本管理，把成本管理的重点放到战略竞争上去，只有从效益方面进行成本管理，才能真正实现成本管理的目标，使成本管理的工作变得更有意义。促使医院建立以病人为中心的医疗服务机制，适应医疗消费市场的需求变化，提高服务质量，增加医疗技术实力，以最低的成本支付，获得最理想的经营效果。

第七章 医院绩效管理

绩效考核是近年来国内公立医院进行人力资源管理的一个重要手段，有调查显示，目前大多数的医院都已经建立了不同程度的绩效考核，考核涉及临床科室、医技科室、职能管理科室和后勤科室等所有部门的医院占调查医院总数的 47%；但是该项调查也发现，93% 的医院并不按照考核结果对员工进行有针对性的指导而提高员工的潜能，大多数医院只是将绩效考核的结果作为奖金发放的依据。换而言之，医院绩效考核的相关理论与方法并未被我国医院管理者广泛了解，这使我国医院的绩效考核未充分作用，医院科室和人员的考核工作还有很大的改进空间。

第一节 绩效考核的基本概念

绩效考核是一种正式的组织评估制度，它通过科学的原理和系统的方法，对组织中成员承担的工作、行为的实际效果以及对组织的贡献或价值进行考核和评价。绩效考核是组织管理强有力的绩效控制手段，是组织内部人事管理系统的重要组成部分，也是组织管理者与组织成员之间的一项有效的沟通活动，其过程包括了组织、组织中各部门和组织成员与业务流程相联系的战略目标的衡量。通过了解和评估组织中成员的绩效以及组织的绩效，并通过结果的反馈，实现组织成员绩效的提升、组织管理的改善和组织目标的实现。

一、绩效考核的层次划分

从管理学的角度出发，绩效是组织期望的结果，一般可分为组织成员绩效、组织中各部门绩效和组织绩效 3 个层次。层次的不同，绩效所包含的内容及考核方法也不同。组织绩效和组织中各部门绩效更侧重于强调集体性绩效，而组织成员绩效更倾向于个体性绩效。本章所提及的绩效考核更多的是指组织成员的绩效考核，但由于个人绩效的产生离不开组织这个庞大的管理控制体系，因而了解这 3 个层次的绩效考核之间的关系一将更有助于对本章的理解。

（一）组织战略层的绩效考核

组织战略是组织为了能够与外界环境协调发展而制订的具有全局性、指导性、长远性的规划，是对组织未来发展的把握。组织战略绩效是建立在组织成员绩效和组织中各部门绩效实现的基础上，只有当组织绩效目标按一定的逻辑关系被层层分配到每个部门以及每位成员的时候，而每位成员都达到了组织的要求，组织绩效才有可能实现。组织战略绩效的实现是组织获得相对竞争优势的保证，是组织成功的关键。因此，组织战略层的绩效考核主要是考察组织制订的战略是否能给组织带来长久的竞争优势，是否能够给组织的发展指明道路，是否能够给组织的发展增强动力。

（二）组织中各部门的绩效考核

良好的战略必须依靠良好的执行才能够完成组织的战略目标，因此，绩效的第二个划分层次是对组织内部各个部门的考核，这些部门是组织行为的执行中心，它们的任务主要是如何做到准确、及时、有效地执行组织的战略，实现组织的战略目标。由于组织的复杂性，所以通常的做法是根据组织的内部结构和经营特性，将组织划分为若干个中心，如费用中心、投资中心、利润中心、人力资源中心等，然后依据划分的性质，各自制订其绩效考核的要求和指标，并根据这些要求和指标的完成情况进行部门的绩效考核。

（三）组织成员的绩效考核

绩效考核的第三个层次是对组织成员的考核，这是绩效考核最为基础的一个层面，因为组织的任何行为、目标和绩效最终都要依靠组织成员的行动来实现。因为成员的个人绩效整合之后形成了部门绩效，部门绩效再整合产生组织绩效，组织绩效带来组织的成功；组织的成功辐射出组织中各部门的成就；而部门的成就再辐射出组织成员的成功，成员的成功必然表现为成员的绩效。因此，组织成员的绩效考核既是人力资源工作的核心内容，也是组织实现战略目标的关键。

二、绩效考核的历史演进

绩效考核已有较长的历史，它的萌芽最早可追溯到 14 世纪的复式记账的产生。19 世纪初苏格兰人欧文将绩效考核制度运用到棉花工厂员工勤务状况管理之中。1854——1870 年，英国实行公务员制度改革，建立了注重表现和才能的考核制度。1891 年现代管理之父泰勒（Taylor）创立了科学管理理论，1917 年由卡斯将军引入美国陆军，1919 年开始应用于民间企业，1923 年在美国公务机关开始推行。直到第一次世界大战后，工业界才普遍用来考核员工。

根据绩效考核的演进历史和国外学者的研究结果，绩效考核大致可分为核 3 个阶段：成本绩效考核阶段、财务绩效考核阶段、战略绩效考核阶段。

（一）成本绩效考核阶段

19 世纪初伴随着纺织业、铁路业、钢铁业和商业等行业的大规模出现，成本绩效考核应运而生。为了对企业的生产效率进行系统的分析，弗雷德里克·泰勒与他的同事一起建立了许多成本计量指标，并根据此标准量与实际发生量的比较结果，对企业经营绩效进行评价。成本绩效考核阶段分别包括简单成本绩效考核指标体系阶段、较复杂成本绩效考核指标体系阶段、标准成本绩效考核指标体系阶段。这个时期的指标主要是统计性质的，与财务的联系并不是十分密切。

（二）财务绩效考核阶段

19 世纪末 20 世纪初，资本主义进入稳定的发展时期，从事多种经营的综合性企业发展起来，这也引发了管理领域的变革。为了适应大规模生产和更加激烈复杂的竞争，财务绩效考核系统应运而生。人们将财务绩效考核时期又分为 3 个阶段：① 20 世纪 20 年代形成的以销售利润率为考核指标的财务绩效考核时期，在 60 年代运用最为广泛的绩效考核指标主要是预算、税前利润和剩余收益等。② 20 世纪 70 年代形成的以投资报酬率为考核指标的财务绩效考核时期，1971 年麦尔尼斯（Melnnes）分析了 30 家美国跨国公司的业绩评价系统，指出最常用的业绩考核指标为投资报酬率。③ 20 世纪 80 年代以后形成的以财务指标为主的绩效考核时期，企业的绩效管理和绩效考核在西方发达国家开始盛行，绩效考核指标以投资报酬率、预算比较为核心，还包括利润、现金流量、各种财务比率，同时将非财务指标作为绩效考核系统的补充组成部分。

（三）战略绩效考核阶段

20 世纪 90 年代，企业经营环境发生了巨大的改变，环境的动态性不断加大，企业要想继续生存发展必须具备战略的眼光和长远的战略目标。战略性竞争优势对于企业而言是最为重要的财富，这种竞争优势的形成与保持是由多方面的因素决定的。因此，进入 20 世纪 90 年代后，在企业的绩效考核体系中，非财务指标和有关人力资本的考核日益重要。

第二节　医院绩效考核的目的和基本原则

随着我国社会主义市场经济体制的改革，我国的卫生事业在筹资、管理等方面也作了相应的改革。20 世纪 80 年代末与 90 年代初，我国医院开始实行承包责任制和综合目标责任制，医院绩效考核开始萌芽。随着医院改革发展和管理的不断进步，人们对绩效考核的认识也在不断发展和变化，绩效考核的应用范围也越来越广泛。

一、医院绩效考核的目的

绩效考核是现代医院管理中一个非常基础性的问题，也是非常重要的科学问题，是院长及其现代医院管理者们最常使用的管理方法。医院绩效考核是指医院或院长作为考核主体对照工作目标或绩效管理的标准，采用科学的考核方法来评定员工和医院各部门履行职责、完成任务和发展的情况，并将结果反馈给考评者的工作过程。实行医院绩效考核，可以改善员工的组织行为，充分发挥员工的积极性和潜在能力，了解医院面临的机遇和挑战，从而提高医院的工作效率，实现医院的管理目标，增强医院的综合竞争力。

医院绩效考核的最终目的是改善医院员工的工作表现，促进医院的发展，以实现医院的战略目标。因此，我们可以将医院绩效考核目的分为三大类：一是战略目的，主要体现在通过绩效考核将医院员工的工作行为与医院的发展目标联系起来，确保医院员工的工作态度、工作行为和工作结果能够保证医院战略目标的实现；二是管理目的，主要体现在为医院员工职位的晋升、调整和解雇等相关的人力资源管理决策提供重要依据，为保证医院薪酬管理科学公正提供必要条件，为激励员工提供有效的方法，为促进医院组织内部的沟通创造机会等；三是发展目的，主要体现在识别医院员工的潜在能力和规划员工的职业发展计划，进而帮助医院政策的制订和促进医院的发展。

（一）战略目的

通过绩效考核，医院高层和人力资源管理部门可以及时准确地获得员工的工作信息。通过对这些信息的收集、整理和分析，可以对医院的招聘制度、录用方法、人事调动、薪酬管理、激励机制和培训方案等一系列管理政策的效果进行考核，及时发现政策中的问题和不足，进而对医院现行的政策进行修正和重新拟定，促进医院的发展，保证医院战略目标的有效实现。事实上，通过绩效考核，医院将员工的工作活动与医院的目标联系起来，确保员工的工作态度、工作行为和工作结果能够保证医院战略目标的有效实现。

（二）管理目的

1. 医院人力资源管理决策的重要依据

医院人力资源管理决策包括医院员工的晋升、平级调动、降职以及辞退，这一系列的人事制度操作必须有科学的依据。医院绩效考核的结果能客观地对员工是否适合所从事的岗位做出明确的评判。基于这个评判而进行的员工职位的调整，往往会让员工本人和其他员工接受和认同。

2. 医院绩效工资管理科学公正的必要条件

绩效考核为医院每一位员工得出一个考核结果，这个考核结果不论是定性的还是定量的，作为绩效工资的重要参考依据，决定了医院员工收入的高低。医院绩效考核的结果与员工的工资制度紧密地结合起来，才能使绩效考核切实有效。

3. 医院员工激励的手段

医院通过对员工进行绩效考核，肯定他们的进步和成绩，使员工更坚定他们的信心；同时，考核也可以暴露员工的缺点和不足，指明他们应该努力的方向，促使他们积极进取。因此，科学严格的绩效考核可以激发医院员工的潜能，促进医院更好地成长和发展。

4. 促进医院组织内部的沟通

绩效考核离不开管理者与员工面对面地对考核标准、考核结果进行讨论、沟通。管理者可根据考核结果，指出被考核员工的优点、短处和有待改进的地方。因此，绩效考核中的沟通环节为医院管理者和员工之间创造了一个正式的沟通机会。医院管理者可以通过这样的机会，及时了解员工的实际工作情况和表现；员工也可以通过与医院管理者之间的谈话，及时了解医院的发展目标和发展计划以及管理者的管理思路。同时，考核沟通可以加强医院管理者与员工之间的信任，帮助管理者们强化员工已有的优点，提高了医院组织内部的工作效率。

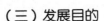

（三）发展目的

医院高层和各部门主管通过绩效考核不仅可以达到管理员工职位升迁、调动和薪酬发放等目的，而且还可以在考核过程中甄别员工的优点和潜能以及有待改进的缺点，并依据员工实际情况和需要，为其提供适当和必要的教育、培训和进修机会，使医院员工在以后的工作中更加适应岗位，更好地履行职责，优化医院员工的职业生涯。同时，医院也可以为新聘员工制订更为合适的职业生涯计划以及系统的人力资源开发与培训等方案。

二、医院绩效考核的基本原则

医院是知识和技术密集型单位，作为知识分子聚集的组织，把握好绩效考核的原则对整个医院的人力资源管理具有相当重要的作用。一般来说，医院的绩效考核应坚持以下6项原则：

（一）公平、公正、客观原则

医院在实施绩效考核时，要注意考核的结果不应受个人特质的影响而产生差别对待的不公平现象。考核者应该注重考核过程的公正性，考核要求、标准的客观性，即绩效考核尽量做到以事实为依据，对医院员工、科室、部门的任何评价要有事实、数据，避免主观臆断和带有个人感情色彩。

（二）公开、透明原则

医院在进行绩效考核前，应公开各个岗位和各项工作的考核标准、程序、方法、时间等；在绩效考核后，应及时公开考核结果，使考核公开化、透明化。在实施考核的过程中，应对所有的员工做到一视同仁，最大限度地减少考核的神秘感，加强考核者和被考核者双方对绩效考核过程的认知，使医院员工尽量参与到考核的过程中，对绩效考核工作产生信任感，从而对考核结果能够理解和接受。

（三）常规化、制度化原则

正如在绩效考核目的部分提到的那样，医院绩效考核不仅是对员工以往的工作表现和绩效做出评定，更是对他们将来的绩效做出一种推断和预测。因此，医院绩效考核必须定期、定时地开展和进行，考核前的准备、考核中的标准和注意事项以及考核后的结果处理等必须形成一定的规范和制度，例如开展月考核、半年考核、年度考核等。因为只有将绩效考核常规化、制度化，员工的潜能才能被全面了解，原有的不足和缺点才能及时被发现和改进，医院才能持续健康地发展。

（四）分类别、分层次原则

医院内包含了医、药、护、技、管理等不同岗位类别，各岗位类别中又有高、中、低职称之分。在医院绩效考核中，要分类别、分层次地对不同岗位、不同职称的人员制定不同的考核标准和考核方法，这样才能做到合理地评价、选拔和使用各类人才。

（五）整合化原则

1. 医院员工的绩效考核与人力资源管理部门其他工作的整合

员工的绩效考核是医院人力资源管理部门的一项重要工作，与该部门其他各项工作存在着非常紧密的内在联系，彼此之间相互依赖、相互支持、相互促进。医院要提高员工绩效考核的有效性，就必须从医院人力资源管理部门工作的全局着眼，通过人力资源管理部门各项工作的整体协调运作，为员工的绩效考核创造良好的环境和条件，提供有力的相关制度的支持。

2. 医院员工绩效考核系统内部工作的整合

现代医院的绩效考核本身就是一项系统工程，包括考核目标与计划的制定，考核者与被考核者双方的良好沟通，公开透明的环境，多种考核方法的选择和运用，考核结果的整理、分析、及时反馈，人事的调整，激励政策的制订，医院绩效文化的建立等多个方面。医院要做好员工绩效考核工作，就必须加强员工绩效考核系统内部各个方面的整合，充分发挥系统的功能，以获得最佳效果。

3. 医院绩效考核与医院战略目标的整合

首先，医院应提高员工绩效考核目标与医院战略目标的一致性；其次要抓住影响医院战略目标实现的关键部门、关键岗位的员工进行重点考核；最后对医院其他不同部门、不同岗位员工的绩效考核也应统一到医院战略目标和为战略目标服务的层面上。

（六）可行性原则

兼顾以上 5 项原则的同时，医院绩效考核还应注意它的可行性，做到简便、适用、易操作，即考核标准要明确具体，尽可能将考核标准量化（如数量、质量、效率等），考核方法要易于操作、方便管理、切实可行。同时，考虑到医院是特殊行业，它以取得社会效益为前提，但又要在注重社会效益时兼顾经济效益，因此医院在进行绩效考核时要做到不占用考核者和被考核者太多的时间、合理预算和使用绩效考核的投入资金。

第三节　医院绩效考核方法的选择

医院绩效考核方法多种多样。一套好的绩效考核方法可以为医院员工的升迁、培训、薪酬等提供更好的信息来源，可以使医院继续保持高绩效，保证医院的持续发展。当然，医院绩效考核方法的选用也取决于医院的文化、发展战略、被考核员工的工作性质和特点等因素。在本节中，将着重介绍一些传统及常用的针对员工的绩效考核方法，如比较法、关键事件法、量表法以及 360 度绩效考核法。

一、医院绩效考的几种方法

（一）比较考核法

比较考核法是指根据某个单一的特定绩效维度（也可以是整体的工作绩效）排列出被考核者绩效的优劣顺序，并确定其相应的等级或名次，从而对被考核者进行分类的绩效考核方法。简单地说，比较考核法就是通过排序方法，而非通过评分手段来确定被考核者的绩效优劣。比较考核法主要包括排序法、配对比较法和强制分配法等。

1. 排序法

排序法是一种比较古老的考核方法，它根据某一绩效标准将全体被考核者的绩效由最优至最劣（或由最劣至最优）进行依次排序。排序法又可分为简单排序法和交替排序法。

（1）排序法的定义：医院员工绩效考核简单排序法是指在医院某科室或某部门全体被考核员工中，挑选出绩效最出色的一位员工列于序首，再找出次优者排在第二，以此类推，一直到绩效最差的员工列于序尾。而交替排序法则是指医院管理者（考核者）首先针对不同科室、不同部门中应该接受考核的员工名单进行审查，再从中挑选出绩效最优的一位员工列于序首，然后从剩余的名单中再找出绩效最差的员工排列于序尾，如此交替操作，直至排列出所有次序。

以交替排序法为例，比如某科室共有 10 名员工，按照给定的绩效考核要素综合评估后排序，如表 7-1 所示。

表 7-1　运用交替排序法对员工工作绩效进行考核

部门（科室）：		考核要素：	
考核结果最优的员工		考核结果最差的员工	
序号	员工姓名	序号	员工姓名
1		1	
2		2	
3		3	
4		4	
5		5	

（2）排序法的优缺点与注意事项：排序法的优点是简单、易操作，其考核结果令人一目了然，能快速识别出绩效佳的员工和绩效差的员工。对于在某一考核要素上绩效有问题的员工，可以以此为依据，对其进行针对性的教育和培训。排序法的缺点是当被考核的员工人数较多时，绩效水平相近的员工较为集中，很难将他们准确地进行依次排序；而且由于排序法有比较直接的特点，给被考核员工造成一定的

心理压力，甚至会造成同事之间的过度竞争和感情上的不和等不良后果。因此，在使用排序法时应注意：第一，在被考核人数比较少的情况下使用，使用前应考虑到使用该方法可能带来的不良后果；第二，在公布考核结果时，可采用分等级的方式，如优、良、合格等来代替直接公布排名顺序，使被考核者在感情上较易接受，避免太过直接而对个别员工造成不必要的伤害；第三，避免考核者在操作时带有个人感情色彩和利益因素。

2. 配对比较法

配对比较法也称两两对比法或对偶比较法，与排序法类似，也是一种相对的绩效考核办法，但它较排序法更为有效和准确。

（1）配对比较法的定义：它是指将每一位被考核员工按照所有的考核要素（如工作时间、工作质量、学术成果等）与其他所有被考核员工逐一配对并进行比较，较优者用"＋"（好）表示，较次者用"–"（差）表示，在所有员工考核完毕后，汇总并统计每一个人的"＋"的个数，便可获得员工的绩效排序。以医院某一外科使用配对比较法考核绩效为例，从表7-2可以看出，周医生的手术技术水平最高，王医生的科研成果最好。

表 7-2　运用配对比较法对员工作绩效进行考核

部门（科室）：某外科									
考核要素：手术技术水平					考核要素：手术技术水平				
考核对象及配比					考核对象及配比				
B＼A	李医生	周医生	王医生	张医生	B＼A	李医生	周医生	王医生	张医生
李医生		+	–	–	李医生		+	+	+
周医生	–				周医生	–		+	–
王医生	+				王医生	–			–
张医生	+	+	+		张医生	–	+	+	

注：A 为被考核者；B 为比较者。

（2）配对比较法的优缺点和适用范围：配对比较法的优点是在对被考核者进行两两对比时，操作相对简单、准确度较高，考核结果也较为可靠；但缺点是该方法很费时，考核者需要花费大量的时间去完成，尤其在被考核者人数众多的情况下，配对比较法就显得更为复杂和烦琐了。例如，当被考核者人数为 N 时，按照一一对比的原则，总共需要配对比较 $N_{(N-1)}/2$ 次。如果对 20 名员工进行配对比较法考核时，考核者需要配对比较 190 次，如果被考核员工增加到 50 人，那么配对比较就会增加到 1 225 次。因此，该方法一般只能适用于人数较少的绩效考核。

3. 强制分配法

强制分配法与前面提到的排序法和配对比较法都是采用排序的方式进行绩效考核，但不同之处在于它是以群体、等级的形式对被考核者进行排序的。

（1）强制分配法的定义：该方法是按照事物"两头小中间大"的正态分布规律，事先确定好各考核等级人数在医院某部门或某科室员工总数中所占的比例，例如若划分成"优良、中等、有待改进"三等，则分别占总数的 30%、40%、30%，若分成"优秀、良好、中等、有待改进、不足"5 个等级，则每个等级分别占 5%、25%、40%、25%、5%，然后再结合被考核员工数量算出各等级人数，按照每人绩效的相对优劣排序，强制列入其中某一等级。

（2）强制分配法的优缺点及适用范围：强制分配法由于遵循了事物的正态分布规律，所以可以有效地避免绩效考核中的集中分布趋势，同时能明确地筛选出特定的对象。强制分配法侧重于群体状况，因而会忽略被考核者的个人绩效，因此，考核结果往往不能完全做到公平、精确。如果遇到一个部门、科室的员工都十分优秀，还要强制划分等级进行绩效考核，可能会带来多方面的弊端。因此，强制分配法适用于人数较多的绩效考核活动，而且考核者在考核前应事先了解被考核部门、科室的实际情况，业绩的好坏，具体问题具体分析，对考核等级的比例可做适当的上下浮动。

（二）关键事件法

1. 关键事件法的定义

关键事件法是由美国学者弗拉赖根（Flanagan）和巴拉斯（Baras）在1954年共同创立的。在医院绩效考核中，关键事件法需要医院人力资源管理部门或员工主管部门为每一位应该考核的员工设立一本"考绩日记"或"绩效记录"，由考核者或知情人（一般是直属上级）随时记录每一位被考核者在工作活动中所表现出来的突出的好方式或者特殊的不良行为或事故。然后每隔一段时间，通常是每半年或每一年，考核者和被考核者根据所记录的特殊事件，讨论被考核者的工作绩效。根据特别好的或者特别差的工作表现，考核者可以把最好的和最差的员工从一般员工中挑出来。因此，关键事件法关注于特别好或者特别差的事例。例如表7-3中是某医院半年内，对内科主任采用关键事件法进行绩效考核的记录。

表7-3 关键事件记录

部门（科室）：	被考核人姓名：
职责	关键事件
经营管理	病床使用率提高了9%，医疗成本下降了2%
医疗质量	重大医疗事故1起
服务品质	重大医患纠纷3起

2. 关键事件法的应用

关键事件法一般可以应用于年度报告法、关键事件清单法、行为锚定等级考核法、行为观察考核法、混合标准量表法等，后三种方法也称为量表法，在接下来介绍量表法时将做具体分析。

（1）年度报告法：年度报告法的一种形式是一线考核者保持考核期内员工关键事件的连续记载。考核者每年报告每一个被考核员工的工作记录，其中特别好或者特别差的事例就代表了员工在考核期内的绩效。在考核期内没有或者有很少记录的员工所做的工作是令人满意的，他们的绩效既不高于也不低于预期的绩效水平（绩效标准）。年度报告法的优点是其与工作联系性较强，而且由于考核是在特定日期就特定事件进行的，考核者一般很少受偏见的影响。而年度报告法的缺点是很难保证考核者会精确地记录每一位被考核员工的工作，而且年度报告法缺乏关于被考核员工的比较数据，很难用关键事件的记录来比较不同员工的绩效。

（2）关键事件清单法：关键事件法也可以开发一个与员工绩效相联系的关键行为的清单来进行绩效考核。这种考核方法对每一项工作要制订出20或30个关键项目，考核者只是简单地检查被考核员工在某一关键项目上是否表现突出，并给予相应的标记。因此，表现出众的员工将会得到许多检查标记，这表明他们在考核期内表现良好。

3. 关键事件法的优缺点及注意事项

关键事件法有着许多优点：①它为考核者向被考核者解释绩效考核结果提供了一些确切的事实证据，使考核结果容易被员工理解和接受。②它确保考核者在对被考核者的绩效进行考核时比较客观公正，因为所依据的是被考核员工在一定时间内（半年或者一年）积累下来的表现，而不是最近一段时间的表现。③它保持一种动态的关键事件记录，通过对记录下来的关键事件的考评，可以向被考核员工提供明确的反馈，有助于员工更好地了解自身的优点和不足，改进自己的工作行为，把握个人发展方向。④可以通过重点强调那些能够最好支持医院发展战略的关键事件，使员工的绩效考核与医院的战略目标紧密联系起来。

同样，关键事件法也有它的缺点：①考核者在搜集和整理每一个被考核员工工作行为的关键事件时，要花费大量的时间和精力，并且可能还会忽略中等绩效的员工工作表现。②关键事件法在对员工进行比较或做出与之相应的薪酬、晋升等决策时，可能作用并不大。

因此，最好不要单独使用关键事件法进行员工绩效考核，可以将它作为其他绩效考核方法的一种补充。

（三）量表考核法

量表考核法主要包括图尺度考核法、行为锚定等级考核法、行为观察考核法和混合标准量表考核法等。

1. 图尺度考核法

图尺度考核法也称图解式考核法，是最简单且应用最为普遍的工作绩效考核方法之一。这种方法先制订出不同考核等级的定义、说明（绩效构成要素、绩效指标等）和相对应的分数，然后考核者针对每一个绩效构成要素或绩效指标，按照既定的等级进行考核，找出与实际绩效相符的分数，最后对所得分数汇总就是最终的考核结果。图尺度考核法的关键在于考核等级说明，以某医院医务人员服务态度考核表为例，如表7-4。

表7-4 某医院医务人员服务态度考核表

姓名：	部门（科室）：			考核时间：	
职务及职称：	工号：			考核总分：	
考核项目	考核要素	考核等级	考核分数	实际得分	
接诊	看到患者后能够主动问好，真诚热情，态度友善	优秀 良好 合格 不合格	90～100 80～89 60～79 59以下	分	
检查	能够很快地评估患者的心理状态，给予其细致的检查，对所进行各项检查的理由给予耐心的解释说明	优秀 良好 合格 不合格	90～100 80～89 60～79 59以下	分	
治疗	对检查结果、诊断情况能够进行恰当的说明，充分考虑患者的生理、心理与经济状况，选择最经济适宜的治疗方案	优秀 良好 合格 不合格	90～100 80～89 60～79 59以下	分	
职业品格	不会出现违反职业道德行为，在每一个细节都注重维护职业形象，无不廉洁行为	优秀 良好 合格 不合格	90～100 80～89 60～79 59以下	分	

图尺度考核法的优点是：①方法简单、实用，开发应用成本低。②考核者可以根据实际需要，从不同方面进行绩效考核指标、考核要素的制订，考核内容较为全面，而且考核等级和考核分数也可灵活设置，比较容易操作。

图尺度考核法同样存在着一些不足，考核结果受到考核者的主观因素影响较大，且对考核项目的绩效指标、绩效要素等都难以进行确切的定义。

2. 行为锚定等级考核法

行为锚定等级考核法于1963年由美国学者史密斯（Smith）和肯德尔（Kendall）提出，它又被称作行为尺度评定量表法或行为Ⅱ度评定量表法，是关键事件考核法和考核量表相结合的一种方法，即用具体行为特征的描述来表示每一种行为标准的程度差异。在考核中，每一种具体行为特征的描述被称为"锚"或"尺度"。行为锚定等级考核量表通常由行为学专家和组织内部的管理者（考核者）共同研究并设计。在设计行为锚定等级考核法之前，首先必须收集大量代表工作优秀和无效的关键事件，然后将这些关键事件划分为不同的绩效维度，那些被行为学专家们认为能够明确地代表某一特定绩效水平的关键事件将会作为指导考核者的行为事例。

行为锚定等级考核量表分为水平式的图示量表和垂直式的图示量表。表7-5为某医院护士行为尺度考核的例子，采用了垂直式尺度。

表 7-5　某医院护士行为锚定等级考核的例子

绩效维度：护士医疗服务表现

优秀：5	在每次服务时，都能对病人使用最亲切的称呼，能够充分考虑病人的情绪密切关注病人的生理心理和精神变化，沟通时既能准确、全面地传达信息，又能注重思想、情感的交流，能耐心地倾听完病人的诉说和给予细致的病情解释，并想办法解决病人所提出的问题，在长期的工作中培养出良好的职业亲和力
良好：4	在每次服务时，都能对病人使用礼貌的称呼，能够考虑到病人的情绪，善于关注病人的生理、心理和精神变化，沟通时能表达清楚所要传达的信息，又能注重思想情感的交流，能倾听完病人的诉说和给予必要的病情解释，并想办法解决病人所提出的问题，具有 -- 定的职业亲和力
中等：3	在每次服务时，都能对病人不直呼其名，基本上能够考虑到病人的情绪，基本上能够关注病人的生理、心理和精神变化，沟通时能清楚表达所要传达的信息，基本上能倾听完病人的诉说和给予必要的病情解释，会力所能及地解决病人所提出的问题
较差：2.	在服务时，许多时候对病人都是直呼其名，很少能够考虑到病人的情绪，很少关注病人的生理、心理和精神变化，沟通时表达信息常常不完善，很少倾听完病人的诉说和给予必要的病情解释，常常忽略病人所提出的问题
差：1	在服务时，都是对着病人喊床号，从来不考虑病人的情绪，不懂得关注病人的生理、心理和精神变化，沟通时表达信息不完善，对病人的倾诉常常表现出不耐烦，对病情的解释也只是只言片语，对病人所提出的问题几乎是视而不见

运用行为锚定等级考核法对员工进行绩效考核，通常要求按照以下 5 个步骤来实施：

（1）搜集并整理关键事件：首先要求一组行为学专家或管理者（考核者）对一些代表优秀、一般、劣等绩效的关键事件的特征加以描述。

（2）建立绩效考核等级：将关键事件的特征合并为绩效要素，并对绩效要素的内容进行归类和定义。

（3）对关键事件重新加以分配：由另外一组行为学专家或管理者（考核者）对原始的关键事件进行重新界定，将所有这些关键事件分别归人他们自己认为最合适的绩效要素中去。如果第二次对于同一关键事件的界定与第一次相同，那么这一关键事件的最后位置就可以被保留下来。

（4）对关键事件进行评审：第二组人会被要求依照每一项工作绩效去评审每种行为的有效性，以判断这些行为能否有效地代表某一工作绩效要素所要求的绩效水平。

（5）建立最终的绩效考核体系：对每一个工作绩效要素来说，都将会有一组关键事件作为其"行为尺度"或"行为锚"。

行为锚定等级考核法的优点是：①工作绩效的计量更为精确，工作绩效考核的标准更为准确。②可以使考核者更为有效地向被考核者提供反馈，具有良好的反馈功能。③各种工作绩效考核维度、考核要素之间有着较强的相互独立性。④具有较高的信度，即不同的考核者对同一个员工进行考核时，其结果基本上是类似的。

行为锚定等级考核法也有它的缺点：①许多有实际意义的关键事件常会被忽略、丢弃。②考核者有时很难把自己所观察到的被考核者的工作行为与考核量表上的标准行为进行相互对应。③考核量表上的绩效维度是定位于员工的工作行为而不是工作结果，因此，考核者必须在考核期间每天对被考核者的行为表现进行记录，耗时费力，存在着一定的操作难度。

3. 行为观察考核法

行为观察考核法与行为锚定等级考核法有一些相似，都是一种在关键事件考核法基础上发展起来的绩效考核方法，但它在工作绩效考核的角度方面比后者具有更为明确的考核标准。比如，行为观察考核法不剔除那些不能代表有效绩效和无效绩效的大量非关键性事件和行为，而是采用更多的事件和行为来更为具体地界定有效绩效和无效绩效；同时，行为观察考核法并不是要考核员工哪种行为更好地反映工作绩效，而是要求考核者对员工在一定时期内表现出来的每一种行为的频率进行考核。使用行为观察考核法时，首先要确定衡量绩效水平的维度，如工作数量、工作质量、工作创新、人际沟通技能等，再将每个维度都细分成若干个具体的标准，用对员工行为的描述进行表示，并设计一个行为观察考核量表。在设计量表时通常用李克特（Likert）5 分制标度或 7 分制标度；从"几乎没有"到"几乎总是"。在进行绩效考核时，考核者将被考核者的工作行为、表现与考核标准进行比照，每个衡量角度的所有具体行为项目的得分汇总，构成了被考核者在这个绩效维度的考核总分。表7-6就是某医院运用行为观察考核法对各科室主任的领导能力进行考核的例子。

表7-6　某医院运用行为观察考核法的实例

姓名：	科室：			考核时间：		
考核维度：在本科室中的领导能力						
（1）定期召开科室日常工作会议						
几乎没有	1	2	3	4	5	几乎总是
（2）主动与科室成员就科室的发展、现存的问题进行讨论						
几乎没有	1	2	3	4	5	几乎总是
（3）耐心倾听科室成员的建议、关心同事						
几乎没有	1	2	3	4	5	几乎总是
（4）鼓励科研，并积极带头						
几乎没有	1	2	3	4	5	几乎总是
（5）发生医患纠纷时，能及时并合理地进行处理						
几乎没有	1	2	3	4	5	几乎总是
（6）注重与其他科室的交流与协作						
几乎没有	1	2	3	4	5	几乎总是
总分：						
差	尚可	良好	优秀	杰出		
6～10	11～15	16～20	21～25	26～30		
说明：分数由管理部门设定						

行为观察考核法有以下优点：①考核者通过观察被考核者的工作行为，能有效地区分出高绩效者和低绩效者。②行为观察考核法本身可以单独作为职位说明书或者职位说明书的补充，因此有助于被考核员工不良绩效行为的改善和员工个人发展。③通过行为观察绩效考核，可以产生清晰明确的反馈，为被考核者的培训需求提供了具体的依据，同时其考核方式与考核结果也易于被员工所接受。

同样，行为观察考核法也有它的缺点：由于该考核法的开发和应用涉及大量的行为考核项目，考核者要记住每一位被考核者在一段时间内的每一种工作行为的发生频率，因此在考核的过程中对考核者的要求比较高，需要花费大量的时

4. 混合标准量表考核法

混合标准量表考核法是由美国学者伯兰兹（Blanz）和基瑟力（Ghiselli）于1972年在传统的考核量表基础上提出来的，为将光环效应和宽容偏见降低到最低限度而特别设计的。在制订混合标准量表时，首先必须对相关的绩效维度进行确定，然后对每一个维度里代表优、中、差的绩效内容加以说明，最后再在实际考核表格的基础上将这些说明与其他维度里的各种绩效等级说明混合在一起进行考核。混合标准量表考核法要求考核者分别用"＋""＝"和"－"来表明被考核者的实际绩效表现是高于、等于还是低于陈述中所阐明的绩效水平，并填写好考核表格，然后再依据一个特定的评分标准来确定每一个被考核者在每一种绩效维度上的得分，最后得出被考核者的工作表现。

混合标准量表考核法的优点有：该方法通过一系列规范性的标准描述和优、中、差3个等级的评价，并在量表中打乱了考核维度，掩盖了评分等级，减少了考核者的主观成分，避免了考核者短时间内前后考核结果不一致的情况，从而在较大程度上提高了考核信度和考核效度。混合标准量表考核法的缺点是，因为常常只有模糊的绩效标准，从而会导致不同的考核者对绩效标难得出不同的理解和解释；同时，该方法的实施离不开逻辑合理性的判断，对考核者的要求会比较高。因此，在采用混合标准量表考核法之前，

应对考核者进行适当的培训。

（四）360度绩效考核法

1. 360度绩效考核法的含义

360度绩效考核法又称全方位绩效考核法或多源绩效考核法，最早是由英特尔公司首先提出并加以实施应用的。该方法是指对被考核者的工作表现比较了解的不同方面的人员从不同的角度对被考核者进行绩效考核，考核完成后根据确定的不同考核者的权重得出一个综合的考核结果。这些不同的考核源包括：来自上级监督者的自上而下的考核、来自下属的自下而上的考核、来自平级同事的考核、来自医院内其他协作部门的考核、来自医院内外服务对象（如病人或家属等）的考核，以及被考核者本人的自我考核。360度绩效考核信息来源的多样性和匿名性保证了绩效信息反馈的准确性、客观性和全面性，也可以促使医院将员工的工作行为与医院整体的战略目标结合在一起，使医院朝着更好的方向发展。

2. 不同考核主体评价的优缺点

360度绩效考核法中，不同考核主体的评价各具不同的优缺点。

来自上级监督者的自上而下的考核是指由被考核者的直接上级对其进行绩效考核。其优点是直接上级对被考核员工的工作表现、工作业绩最为了解，并且有责任提高下属的绩效，因此考核较为认真，是绩效考核者的最理想人选；同时，直接上级为考核主体的方法也是目前最为普遍的考核形式。但是，上级考核时容易受个人偏好与心理影响，易产生偏松或偏紧的倾向或定势思维。　来自下属自下而上考核的优点在于有利于管理的民主化，下级员工对上级主管的工作能力与工作表现有切身的体会，因此有利于发现上级主管工作的不足，同时形成对上级工作的有效监督。其缺点是受考核者自身素质的限制，考核时可能只拘泥于细节；同时，担心考核会引起被考核上级主管的打击报复，因此为了取悦上级而隐瞒事实；被考核上级可能为了取得下级较好的评价而放松对其管理。

来自平级同事的考核可能会更加客观全面，因为同事之间接触较上级和下级频繁，易发现深层次的问题；但是，同事考核易受私心倾向、感情因素和人际关系等影响。

被考核者本人的自我考核是由被考核者对其自身的工作绩效进行描述、考核和总结。自我考核的优点在于被考核者可能对自身有更清楚的认识，考核可能会较客观，也为以后管理部门制订相应的培训方案提供可靠的依据；同时，自我考核有利于员工增强参与意识，提高工作热情。但是，自我考核中考核者也容易高估自己，隐瞒失误。

来自医院内外服务对象（病人等）的考核优点在于所受干扰少，考核更真实客观；它有利于医、药、护、技、管等医院不同岗位的员工强化服务意识，提高服务能力；同时，考核的反馈信息有利于医院发现自身的优势和不足以及潜在的发展需求。该形式的缺点在于操作难度较大，耗时久，成本较高；同时，考核资料不易收集、整理。

3. 360度绩效考核法的优点和存在的问题

据调查表明，在《财富》排出的全球1 000家大公司中，超过90%的公司在绩效考核中采用了360度绩效考核法。虽然在360度绩效考核法的应用上还存有争议，但它较其他传统绩效考核方法还是有非常明显的优势：①360度绩效考核法由于其全视角绩效考核的功能，集中了较为全面的反馈信息，因此考核的综合性非常强，被考核者可以获得多角度（上级主管、同级同事、下级员工、服务对象以及自己）的考核信息，增强了被考核者的自我发展意识，为今后绩效的提升和职业生涯的发展提供可靠的依据。②360度绩效考核法可以弥补传统的直线型考核的不足，避免考核的片面性和因单线绩效考核方法造成的偏见与考核结果的偏差。③通过服务对象的考核和监督可以推动工作效率和工作质量的提高，有利于组织发现自身的优势和不足，从而加强组织建设和促进组织更好地继续发展。

以上描述了360度绩效考核法的特殊优势，但它还是存在一些潜在问题和风险，如考核结果容易受情感因素、人际关系的影响，应用成本较高。由于在进行360度绩效考核法时一般都是采用多名考核者匿名进行考核，考核者可能会借评估来发泄心中不满，也有可能出于与被考核者良好的人际关系或怕得罪上级权威而给出较高的评价，因此360度绩效考核法的有效性得到质疑。此外，360度绩效考核法涉及的考核角度多、范围广、程序复杂，因此，不可避免地造成了时间和应用成本上的大量耗费。

4. 应用360度绩效考核法的注意事项

在应用360度绩效考核法时应注意以下事项，以使考核的质量和效果达到最佳。

（1）正确定位360度绩效考核的应用目的：当360度绩效考核目的定位在员工的晋升、奖惩和各种利益的分配时，考核者就会考虑到个人利益的得失，所做的评价相对来说很难做到客观公正，被考核者也很有可能质疑考核的结果，因此会造成人际关系的紧张。当360度绩效考核目的定位在员工的发展、绩效的提升和管理的改善时，考核者所作出的评价会更为客观和公正，被考核者也更愿意接受考核的结果。因此，建议尽量把360度绩效考核用于员工的发展、绩效的提升和管理的改善等方面，效果会更佳。

（2）做好考核前宣传：在实施360度绩效考核前，人力资源管理等相关部门应积极做好宣传工作。对员工做好360度绩效考核法的含义、目的以及程序等方面的宣传和信息的沟通，并申明此次为匿名考核，可使考核者尽可放心畅所欲言、实事求是。

（3）科学地确定考核源的权重比例：由于360度绩效考核涉及多种考核源，因此在实施该方法时应根据组织的目标、考核的目的、各工作岗位的类型和要求，合理分配好各考核源的权重比例，不能平均主义也不能过于侧重一方。

（4）有效监督防止不和谐情况出现：在考核的过程中，人力资源管理等相关部门应做好监督工作，防止个别员工利用考核的机会对他人实行打击报复，或形成小团体串通一气左右考核结果，或掺杂个人偏见等行为。

为了能更清楚地了解各方法的优缺点以及它们之间的异同，我们对每一种方法与组织战略的一致性以及其适用范围、开发与应用成本的优缺点，进行了比较（表7-7）。

表7-7　几种绩效考核方法的比较

考核方法		比较项				
		战略性一致性	适用范围	成本	优点	缺点
比较考核法	排序法	较低	被考核者人数较少时	开发和应用成本都较低	简单、易操作，能快速识别出绩效高与绩效低的员工	不适合在人数多、员工绩效水平接近、不同岗位时使用
	配对比较法	较低	被考核者人数较少时	开发和应用成本都较低	操作相对简单，准确度较高，考核结果也较为可靠	操作很费时，不适合人数较多时使用
	强制分配法	较低.	被考核者人数较少时	开发和应用成本都较低	有效避免绩效考核中的集中分布趋势，能明确地筛选出特定的对象	很难做到客观公正，可能导致人际关系紧张
关键事件法		较高	目标难以量化的职位、某些关键岗位	开发成本较低，应用成本较高	提供事实证据，较为客观公正	耗时费力，可能忽略中等绩效员工表现，对员工薪酬、晋升的决策帮助不大
量表考核法	图尺度考核法	较高	适用范围较广	开发和应用成本都较低	简单、实用，考核内容较为全面，操作较为容易	受主观因素影响较大，难以确切定义绩效要素
	行为锚定等级考核法	较高	目标难以量化的职位、某些关键岗位	开发和应用成本都较高	计量较为精确，有良好的反馈作用，较为客观	定位于员工工作行为而非工作结果，制定量表时费时、耗力
	行为观察考核法	较高	目标难以量化的职位、某些关键岗位	开发成本较低，应用成本较高	有效区分出高绩效者与低绩效者，有良好的反馈作用，有助于员工不良绩效行为改进	考核过程费时、耗力
	混合标准量表法	较高	适用范围较广	开发成本较高，应用成本较低	减少考核者主观成分，有效提高了考核.的信度与效度	对考核者要求较高
360度绩效考核法		较高	适用范围较广	开发和应用成本都较高	综合性强，反馈信息全面，有效避免偏见，有利于加强组织建设	考核程序复杂，耗费大量时间、成本

二、各种绩效考核方法的选择

前面已经对医院员工绩效考核的多种方法进行了说明和比较，每一种方法都有它的优势和不足，每一种方法都有它最佳的适用范围。因此，医院在选择绩效考核方法时，必须全面考虑各种因素。例如，医院的战略目标、医院的发展方向、医院绩效考核的目的、员工的工作性质和特点、员工的素质、绩效考核方法本身的特点以及绩效考核的成本支出等。

（一）医院绩效考核的目的对绩效考核方法选择的影响

医院绩效考核的目的对医院绩效考核方法的选择起着决定性的作用。前面已经讨论了医院绩效考核的目的分为管理目的和发展。目的，选择合适的绩效考核方法对实现医院绩效考核目，的会起到事半功倍的作用。例如，如果以优化医院员工的职业生涯为医院绩效考核的主要目的，则选择关键事件考核法、行为锚定等级考核法、行为观察考核法、360度绩效考核法等会比较有效，而选择比较考核法就很难达到目标。

（二）医院员工工作性质与工作特点对绩效考核方法选择的影响

医院有医生、药剂师、护士、技术工人、行政人员等各种岗位的员工，各岗位的职称又有高、中、低之分，不同的工作岗位、不同的职称级别，其工作性质和工作特点也各不相同。在进行绩效考核方法的选择时，应根据医院内部不同岗位、不同职称人员的工作性质和工作特点，选择不同的绩效考核方法，才能做到合理地评价、选拔和使用各类人才。比如，医院行政管理人员，他们的绩效目标难以量化，因此可以选择关键事件法、行为锚定等级考核法、行为观察考核法等绩效考核方法进行考核。

（三）绩效考核方法本身的特点对医院绩效考核方法选择的影响

每一种绩效考核方法都有它们各自的特点，每一种方法与组织战略的一致性以及其适用范围、开发与应用成本、信度与效度、优势与不足，都有所不同。医院必须根据绩效考核的目的、员工的工作性质，并结合绩效考核方法本身的特点，选择某种绩效考核方法或某几种绩效考核方法的组合。

（四）绩效考核所需时间和成本对医院绩效考核方法选择的影响

医院是个特殊行业，在注重社会效益的同时，需兼顾经济效益。因此，医院在选择绩效考核方法时，考核所占时间（包括时间成本）和考核方法开发与应用所需成本，也是必须考虑的一个重要因素。以360度绩效考核法为例，该方法综合性强，反馈信息全面，可以有效避免偏见，有利于优化医院员工的职业生涯，有助于加强医院建设。但是，开发和应用该方法的成本相当高，而且实施时要花费大量的时间和精力。所以，医院在选择绩效考核方法时，要做到合理预算和利用好绩效考核所投入的资金，不过量占用考核者和被考核者的时间；对非核心岗位员工进行绩效考核对，不宜选择诸如360度考核法等比较复杂的绩效考核方法。

第四节　医院绩效考核的信度和效度

医院绩效考核是收集员工过去和目前的工作行为和绩效表现的相关数据并加以整理分析的过程。它是医院人力资源管理部门的重要内容，是医院内部不可或缺的管理工具，是一种周期性检查与考核医院员工工作表现的管理手段，但同时它也是颇具争议和不太受欢迎的话题。作为医院人力资源管理部门的考核主管，经常会遇到这样的问题，每当绩效考核结束，总会有部分员工提出异议，指明绩效考核的不公平，不能正确反映员工绩效的真实情况。虽然医院的绩效考核对员工的个人发展以及医院的战略前景起着相当关键的作用，事实上我们很难做到仅仅根据一次绩效考核的结果就做出科学、公正的评价。因此，医院提高考核结果的可信度和考核内容的有效性，使绩效考核更为精确，具有重要的理论和现实意义。

一、绩效考核信度和效度的基本概念

（一）绩效考核信度的定义和衡量指标

考核信度是指绩效考核结果的可信程度（一致性和稳定性），即用同一考核方法和程序对员工在相近的时间内所进行的两次考核结果应当是一致的。具体是指绩效考核的随机误差，当系统误差很小时（比如，使用相同的考核方法、考核标准，就可以表示系统误差为零），随机误差的大小决定信度的高低（随机误差越大，考核信度就越低）。绩效考核的高信度是保证考核结果公正性的重要条件之一。衡量绩效考核的信度主要有 4 项指标，即重测信度、复本信度、内在一致性系数和考核者信度。

1. 重测信度

重测信度又称再测信度或稳定系数，是指采用同样的考核方法，按照同样的考核标准，对相同的被考核者在不同时间进行考核，先后所得到的考核结果一致性的程度一因此，两次考核的时间间隔是影响重测信度高低的一个主要误差变因：若两次绩效考核时间离得太近，考核者对第_次的考核结果还印象深刻，则会导致第二次与第一次的考核结果相似，考核一致性程度提高，人为地造成了考核重测信度的提升；相反，若两次考核时间相隔甚远，被考核者的绩效会随着时间的推移而发生变化，导致两次考核结果不一致性程度的加大，人为地造成了考核重测信度的降低。所以，在重测绩效时，掌握好重测时间间隔是非常重要的，根据相关研究，一般认为 1～3 个月较为适宜。同时，在汇总绩效考核重测结果时，应注明两次测试的时间间隔，以备参考。

重测信度一般采用皮尔逊积差相关公式计算：

$$r_u = rx_1x_2 \frac{\sum X_1X_2 - \sum X_1X_2/n}{\sqrt{\sum X_2^1 - (\sum X_1)^2/n}\ \sqrt{\sum X_2^2 - (\sum X_2)^2/n}}$$

式中：r 表示信度；n 表示被考核者人数；X_1，X_2 分别表示首测和再测分数。

2. 复本信度

复本信度也称等值性系数，是指考核结果相对于另一个功能等值但考核题目内容不同的考核结果的变异程度，为两组考核结果的相关系数。它也可理解为以两种考核方法（两个考核副本）来评估相同的被考核者，然后求得被考核者在这两个考核上得分的相关系数。复本信度的高低反映了这两个考核副本在内容、效度、要求、形式上的等值性程度，如果是"非常相同"，则可以理解为"等值"，即其中一个是另一个的复制。

等值系数的计算和稳定系数相似，通过计算两次测评数据之间的相关系数来求得等值系数。当测评结果是分数形式时，用皮尔逊积差相关公式计算；当测评结果是等级或名次形式时，用等级相关公式计算：

$$r_u = 1 - \frac{6\sum D^2}{n(n^2-1)}$$

式中：r 表示信度；n 表示被考核人数；D 表示同一被考核者两次评定等级之差。

3. 内在一致性系数

前面提到的重测信度和复本信度分别注重考虑测验一致性（稳定性）和跨形式的一致性（等值性），而内在一致性系数主要反映考核内部题目之间的关系，考查绩效考核的各个题目是否测评了相同的内容和特质。例如，在某一方面的绩效考核中，被考核者在第一个项目比其他人得到的评价高，在第二个项目、第三个项目……同样得到比别人高的评价；或者，被考核者在第一个项目比其他人得到的评价低，在第二个项目、第三个项目……又得到比别人低的评价，那么，我们会认为对这一方面的绩效考核，结果比较可信。与重测信度和复本信度需要组织两次考核不同的是，内在一致性信度只需进行一次考核，这使实际测量内在一致性信度较为方便。

4. 考核者信度

考核者信度是指不同考核者对同一对象进行考核者时的一致性。它可以通过两个或更多考核者独立考核员工的一致性来确定。最简单的评估方法就是随机抽取若干份问卷，由两个独立的考核者分别给同一组被考核者的同一考核项目进行评估，然后根据采用的连续变量评分或是等级评分，计算两次考核的积差关系或等级相关，得出它们的相关系数。

当考核的评分者超过 3 个，且考评采取等级评分时，可以用肯德尔和谐系数公式计算：

$$W=\frac{\sum R_i^2-\frac{\sum R_i^2}{N}}{\frac{1}{12}K^2(N^3-N)}$$

式中：W 表示肯德尔和谐系数；K 表示考核者人数；N 表示被考核者人数或答卷数；Ri 表示每个被考核者所得等级或分数的总和。

W 越大，表明考核者的信度越高，测评结果越可靠。

以上阐述的 4 种信度估计方法都是对绩效考核的一致性进行评估，但由于误差来源不同，因此它们评估的侧重点也各不相同。重测信度是估计绩效考核跨时间的一致性，复本信度是估计绩效考核跨形式的一致性，内在一致性系数是估计绩效考核跨项目或两个半分绩效考核之间的一致性，考核者信度是估计绩效跨考核者的一致性。每一种信度系数都有它自己的意义，所以在考核时，应尽可能收集各种信度信息。

（二）绩效考核效度的定义和分类

考核效度即考核的有效性，是指绩效考核结果与要考核内容的相关程度，即用某一考核标准所测到的是否是真正想测评的内容。高效度的考核标准能保证考核结果的正确性。要使绩效考核具有较高的效度，在设定具体考核项目时就要使其与所考核职位的特点相适应，在各项目权重的设置上也要考虑该职位主要职责和次要职责。例如，在对医院医生进行考核时，往往临床操作能力的权重会大于组织协调能力的权重；而对医院管理人员进行考核时，往往组织协调能力的权重会较大。这样才能使考核结果较为准确地反映与员工岗位职责相适应的工作绩效。此外，还要注意对某一职位绩效考核项目及各项目权重的设立，要与类似职位的考核项目和权重的设立相平衡。

效度包括很多种类，当前较为常见的有内容效度、准则效度和结构效度 3 大类。

1. 内容效度

考察内容效度的目的是系统地检查与测量绩效考核内容的合理性、适当性，也即检查与测量绩效考核内容是否反映了所要考核的某一概念（或方面）的基本内容。检验内容效度是检验由概念到指标的经验推演是否符合逻辑，是否符合被考核人员的绩效特征，是否有效。常用的评估内容效废的方法是请人事专家或其他精通该学科的专家，按照一定的标准评价某考核是否具有代表性。实际上，内容效度是一个合理性的判断问题。正如美国社会学家贝利（Bailey，K. D. ）在《现代社会研究方法》中所指出的，内容效度必须考虑两个主要问题：测量工具所测量的是否正是调查人员所想要测量的那种行为，测量工具是否提供了有关那种行为的适当样品。

2. 准则效度

对于同一现象或同一概念可以应用多种绩效考核方法对其进行考核，假定其中一种绩效考核方法成为考核某一现象或某一概念的效标，另外几种方法与效标的一致性就成为准则效度。比如，当绩效考核方法 A 具有内容效度时，另一种绩效考核方法 B 的准则效度则由 A 决定，如果考核某一员工群体，显示 B 与 A 高度相关，即可以说绩效考核方法 B 的准则效度较高。

3. 构想效度

构想效度又可称为结构效度、构念效度、建构效度等，是人们最为关注的一种测量效度。构想效度是考评能够测量到的理论上的构想或特质的程度，这种方法经常在理论的研究中使用。

从内容效度，到准则效度，再到构想效度，可视为一种累进，即构想效度需要比准则效度更多的信息，而准则效度需要比内容效度更多的信息。

（三）信度与效度的关系

信度与效度是表示绩效考核质量的重要指标，两者有所区别，但又存在着联系。信度反映绩效考核结果的一致性和稳定性，效度反映绩效考核结果的正确性和可靠性。因此，效度比信度有更高的要求，信度是效度的必要条件，没有信度的绩效考核就谈不上具有效度，而信度高的绩效考核，其未必具有高的效度。

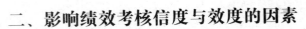

二、影响绩效考核信度与效度的因素

（一）绩效考核的目的

近年来，一些研究人员提出了对绩效考核本质的另外一种看法，认为它是一种管理过程，绩效考核的目的才是影响考核准确性的更重要的因素。因此，医院主绩效考核的方法、技术、程序以及内容等的选择和确定，必须考虑是否能保证战略目标的实现，是否能为有效管理及员工的开发和发展提供决策信息。只有有利于绩效考核目的实现的考核内容与方法才是具有好的信度与效度的绩效考核。

（二）绩效考核的评价源

绩效考核的评价源一般有上级、同事、下级、自我和服务对象5种。从理论上讲，如果不相同的评价源拥有相同的评价信息，那么对于同一个被考核者的评价结果应该是一致的。但是许多研究和实践都证明，不同评价源对同一个被考核者的评价结果相关程度很低，这不仅是因为处于不同地位的评价源对不同类型的信息有不同的优势，更是因为不同评价源在评价时的认知过程和信息处理过程不同。研究表明，评价依据的信息类型的差异及认知和动机的差异，是不同评价源评价结果产生差异的主要原因。当评价源在某一或某些方面拥有较多的评价信息时，他们在这一或这些方面所作出的绩效考核，具有较高的信度和效度。因此，评价源的选择、评价源评价范围的确定对绩效考核的信度和效度都有直接的影响。

（三）绩效结构

人们通常将绩效视为单维度的概念，或者简单地将绩效等同于任务绩效。近10多年来，学术界开始重视对绩效的内涵加以明确界定。坎贝尔等人于1993年提出的工作绩效理论。将工作绩效定义为：员工所控制的与组织目标有关的行为。这一定义包含了3个层面的意义：①绩效是一个多维度的概念，即不存在单一的绩效变量，在大多数情况下，与组织有关的工作行为是多种多样的。②绩效是行为，而不一定是结果。③这种行为是员工所能控制的。

之所以不以任务完成或目标达到等结果作为绩效，主要有3个方面的原因：①许多工作结果并不必然是由员工的工作带来的，可能是由其他与个人所做工作无关的促进或阻碍因素带来的。②员工完成工作的机会并不是平等的，而且并不是在工作中所做的一切事情都必须与任务有关。③过度关注结果将使人忽视重要的过程和人际因素，使员工解组织要求。因此，对绩效内涵的认识直接决定绩效考核的内容，也对绩效考核的信度和效度产生直接的影响。

三、提高绩效考核信度与效度的对策

（一）运用多源评价法

为了更好地利用各种评价源的优势，采用多源评价法是一种比较科学的选择。360度绩效考核法可以让与被考核者在工作中有较多接触、对被考核者的工作表现比较了解的不同方面的人员，从不同的角度对被考核者进行绩效考核，最后根据确定的不同考核者的权重得出一个综合的考核结果。360度绩效考核信息来源的多样性和匿名性，保证了绩效信息反馈的准确性、客观性和全面性，也可促使医院将医院内部工作人员的工作行为与医院整体的战略目标结合在一起，使医院朝着更好的方向发展。很多实证研究也证明了360度绩效考核所提供的信息最有效。

（二）培训考核者

绩效考核的过程中，考核者难免会受到心理和感情的主观因素影响，导致考核结果出现误差。比较常见的误差有晕轮效应、居中趋势和偏松或偏紧倾向等。减少主观因素造成误差的办法是对考核者进行一定的培训。例如，在医院绩效考核实施前，可以让考核者实地查看一些医院员工实际工作情况，走访各科室、各部门，然后要求参加培训的考核者对这些员工的工作绩效进行评价，并让考核者进行绩效评价讨论，分析误差是如何产生的。这是一种非常有效地减少考核误差的方法。

（三）选择正确的考核工具及应用多种考核方法

绩效考核工具在整个绩效管理与绩效考核系统中都非常关键，科学合理的绩效考核工具本身就其有较高的客观性和区分度。开发或选择那些清晰、直截了当的绩效考核工具，对提高整个绩效考核的精确度无疑有着重要的意义。一些开发比较成熟的评价量表，大多经过了严格的信度和效度的检验，具有较高的精确性。医院可以根据考核的目的以及各部门、科室的实际情况，选择适合的考核量表。另外，每一种考核方法都有自身的优点和缺点，实际应用中，在综合考虑绩效考核的信度、效度和成本之后，可以选取若干种适合医院绩效考核的方法，来弥补应用单一考核方法存在的不足。

（四）进行科学的工作分析

工作分析的一个基本作用是使人力资源的管理人员开发出考核指标体系，能够方便人们去考核自己和他人的绩效。医院在实施绩效考核前，必须保证绩效考核工具的内容确实基于工作分析，绩效标准与工作相关，考核的内容是具体的工作内容，而不是基于考核者的偏见或主管意见。基于深入而科学的工作分析所建立的绩效考核系统具有较高的信度和效度，这样的考核系统不仅能获得员工的认可，也容易得到法律的支持和认可。

总之，绩效考核的信度和效度越高，就预示着该考核系统越能精确地测量出员工的工作绩效。在实际工作中，一方面要了解影响绩效考核系统精确性的各种因素，尽量控制和缩小考核中的偏差，提高精确性；另一方面也要避免陷入单纯追求考核系统精确性的误区，有效的绩效考核系统必须在精确性和实用性两者之间达到良好的平衡。

第五节 改善医院绩效考核的效果

医院作为卫生行业的主体，为谋求更好的发展，员工的积极性和潜在能力的发挥，医院管理目标的实现，必须进行有效的绩效考核。目前有一些医院的绩效考核不够规范，以致不能达到预想的效果，要不断完善。

一、影响医院绩效考核效果的主要因素

（一）绩效考核本身存在的问题

医院绩效考核指标、标准与方式的设定不明确、考核实施的流程不当、考核信度与效度较低等都影响了绩效考核的效果。

1. 绩效指标设置不合理

在医院绩效考核中，考核指标若没有做到根据具体岗位的不同而设置，则就没有较强的岗位代表性，就不能反映岗位应有的特点，从而就会影响绩效考核的效果。

2. 绩效考核标准不清

绩效考核的标准若不明确界定，则考核收效可能会不明显。如采取开放式的界定，将绩效分为"优""良""有待改进""不足"等，会让考核者产生差异性较大的理解，影响绩效考核的效果。因此，对绩效考核的标准应尽量采用描述性语言来界定清楚，使考核具有连贯性，也能使考核者更容易对绩效考核结果进行解释。

3. 绩效考核与日常工作管理相脱节

医院的中层管理者（考核者）在日常工作中往往忽视对下属（被考核者）的绩效指导，缺乏对员工绩效过程中需要考核的细节记录，考核对不能提供依据，没有说服力，所以往往不能使被考核员工信服，更可能引起员工的抵触情绪，使绩效考核流于形式。

4. 绩效考核时间不恰当使考核未能达到效果

医院进行绩效考核时要安排好时间计划，定期举行的绩效考核之间的时间间隔要适合，因为管理的效果总是需要经过一段较长时间才能显现出来。如果两次绩效考核时间间隔太短，则考核结果可能没有太大的差别，考核也就失去意义；如果两次考核的时间间隔太长久，则既不利于纠正偏差，也不利于鼓励工作出色的员工。

（二）绩效考核者的主观意识和对被考核者的了解

1. 绩效考核实施者主观意识影响考核效果

中国人的中庸哲学文化积淀深厚，大多数管理者（考核者）不愿意去扮"黑脸"作反面评价。有些

医院管理者甚至认为，不佳的绩效考核结果对员工会造成负面影响，打击员工的工作信心和积极性。在管理人员如此不情愿的心态下所做的绩效考核，也必定含糊不清，误导员工，不能对他们形成正面的、有效的引导作用。同时，考核者的主观意识还可能导致考核结果发生偏差，影响绩效考核的公正性，如晕轮效应、盲点效应、首因效应、近因效应、刻板效应等。

2. 绩效考核者对被考核者工作的了解

我们在上一节的内容中提到过，绩效考核的评价源一般有上级、同事、下级、自我和服务对象5种。绩效考核者的选择对绩效考核的信度和效度有着直接的影响。如果某种评价源在他们拥有较少信息方面做出的绩效考核则该考核的信度和效度都较低。

（三）人力资源管理部门的局限性

医院在决定实施绩效考核时，一定要清楚地认识到，绩效考核不但是人力资源管理部门一个部门的事，而且更需要其他各业务部门和各科室的共同配合，只有这样，才能达到应有的效果。此外，绩效考核的结果是否与人力资源管理部门的其他措施相结合，也影响到绩效考核的效果。如果医院人力资源管理部门的其他管理措施如员工职位的晋升、调动、解聘、薪酬和奖金的发放以及员工的培训等不能做到与绩效考核相互应和、配套的话，那么绩效考核也就失去了它的意义。

（四）绩效考核结果的反馈沟通

有些医院往往在实施绩效考核对大张旗鼓，绩效考核后则鸦雀无声，对绩效考核结果的利用也是执行强制的"机械式"奖惩、升职或加薪等，没有充分考虑到被考核员工对绩效考核结果的认可程度和可能引起的申诉，没有提供考核方和被考核方双向沟通的机会，从而导致员工的反感。此外，不科学、不及时的考核结果的反馈会伤害被考核员工的自尊心，挫伤他们的工作热情，不仅使员工失去了解自身工作不足的机会，而且会使员工产生排斥心理，引发不满，进而对绩效考核失去信心。

二、改善医院绩效考核效果的方法

（一）科学地进行工作分析

1. 采取客观的考核指标

医院在进行绩效考核之前，可根据各种不同岗位的职责和特点进行分析，调查机关的背景信息，收集工作的相关信息，汇总工作分析结果，然后依据对各岗位的分析结果制订绩效考核指标和标准，如卫生技术人员类（医生、护士/师、医技人员等）、非卫生技术人员类、行政管理人员类、后勤服务人员类，做到有的放矢，同时也是有效绩效考核的前提。

2. 选择合理的考核方法

如前所述，绩效考核的方法多种多样，每种方法各有各的优点和不足。例如，行为锚定等级考核法的工作绩效计量较精确，考核标准较准确，而且具有良好的反馈功能，能够反映被考核员工各个维度的绩效表现，但这种方法设计成本高、设计周期长。因此，绩效考核方法的选择要由工作分析的结果来决定，对于不同类型的工作岗位要实行不同的绩效考核方法。

3. 规范绩效考核时间

医院要建立有效的绩效考核制度并不是一件容易的事，需要长期的努力和坚持。医院绩效考核可以采取季度指标考核、年度指标考核、不定期察访考核等不同形式进行。考核时间也可根据医疗动态任务和医院的特点及时进行。如因特殊情况无法在规定时间内完成绩效考核，部门或科室绩效考核小组应及时向医院人力资源管理部门汇报，并提前通知被考核员工。

（二）选择、培训考核者

1. 选择好考核主体

选择绩效考核主体就是要针对不同的被考核对象确定不同的考核者。只有了解、熟知被考核对象的工作内容、工作性质和工作表现，才能做出准确的绩效评价。例如，医德医风的评价不仅应由医院相关职能部门考核，还应该由就医的病人和/或家属考核，才能全面、正确地进行医德医风评价。

2. 培训考核者

考核者培训的内容应包括：绩效考核观念和意识的培训、绩效考核知识和理论的培训以及绩效考核技巧和方法的培训等。通过对绩效考核者进行培训，可以使考核者了解绩效考核的目的、意义及相关技术，分析考核过程中存在的问题和合理解决的方案。

（三）完善人力资源管理机制

绩效考核作为医院人力资源管理的一个重要方面，它的顺利及有效地进行离不开医院整体人力资源管理架构的建立和机制的完善。医院必须以整体的战略眼光来构筑整个人力资源管理体系，让绩效考核与人力资源管理的其他环节（如岗位晋升、轮换、薪酬发放、培训开发等）相互联结、相互促进。例如，良好的绩效沟通与反馈能够让医院员工及时了解绩效考核结果，有利于他们最大限度地提高自身的绩效，改进工作方法，不断提高个人能力，从而提高医院的组织绩效。唯其如此，绩效考核才能发挥最好的效果。

总之，通过客观、公正、公平的绩效考核，有助于引导医院引入竞争机制，强化经营成本意识，强化质量管理和科教兴院；有助于在确保医疗质量和医疗安全的情况下降低医院总成本，减轻患者就医负担，促进医院社会效益和经济效益的不断提高；同时，也有利于医院管理者及时、准确地发现医院在经营和管理中的薄弱环节，从而主动调整组织结构和经营策略、优化科室资源、提高工作效率、增强医院综合竞争力。

微信扫码
◆ 临床科研
◆ 医学前沿
◆ 临床资讯
◆ 临床笔记

第八章　医院设备管理

医疗服务不但依赖医务人员的知识、经验和思维判断，很大程度上还要靠实验手段和设备条件。随着科学技术的飞速发展，大量现代化的高、精、尖医疗设备，如 CT、MRI、PET、SPECT、伽马刀等，相继应用于临床，医疗仪器设备在医院整个固定资产中的比重不断增加，在医疗服务中已经具有举足轻重的作用。当今，医疗设备管理（medical equipment management）也逐渐成为医院管理系统工程中的一个较完整又相对独立的子系统。运用科学管理方法加强医疗设备管理是医院开展医疗、教学、科研、预防的重要基础，也是提高医疗技术水平的必要条件。

设备管理是围绕设备开展的一系列组织与计划工作的总称，包括规划、计划、论证、选购、建档、安装、调试、验收、使用、维修直至报废的全过程。设备管理有它自身的物质运动和经济运行的演变规律。例如，在设备的寿命周期中，'既有它技术性能的"兴旺"时期，又有它的"衰退"时期；有它效益的"显著"时期，又有它的"不显著"时期。若能按其自然规律，科学地、有效地加强管理，就能最大限度地发挥医疗设备的作用，极大地提高投资效益，为现代化医院建设做出贡献。

第一节　医疗设备概论

20 世纪末，科学技术呈加速度发展，新学科、新技术、新发明似雨后春笋般地涌现。高新技术以医疗设备的形式，进入医疗技术领域，带动着医学科学技术的发展。以高新技术装备的现代化医疗设备，往往是结构复杂、加工精细、技术精度非常高的仪器设备。

一、现代医疗设备的特点

（一）医疗设备技术上的综合化程度提高

科学的高度分化与综合，在医疗设备中也有明显地反映。"专项测定""一次性使用""无维修设计"等中、小型医疗器械的出现，是科技分化的体现。而光、机、电、计算机、新材料等高新科技成果，多学科综合应用的大型医疗设备，如 CT、MRI、伽马刀、PET 等，也是科技综合的产物。它们有精密的设计、复杂的结构、智能化的电脑控制、全自动的数据——图像处理系统，使医疗设备具有技术精度高、运转速度快、操作程序化、数据处理自动化及稳定性、重复性好的特点。

（二）医疗设备的技术更新周期缩短

科技的发展使知识更新周期大大缩短，从而使医疗设备的技术寿命也相应缩短。技术知识的更新，带来的是新技术、新型号、新品种的医疗设备不断出现，产品陈旧化的速度加快。以 CT 为例，从第一台样机临床试用至今，产品不断改进，新产品的图像扫描时间已大大缩短，甚至可用于心脏的动态扫描。

（三）医疗设备的结构一体化、操作自动化

随着大规模集成电路成本的下降，医疗设备中大量的电子线路结构已由一体化组件构成，使设备的稳定性、可靠性大大提高，维修简便易行。又由于计算机技术的广泛应用，使医疗设备的智能化程度有所提高，操作实现自动化。如自动生化分析仪的检测，只需把样品按规定输入，仪器能根据设定的程序，进行自动检测，并把处理好的数据打印在记录纸上。医疗设备操作自动化是当今医疗设备的一个显著特点。

（四）医疗设备的性能、价格比提高

科技进步、市场竞争及大规模的自动化生产，使医疗设备的性能、质量有了较大的提高，而制造成本及使用维护费用却有所降低，使医疗设备总体的性能、价格比有所提高。这不仅对提高医院的医技水平有益，而且也对减轻病人的负担有利。

二、医疗设备的发展趋势

随着科学技术的不断发展，医疗设备的原理、结果和性能，将不断地发生变革，其发展的趋势如下。

（一）医疗设备诊断的精确度逐步提高

医疗设备是医生诊断疾病的重要手段和工具，只有检测的高度精确性，才能保证诊断的准确性。医疗设备将从一般定性逐步向准确定量和定位的方向发展；从常量分析向微量分析和超微量分析方向发展，而且病人被测的时间将越来越短，承受到伤害程度将大大减少。

（二）医疗设备治疗的方法和手段更加先进

医疗设备作为医生为病人治疗疾病的工具和手段，既要能治好疾病，又要尽量减少病人的创伤和痛苦。新型的治疗设备逐步从大创伤到小创伤，从小创伤向无创伤方向发展，治疗的方法与手段更容易被病人接受。例如，无痛分娩、无痛肠镜检测等治疗检测手段的出现，就很好地说明了这种趋势。

（三）医疗设备的使用操作更为简便、直观和快捷

电脑与自动化的使用，使医疗设备具有人工智能化，能实时测试，实现图文并茂的"菜单"化选择方式，感应触摸式指令输入、数字显示、自动数据处理、储存及打印，使操作更为简便与快捷。例如：生化检测所使用的全自动生化分析仪，还有病理检测时使用的全自动显微镜自带激光照相机、打印机及电脑处理软机，可将检测结果在进行电脑自动处理后，直接打印。

（四）医疗设备的体积小型化、功能多样化，环境要求简易化

大型医疗设备的体积逐步向小型化、微型化方向发展，功能向多样化、实用化方向发展。遥控式、电话传输式、长时间全方位监控式的设备正在逐步研制，并被投入使用。医生能在病人自然生活状态下，实现监控。先进的医疗设备环境条件的要求也在大大降低，对环境的污染也大为减少。

（五）医疗设备将为预防医学与康复医学的发展提供新设备

随着卫生事业的发展，预防医学及康复医学的地位在日益提高，各种多功能、高效率的预防、康复医学专用医疗设备也层出不穷。这对进一步提高卫生保健及人民的生活质量产生了不可低估的作用。

三、医疗设备的功能分类

（一）诊断设备类

诊断类医疗设备包括X线诊断设备、功能检查类设备、超声诊断仪、核医学诊断类设备、内镜、实验室诊断类设备、五官科检查设备、病理诊断设备等。

（二）治疗设备类

治疗类医疗设备包括病房护理设备、手术设备、放射治疗设备、核医学治疗设备、理疗设备、激光设备、低温冷冻治疗设备、透析治疗设备、急救设备及其他治疗设备。

（三）辅助设备类

医疗辅助设备包括高温高压消毒灭菌设备、中心吸引及供氧系统、空气调节设备、制冷系统、血液冷藏储存设备、超声波洗涤装置、制药机械设备、医用数据处理设备、医用摄影录像设备等。

第二节　医院设备管理

现代医学的飞速发展，在某种意义上依赖于先进医疗仪器设备的诞生和使用。先进医疗仪器设备的使用，一方面大大提高了医院诊疗水平；另一方面使医学研究进入了分子时代，医学科研成果得到质的变化和进展，从而又促进诊疗水平的提高。国外有人认为医院已进入"仪器设备对代"，可见医院设备及其管理的重要性。医院的建设和发展既要有高水平的医学人才，又要有先进的医疗仪器设备，只有这样才能不断满足人民群众日益增长的医疗需求。

一、设备管理的意义和作用

（一）医疗设备是医疗技术的重要支持条件

医院医疗技术主要决定于两个方面：一是"硬件"，即物质条件保障系统；二是"软件"，即医疗技术人才，两者缺一不可。医疗设备是"硬件"中的关键。拥有一流医疗技术的现代化医院一定有反映现代化科学技术水平的医疗设备。

（二）医疗设备是开展医疗技术服务的工具和手段

"工欲善其事，必先利其器。"医疗设备是现代科学技术的物化形式，是开展和实施医疗技术服务的工具和手段。医院是以病人为对象、以医疗技术诊治疾病为目的的场所。现代医疗技术的发展，使人们对人体和疾病的认识，已从整体、细胞水平深入到分子、亚分子水平。没有先进的医疗设备，就很难达到正确定位、定性、定量地诊治疾病的目的。事实证明，当今日新月异发展的医疗技术方法，在先进医疗设备的配合下，已打开了人类一个又一个的诊疗"禁区"，大量的疑难杂症得到了准确。的诊断和彻底的治疗，这无疑给患者带来了难以置信的福音。

（三）医疗设备是提高医疗技术水平的技术保障

现代科技的发展已经证明，医疗设备对提高医疗技术水平和'医学的发展有着十分明显的作用。先进的新型医疗设备的问世，加速了医学科学和医疗技术的发展，并使医疗水平提高到一个新的高度。

二、医院设备管理的原则

（一）动态管理原则

动态管理原则是指医院医疗设备的管理应该因地制宜、因人制宜、因事制宜，即应该根据实际情况，对不同类型、不同科室和不同性能的仪器设备采取不同的管理方法。有时甚至要对不同需要（如临床诊疗需要、研究正作需要或学科建设需要）制订不同的管理办法和政策。医院医疗仪器设备的管理要有一个导向性，要根据医院发展的目标制订配置规划。

（二）系统管理原则

系统管理是指要把对医疗仪器设备的管理作为医院系统下属的子系统来管理，要树立整体观念，克服部门所有的狭隘观念，要从整体功能的发挥和整体效益的大小，而不是局部功能和局部效益来考核仪器设备管理的成效。同时，在决定是否要购置装备某仪器设备时，也必须从整体资源条件、技术条件、管理条件和市场条件来考虑，并进行优势分析，以防止仪器设备的不合理配置。

（三）经济管理原则

经济管理原则是指必须按照经济规律办事，按照价值规律办事，做到在医院仪器设备管理中，包括购置、使用、保管、领取、维修、更新过程中，都应进行经济核算，讲究效率，发挥资源效果。

（四）开放协调原则

开放协调原则是指在仪器设备管理中应坚持开放观念，充分提高资源利用率，重视仪器设备利用的信息交流和反馈，提倡资源共享。在仪器设备管理中，决不可采取"闭关自守"的落后政策和封闭措施，尤其要防止和扭转少数科室或人员把购置装备先进仪器设备作为谋取小集团利益或个人利益的工具。

三、医院设备管理的组织

随着医院医疗仪器设备在数量和质量上的发展，绝大多数医院已建立了独立的设备管理的职能机构——设备科（处）。设备科（处）在院长领导下，在副院长的具体分管下开展工作。同时，为保证医疗仪器设备购置的正确性和管理的有效性，医院应成立以专家为主体的医疗仪器设备管理委员会。医院设备科（处）的组织管理结构如图8-1。

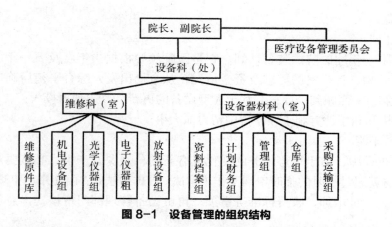

图 8-1　设备管理的组织结构

由于医院医疗仪器设备的结构、工作原理与功能越来越复杂（尤其是大型医疗设备），较多的仪器设备维修已依赖于生产与销售的厂商，因此目前许多医院设备科（处）的维修功能已有所弱化。

医院设备科（处）的主要职能如下：

（1）根据医院发展规划目标和医疗、教学、科研工作需要，制订医院仪器设备的装备规划和分阶段执行计划。

（2）根据各临床、医技科室申购计划和储备情况，编制年度采购计划，呈报院长批准后执行。

（3）制订医院仪器设备管理规章制度和具体管理办法、实施细则。

（4）具体组织实施医院仪器设备的装备规划，切实做好仪器设备管理过程中的采购、订货、验收入库、安装调试、领发使用、维修保养、调拨转让、更新改造、报损报废、计量检查、统计上报等一系列日常业务工作。

（5）组织医院仪器设备管理的有关信息资料的收集、整理、综合、分析、保存、检索等工作，为医院领导提供相关决策依据。

（6）组织和帮助医务人员掌握使用仪器设备的方法和要领，提高医务人员有关医学工程技术的知识。

（7）协同医务人员合作开展有关仪器设备的技术革新和科学研究工作，推动医院技术开发和新设备的研制工作。

（8）严格执行规章制度，遵守医院职业道德建设规范，防止仪器设备购置中的不正之风，努力提高经济效益。

四、医院设备管理的主要内容

医院设备管理是对仪器设备物质运动形态和价值运动形态过程的管理，主要内容包括装备管理、技术管理、经济管理和政策法规管理。

第三节　医院设备的装备管理

医院设备的装备管理是指设备从落实资金和预算，查明需要，经过综合平衡，编制计划，再选型订货，直至设备到货为止这个全过程的管理。做好装备管理必须充分地进行调查研究，选取最优的装备方案加以实施，才能合理使用资金，为临床医疗工作提供最恰当的技术装备。

一、装备管理

（一）中长期装备规划

从管理来说，每所医院都应有三年、五年的远景规划，在这个规划中必须考虑医院规模的扩大、人员的增加、科室的发展、业务的增长及医疗装备的更新、改造和更大的投入等问题。实践表明，医疗装备的投入与医疗质量的提高和业务收入的增加有密切的关系。因此，医疗装备的中长期规划是医院决策者不容忽视的重大问题。

（二）年度购置计划

年度购置计划是下一年度医院的装备计划。它是医院领导根据当年度及下一年度医疗、教学、科研的总目标、业务发展计划、各科室的需求及资金情况，从全局出发，综合平衡后确定的计划。年度装备计划有利于既确保重点，又照顾到全局；有利于大型设备的更新、改造和再投入；有利于科室间的平衡；有利于资金的合理安排和利用；有利于领导集中精力抓大事。

（三）平时的临时申购

在年度计划执行过程中，由于形势任务的变化或有新的科研课题产生，必然要对年度计划做必要的修正和适当的补充。这就通过平时的临时申购工作来解决。具体做法是：由使用科室填报仪器设备申购表，写明用途、配套条件、人员培训、收费标准等事项，再由设备管理部门审核提出意见后报医院领导批准后进行购置。

（四）常规设备材料的计划管理

对使用量大、品种规格比较确定的常规医疗材料，如 X 线胶片、一次性输液器、注射器、敷料、试剂等，可由管理部门的经办人员根据上年度的使用情况并充分估计到医疗业务的发展后，按品种、规格、数量及估计金额等项目制订出月度及年度的购置计划，经设备管理部门审核并报医院领导批准后执行。

对不能确定计划的医疗设备材料，在需要补充或增添时，按临时申购的办法，按审批权限报批后执行。

二、医疗设备的装备原则

我国有各种类型各种规模的医院，各医院的任务、技术状况和条件不同，仪器设备的装备标准也不完全一致，但一些基本的原则是共同遵守的。

（一）有证的原则

所选购的医疗仪器设备必须具有，医疗器械产品注册证。这些产品应该是经医疗器械行政管理部门审核合格推入市场的产品。对无证产品不能购买。

（二）经济的原则

所谓经济的原则，即按经济规律办事，讲究投资的经济效益和厉行节约，降低成本，减轻病人经济负担。

1. 确定价位

购买仪器设备时，首先要确定好价位，即出多少钱去完成这项装备工作。在科技发达的今天，同类产品到处可见，国外有，国内也有，大公司有，小公司也有。到底买谁家的产品？首要的一条要考虑你拥有的资金。

2. 首选国内产品

凡国内产品的性能、质量上能满足要求的就不必引进国外产品，凡只需进口关键主机，其配套附属设备可在国内购买。这样做既达到目的又可节约大量资金。

3. 追求高的性能价格比和低的成本消耗

在选购机型时，机器的性能同价格是一对矛盾，高性能必然要高价格。为了评价各厂商之间产品的优劣，性能价格比是一个重要的指标。我们希望在满足临床使用要求的前提下，使机器的价格尽量压低，即追求高性价比。

另外，仪器设备投入使用后还有一个维持成本问题，如水、电、汽、人工、材料消耗等。特别要考虑消耗材料的来源与依赖性，引进国外设备，使用国内消耗性材料，是低成本消耗的选购原则。

4. 优惠的付款方式

仪器设备的订购，必然涉及付款方式问题，是分期付款还是一次性付款？是预付定金还是付全额，或是待货到安装、调试、验收合格后付款？各种方式，我们应选择一种付款时间最晚的，使仪器设备投资资金的风险降到最低。

（三）实用原则

1. 技术先进

技术先进是指该产品采用的原理、结构具有科学性、先进性，技术参数在同类产品中比较突出领先。要防止由于信息不灵而引进淘汰产品。

2. 产品成熟

产品成熟是指该产品为非试制品，是经过临床大量实践检验、有广大用户基础的。对厂商首次推出的试产品不要轻易采用，也不要轻信厂商的广告宣传。

3. 质量上乘

质量上乘是指产品的可靠性、安全性及耐用性在同类产品中是领先的。

4. 相信名牌

名牌产品是大家公认的优质产品。名牌产品是名牌厂商通过对其产品的性能、品质、工艺、可靠性的不断开发、改进、提高及对生产各环节的严格管理，经过激烈的市场竞争而获得的结果。所以，买名牌就是相信厂家的内在质量。另外，名牌厂商又比较注重售后服务，因此又可以买到"放心"。当然名牌产品的价格会比普通产品贵一些，这就要根据所定的价位来权衡了。

（四）功能适用的原则

功能适用就是物尽其用，充分利用和发挥仪器设备资源的作用，从临床实际工作出发选择比较实用的功能，过多地选择不常用的功能是不适用的。例如，选购门诊一般检查用的仪器设备就应如此。但是，对用于研究、开发的各类临床实验室的仪器设备，除了选择当前工作需要的功能外，还要考虑到学科发展中所需要增加的功能，也要选择比较齐全的功能。总之，根据临床工作的实际需要，实事求是地选择仪器设备的功能是功能适用的选购原则。

三、医疗设备的选择和评价

设备选择是医院设备管理的一个重要程序，无论对新医院的基本建设或者老医院的设备更新都很重要。在选择设备时，必须充分研究下列因素。

（一）需求评价

购置此项设备是否合理？临床上为什么要购买？其需求的迫切性如何？有无其他可供选择的代替办法？譬如，内部有无潜力？能否将原有的设备修复使用？目前，医院正在逐步推广设备购置的可行性论证。

（二）可能性

可能性主要指3个方面：第一，资金来源，就是经费是否落实。我国医院购置设备的主要资金来源是医院的业务收入，必要时可采取租赁、分期付款等方式来弥补资金不足；第二，硬件条件，有足够的房屋空间来供设备使用，包括水、电、气等；第三，技术条件，即医院目前是否具备使用的技术力量？有无维护、维修的技术力量？若这些条件不具备，即没有足够的可能性，则不应急于选购。

（三）技术评价

该设备是否国内已生产？其质量如何？如需引进，国外哪些国家有生产，罗列国别、厂商、型号以及各型号的价格、性能、成本效益等，进行权衡，选择价廉物美的设备。

对于精度的选择，要从实际需要出发，不能盲目地追求高、大、精、尖，应讲求实效。对于引进设备，要注意不能引进国外已经或将要淘汰的仪器设备。选型时应注意主机和标准附件的完整性。

（四）维修性

维修性主要指两方面：第一，应选择维修性能好的设备，即指设备结构合理，零部件组合合理，易于拆卸修理，零部件互换性强；第二，应选择售后服务好的厂商或代理商，即当设备出现问题时，那些能及时上门提供高质量维修服务的厂商或代理商应成为首选。

（五）经济性评价

1. 最佳寿命周期费用

最佳寿命周期费用是指设备费用效率（或称费用效果）最高时的寿命周期费用。这时寿命周期费用最经济，其计算公式如下：

$$设备费用效率 = \frac{设备综合效率}{寿命周期费用}$$

寿命周期费用由设备的生产费和使用费组成（图8-2）。生产费是指从设备设计、制造、调试、运输直至安装为止所发生的全部费用，实际工作中称设备购置费；使用费包括维护、能源消耗、环境保护、保险、教育培训、技术资料等所需费用。

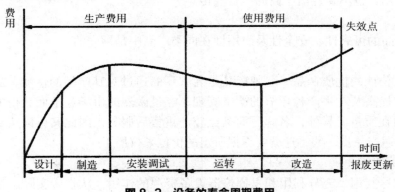

图8-2 设备的寿命周期费用

设备的综合效率，不单纯是生产效益，而且还包括设备的可靠度、维修度、时间可利用率、能源消耗、安全性、人机因素等综合的系统效率。

2. 投资回收期

投资回收期是医院使用设备获得的收益回收其投资所需的时间。

其计算公式如下：

$$设备投资回收期 = \frac{设备投资总额}{每年工作日数 \times 每日工作次数 \times 每次收费数}$$

在其他条件相同的情况下，投资回收期越短越好。

3. 费用比较法

费用比较法又可分为现值法、年值法和终值法。

（1）现值法：将每年使用费折算成设备购置后投入使用的第一年年初的价值——现值，加上设备投资额。据此进行不同设备寿命周期总费用的比较，从中选优。

（2）年值法：将设备购置时的最初投资换算成相当于使用期间每年支出的费用，再加上每年的平均使用费，得出不同设备每年应分摊的费用，然后比较。

（3）终值法：将不同设备最初购置费和每年使用费的总和折合成最末一年的价值——终值，然后进行比较。

四、医疗设备的购置

（一）医疗设备购置途径

1. 集中订货

国产医疗设备可通过全国性医院设备订货展销会来解决，一般大部分医疗设备均可落实。进口设备涉及外汇使用的管理和规定，只能在对口的国际医疗器械展览会上，在外贸公司的协助下集中订货。

2. 市场采购及零星订货

随着市场经济的发展，国产医疗设备的销售走向市场化，由商业部门或生产厂家自行推销。部分进口医疗设备及配件，也将由商业部门以大批量进口零星出售的方式，来满足医院的需要。

3. 协作调剂和转让

对于少量急需的医疗设备及配件，一时采购不到，无法满足医疗上的紧急需要，而有的单位暂时不一定使用或积压在库，可以通过协作调剂的中介机构和网络，以内部调剂或转让的方式及时解决。

（二）医疗设备的购置方式

1. 现货交易

这是市场零星采购中常用的一种方式，以商店标价为依据，用现金或支票等结算，当场验收及时提货的直接交易方式。

2. 合同订购

大型医疗设备订购及设备批量购置中，为维护双方的利益，常用签订经济合同的方式订购。订购合同应根据《经济合同法》的有关规定，经双方协商，对各项具体条款在取得一致的意见后，按规定的格式签订具有法律约束力的书面协议。合同应条款齐全，权利义务关系明确，一经法人或代理签字，双方都必须严格履行。

3. 招标

招标采购是国际贸易中常用的先进方式。它能引起厂商的激烈竞争，使用户得到较多的优惠条件。招标适用于大型医疗设备或大批设备的一揽子订购。国际财团、组织或银行的资助项目，一般都要通过公开招标才能认定订购项目。所谓招投标，是指用户（招标人）通过有关机构和媒介事先发出通知，说明购置医疗设备的要求和条件，写好招标文本，邀请厂商按一定程序前来购买招标文件，做好投标准备。投标人根据招标文件中规定的时间和提出的要求、条件填好投标文本，提出具有竞争性的优惠条件，以争取中标达成交易。招标人根据回收的标书，通过公正、合法的专家评标，选择条件最优越的一个投标人，作为购置医疗设备的成交伙伴，这种方式虽然手续烦琐，然而是较先进的、科学的一种购置方式。

第四节　医院设备的使用管理

医院设备的使用管理是指设备从到货起，经过验收入库、出库发放、财产账目、技术档案、使用率调查等一系列程序，直至设备报废为止这一全过程的管理。购置设备的目的是为了使用，仪器设备只有在使用过程中才能发挥其作用。而且，在设备物质运动的全过程中，使用所占时间最长，所以使用管理是一个重要的环节。这个环节的任务，可以概括为两个方面：①保证设备的安全，包括数量上的准确性和质量上的完好性，以便完整地保持其使用价值。②提高设备的使用率，充分发挥设备的医疗效果，追求更多的社会效益和经济效益。

一、医院设备的常规管理

（一）建立规范化的固定资产账务及卡片

医院设备属医院固定资产范围，为便于清产核资及管理，常采用账、卡双重制。设备管理部门的设备账务要与财务部门固定资产总账内的设备账务相符（账账相符）。设备管理部对医疗设备可自立账务系统，设立总账、分类账和分户账三账。为了便于使用科室对设备的清点和核对，每台设备在建账的同时，又设有内容相同的正副设备卡片两张。正卡保存在设备管理部门，副卡随设备的流动而转移，直至设备自然寿命终止而报废，正副卡片与账务同时注销。每次清产核资，必须做到设备账务、卡片与实物三相符（账、卡、物相符）。

目前，医院设备的账务管理开始利用计算机信息系统，逐步实现计算机数据库代账，只要输入的数据正确，操作无误，设备的清产核资、对账、统计、报表和查询等都能做到实时处理，达到事半功倍的效果。

（二）做好医疗设备技术档案的归口管理

医疗设备的技术档案是启动设备发挥功能的钥匙以及维修寻找故障的指南。一旦丢失，设备前期管理的文件将消失，使用会发生困难，维修更是无从着手。技术档案资料应包括申购审批文件、可行性论证报告、谈判计划及记录、购置合同及附件、到货装箱单、技术验收记录、使用说明书及图纸、使用维修记录及其他技术资料等。在设备尚在使用阶段，设备技术档案原则上可由设备管理部门归口管理。设备报废处理后，技术档案按序装订成册，交医院技术档案管理部门收藏管理。

（三）制订和健全设备管理的各项规章制度

制度是管理的依据，是生产效益的保证。只有不断完善和健全医疗设备管理的各项规章制度，才能实现设备科学管理的目的。

根据上级主管部门对设备管理的有关文件精神，对照医院上等级的具体要求，结合医院的实际情况，可制订设备管理的各项制度和规定。设备管理的规章制度应包括：医疗设备申请及审批的程序；采购、谈判、验收、仓储及供应制度；医疗设备技术档案管理规定；医疗设备使用、维修制度；医疗设备计量管理规定；医疗设备报损、报废及赔偿条例；中心诊疗室（实验室）的管理制度；设备对外协作与服务的管理办法以及设备使用安全环保制度等。

二、技术管理

医疗设备使用的技术管理是使医疗设备完好运行、发挥效能的保障，是提高设备完好率的有力保证。设备的技术管理贯穿于设备的前、中、后三期的管理之中，从前期的可行性论证和谈判，中期的使用操作、功能开发和维修，以及后期报损、报废的技术鉴定都离不开技术管理。设备使用阶段的技术管理主要包括技术验收、操作技术培训和维修3个方面。

（一）医疗设备的技术验收

医疗设备直接用于临床医疗服务，时刻关系到病人的安危。对于医疗设备的技术验收需认真负责，一丝不苟。一般的技术验收包括：数量验收与质量验收两个方面。

1. 数量验收

根据合同（发票）及装箱单上所列品名、数量，逐一对照实物，进行清点验收。清点的同时，须仔细检查设备及附件的外观，漆膜有无撞击性损伤和改变。清点中发现数量不足或有损坏之处，应一一记录在案，以便日后进行数量索赔。

2. 质量验收

在认真阅读设备技术资料及使用说明书后，弄懂所有技术指标的含义，测试条件、测试仪器和测试方法，按规定要求安装、调试设备，逐个测量技术参数并记录在案，对照设备出厂技术指标及允许误差范围，分析评估设备的质量状况，做出验收鉴定结论。若达不到原定技术指标的医疗设备，可作质量索赔处理。

大型医疗设备往往由厂商派技术人员来医院实地开箱、安装、调试及测定技术参数。医院必须及时提供安装场地，满足设备运行的环境条件，医技人员共同参加安装、调试及技术参数测定，以达到技术标准作为验收认可的依据。

（二）医疗设备操作的技术培训

医疗设备的使用操作、维护保养及管理应定点由专人负责。实行中心化管理的通用性医疗设备，可根据各科室的工作需要，由科室指定的医技人员自行上机操作。然而，不论是专人操作，还是多人操作，所有能上机操作的医技人员，都必须经过上机操作培训和考核，未经上机培训和考核不合格者，一律不准操作。

设备操作的技术培训应包括：了解医疗设备的基本原理、结构及主要功能；使用操作的规程和方法；正常运行状态与非正常运行状态的鉴别和处理以及测试结果的正确分析等内容。考核合格者，可发给自行上机操作许可证。

（三）医疗设备的日常维护保养与修理

医疗设备的正确使用和坚持日常维护保养与修理，是延长设备自然寿命及提高设备完好率的关键。设备的日常维护保养与修理，都必须在设备维修记录本上做详细的记录，以备日后查考分析。

1. 医疗设备的维护保养

设备的维护保养是指在日常运行过程中，必须经常（或定期）对影响设备功能和精度的某些不正常技术状态，如脏、松、漏、卡、堵的情况，进行擦洗、上油、疏通及调整等技术处理，使其恢复功能和精度的日常例行工作。一般性的技术维护保养工作应列入操作规程，由使用操作者自行解决。

2. 医疗设备的维修

医疗设备与其他仪器设备一样，使用中会出现各种各样的故障。因此，必须立即进行修理，修理有两种形式。

（1）康复性修理：即故障发生后，才考虑到要排除故障。这是一种消极的事后性被动式修理方式，它的特点是故障波及范围大，零件损坏多，修复时间长，花的费用也大。

（2）预防性维护：即在设备损坏之前，除使用操作者的日常维护保养以外，定期由工程技术人员对医疗设备进行不同程度的例行技术检查，及时更换即将损坏的零部件，调整和修复小的故障。预防性修理不仅可及时了解设备运行的技术状态，而且可以避免突然性的大故障发生，是一种科学的超前性修理方式。

（四）医疗设备的更新改造

设备的磨损与设备的寿命是设备更新、改造的重要依据。

设备的磨损有两类：一是有形磨损（也叫物质磨损），其中主要是使用磨损与自然磨损。二是无形磨损。后者一般在两种情况下产生：①仪器设备的技术结构、性能没有变化，但由于设备制造厂劳动生产率的提高，因而使新设备的再生产费用下降了，随着新设备的推广使用，使原有同种设备发生贬值。②由于新的具有更高诊治能力和经济效益的设备出现与推广，使原有设备的经济效能相对降低，同样使原有设备发生贬值。有形磨损造成设备的物质劣化，无形磨损造成设备的经济劣化（图8-3）。

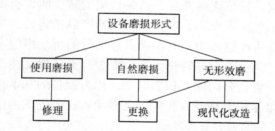

图8-3　设备磨损形式及其补偿方式的相互关系

设备存在着三种寿命：①设备的物质寿命，这是由于物质磨损的原因决定的使用寿命，即设备从开始使用，由于物质磨损使设备老化、坏损、直到报废为止所经历的时间。一般来说，设备的物质，寿命较长，延长设备物质寿命的措施是修理。②设备的经济寿命，这是由设备的使用费用决定的设备使用寿命。设备的物质寿命后期，由于设备老化，借助高额的使用费用来维持设备的继续使用在经济上往往是不合理的。③设备的技术寿命，这是指设备从开始使用直至因技术落后而被淘汰为止所经历的时间。由于科学技术的迅速发展。在设备使用过程中出现了技术上更先进、经济上更合理的新型设备，从而使现有设备在物质寿命尚未结束时被逐步淘汰。

第五节　设备的经济管理和效益评价

医疗设备使用的经济管理是一个产生效益的重要手段，自始至终都要有经济观点，加强管理，保证设备的使用率和完好率，提高经济性。经济管理包括仪器设备仓库的财产物资管理和仪器设备使用过程中的成本效益核算与分析及设备折旧、报废等有关问题。

一、购置设备所需资金的估算、筹集和投资回收的预测

（一）资金的估算与筹集

正确地估算需购置设备的金额数，有利于领导决策及财务部门合理安排、计划和调度资金。仪器设备按其规模大小、复杂、精密程度，投资估算的方法是不同的。一般中小型仪器设备配套设施简单，甚至没有，因此，仪器设备投资的数额主要决定于主机的价格。而大型设备，则配套设施多、要求高，资金占有量可观。例如，要装备一台 MRI，则要配套房屋，要建造磁屏蔽室，要具备空气的冷暖及湿度调节，

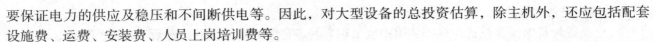

要保证电力的供应及稳压和不间断供电等。因此，对大型设备的总投资估算，除主机外，还应包括配套设施费、运费、安装费、人员上岗培训费等。

资金的来源主要包括：医院大型设备的大修理更新基金、折旧基金及创收利润；政府方面的财政拨款，部分设备的免税指标等；海外侨胞及港澳台地区爱国同胞的捐赠及国内厂家或有关人士的资助。

（二）投资回收时间的预测

可用下列简单的公式来测算：

$$设备投资回收期（年）= \frac{设备投资总额}{每年工作日数 × 每日工作次数 × 每次收费数}$$

其中，设备投资总额主要是设备购置的费用，同时也应考虑使用中的维持费用以及由于采用该设备所带来的提高劳动生产率和节约能源、原材料消耗等的年度开支节约额。当设备使用后产生的经济收益累计值达到自购入以来的投入总值时，这段使用时间，称为该设备的投资回收期。回收期的长短直接表示了医院购置医疗设备经济效益的高低。达到投资回收期的医疗设备，很可能正值它的"黄金时期"，距设备的更新还有较长的一段时期，这样的医疗设备才是高效益的设备。对中小型设备而言，一般希望的投资回收期以 1 ~ 2 年为宜，对大型设备最好控制在 5 年之内。

二、医疗设备的折旧管理

设备在使用过程中不断磨损，价值逐渐减少，这种价值的减少叫作折旧。其损耗必须转移到产品的成本中去，构成产品成本中的一项生产费用，叫折旧费。当产品销售后，折旧费转化为货币资金，作为设备磨损的补偿。因此，设备在生产过程中，其实物形态部分的折余净值不断减少，转化为货币资金的部分不断增加。到设备报废时，其价值全部转化为货币资金。为了保证在设备报废以后，有重新购置设备的资金，必须把所转化的货币资金分期保存积累起来，称为设备的基本折旧基金。此外，为了保证设备的正常运行，尚需进行维护保养和大修理。其费用也需计入设备提供的服务成本中，并在服务收费中得到补偿，其分期提存积累的资金称为大修理基金。

折旧费的数值通常用折旧率的形式来算得。正确的折旧率既反映有形磨损，又反映无形磨损，从而有利于设备更新，促进医院发展。正确制订折旧率是正确计算成本的根据，因此要求尽量符合设备实际磨损情况。如规定得过低，则设备严重陈旧时还未把其价值全部转移到服务成本中去，这就意味着把老本当收入，虚假地扩大利润，使设备得不到及时更新，影响医院的发展。如折旧率规定过高，就人为地缩小利润，影响资金积累，妨碍再生产的进行。因此，正确制订折旧率，对更新政策的正确推行、促进新技术的应用及保证医疗服务的正常提供有着重要的意义。

（一）折旧年限

确定折旧年限的原则是：既要考虑仪器设备使用所引起的有形损耗，又要考虑技术进步而引起的无形损耗。《工业企业财务制度》规定了各类固定资产的使用年限，并提出了折旧年限的弹性区间。但是，在卫生系统还没有提出统一的折旧规定和折旧年限，各单位正在摸索试行。一般来说，医院是按仪器设备原值的 10% 来提取设备折旧费，即折旧年限为 10 年。

（二）折旧的方法及计算

折旧方法的分类见图 8-4。目前通行的折旧方法有：使用年限法，工作量法，双倍余额递减法及年限总和法 4 种，其中后两种属于加速折旧法。

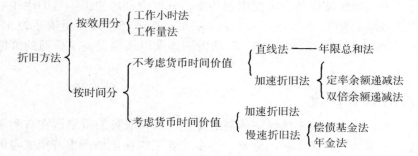

图 8-4 设备折旧方法分类

1. 使用年限法

使用年限法是按照仪器设备的预计使用年限平均计提仪器设备折旧的一种方法。

$$仪器设备年折旧率 = \frac{1-预计净残值率}{折旧年限} \times 100\%$$

$$月折旧率 = 年折旧率 / 12$$

$$月折旧额 = 仪器设备原值 \times 月折旧率$$

其中：

$$仪器设备预计净残值率 = \frac{预计净残值 - 预计清理费用}{仪器设备原值} \times 100\%$$

这种方法最大的优点是简单明了，计算容易，每年计提的折旧额相等，主要适用于有形损耗大，且这种损耗又是逐年发生的仪器设备，如贵重仪器设备及机械类设备。

2. 工作量法

工作量法是按仪器设备完成的工作时数、工作次数或行驶里程计算折旧的方法。其计算公式为：

$$每次（小时）折旧额 = \frac{仪器设备原值 \times（1-预计净残值率）}{预计工作总次数（或总工作小时数）}$$

$$月折旧额 = 每次（小时）折旧额 \times 当月工作次数（小时数）$$

此法适用于折旧额与工作量的负荷成正比的仪器设备，如纤维内镜、救护。

以上两种计算折旧的方法是按照仪器设备的使用年限、使用次数平均求得折旧额，通常称为直线法。它在各个年限和月份上的折旧额都是相等的，基本上反映了仪器设备的平均损耗程度。但没有充分考虑这些设备的技术过时而引起的无形损耗。对于那些技术含量高的高科技仪器设备用直线折旧则有些不妥，应采用加速折旧法，一般采用双倍余额递减法和年数总和法。以实现在使用早期提取折旧费多一些，使用晚期提取折旧费少一些的目的。

3. 双倍余额递减法

双倍余额递减法是以使用年限法计算的折旧率的 2 倍，乘以逐年递减的仪器设备账面净值来计算折旧的方法。其计算公式为：

$$年折旧率 = \frac{2}{预计使用年限} \times 100\%$$

$$月折旧率 = 年折旧率 / 12$$

$$月或年折旧额 = 仪器设备账面净值 \times 月折旧率或年折旧额 / 12$$

双倍余额递减法的特点是各年折旧额从大到小呈递减趋势，仪器设备最初投入使用时，折旧额很大，而后年份增大，折旧变小，属于加速折旧法，主要用于无形损耗大的仪器设备，特别适用于高科技的电子医疗设备。

4. 年数总和法

年数总和法是将仪器设备的原值减去预计净残值的净额乘以一个逐年递减的分数，来计算每年的折旧额。这个分数的分子为该项仪器设备尚可使用的年限，分母为全部使用年数的逐年数字之和。例如有某项设备的使用年限为 5 年，则其分母为 1 + 2 + 3 + 4 + 5 = 15，其分子依序为 5、4、3、2、1，各年的折旧率即为 5/15、4/15、3/15、2/15、1/15。将此折旧率乘以该项设备应折旧的价值，即得各年的应折旧额。

三、医疗设备的效益评价

随着改革开放的深入，社会主义市场经济体制的建立，医疗服务的价格也在有利于社会主义事业的前提下，正在摆脱过去长期计划经济体制的影响，逐步改变了以往价格严重背离成本的扭曲局面，逐渐走上按成本收费的轨道：但是，尽管近年来国家对卫生事业的收费标准做了一些调整，仍然存在着收费标准与成本偏离甚大的现象。因此，无论从控制成本上涨角度出发，还是从单位内部效益分析的目的出发，开展成本核算和效益分析的研究工作是非常重要的。

（一）成本的分类及结构

1. 固定成本

固定成本是指那些不因诊疗例数变化而变化的磨损和消耗，如设备折旧、房屋折旧及其他固定资产折旧。但是，单位固定成本则随着诊疗例数的增加而减小。

2. 变动成本

变动成本是指随着诊疗例数变化而变化的消耗和支出，如材料费、劳务费、水电费、维修费和管理费，还包括某些按工作量法折旧的设备折旧费。单位变动成本则是固定不变的，不随诊疗例数的变化而变化。

3. 直接成本

直接成本是指提供诊疗时直接消耗的部分，是设备直接占用或消耗的成本，如设备（包括主机、辅助设备、共用设备等）折旧、设备主机用房和辅助用房的房屋折旧、其他固定资产折旧、医用材料费、医务人员的劳务费、水电费、设备维修费等。

4. 间接成本

间接成本是指行政、后勤管理部门的固定资产折旧和消耗分摊在设备上的成本，也就是间接为病人服务的消耗分摊在设备上的成本。间接成本需考虑行政、后勤管理部门的设备、房屋的折旧、劳务费、维持医院运行的公务费等。

5. 设备总成本的结构

设备总成本 = 固定成本 + 变动成本 = 直接成本 + 间接成本

（二）成本构成的分析

1. 固定成本与变动成本

通过对某些设备固定成本和变动成本比例关系的分析发现，可以把设备划分为两种类型：一类是以材料消耗为主（变动成本比例较高）的设备，其固定成本、主机折旧占总成本的比重较低；另一类是以磨损为主（固定成本比例较高）的设备，其主机的折旧占总成本的首位。

为了降低成本，对前. 类设备必须在增加检查例数和节约材料消耗上进行控制。对后一类设备必须加强维护、保养，在延长使用年限上努力。

2. 直接成本与间接成本

价值越高的设备其直接成本占总成本的比重越大，而且直接成本对总成本具有决定性的影响。材料消耗则是影响直接成本的第二个因素：间接成本中的管理费用是影响间接成本的主要因素。

为了降低成本，对于直接成本高的大型设备，要加强管理；据高设备利用率、降低材料消耗；控制间接成本的主要目标是降低管理费用，这些管理费用的主要内容是行政管理、后勤人员的工资、全院离退休人员的费用和维持医院运转的公务费等。

3. 标准成本

标准成本是在现有技术条件下，通过医院有效经营应该达到的平均社会成本，它考虑了正常的损耗和不可避免的损失。

标准成本管理是根据事先确定的标准成本,分析实际成本与标准成本之间的差异,其目的是通过对实际成本偏离标准成本的差异进行深入细致的分析,找出发生差异的原因,明确经济责任,为管理决策提供资料,从而实现对成本的有效控制。

在分析仪器设备的实际成本与标准成本的差异时发现,这个差异实质上转换了实际工作量与标准工作量之间的差异,造成固定成本分摊时的差异。所以,我们的管理工作要抓住工作量这个要点,即提高设备利用率。

四、设备经济效益的评估方法

(一)小时投资分析法

小时投资分析法是根据设备每运转一个小时所需要的投资额,来作为评价设备的依据。

其计算公式为:设备小时投资额 = $\dfrac{设备投资金(元)}{使用寿命(小时)}$

(二)年平均费用法

年平均费用法是当设备的寿命周期费用不同时,通过计算和比较各设备的寿命周期内年平均费用的大小,以评价设备的一种方法。其计算公式为:

$$设备年平均费用 = \dfrac{设备购置费 + 设备使用期内各年维持费之和}{设备的经济寿命(年)}$$

五、提高设备经济效益的方法探索

(一)大型、通用医疗设备的中心化管理制

医疗设备结构精密、价格昂贵、技术管理复杂,不可能分散布局,特别是大型、通用的医疗设备,只有实行中心化管理制,集中装备,统一管理,实行内外开放性服务,才能产生较大的效益。

(二)专用特需设备的专管共用制

医院通过相关专项经费购置的科研、教学仪器设备,往往利用率不高,经济效益不大,完好率也难以保障。为了提高这些专项经费购买的仪器设备效益,在保证科研、教学特定任务的前提下,应大力提倡开放服务的专管共用制。

(三)特种医疗设备施行有偿占用制

对于一些医疗上迫切需要,使用率较高,肯定有较大经济效益的特种医疗设备,在购置前就应明确是属于医院直属管理的设备。使用科室应与医院签订有偿占用的协议,把设备使用的额定机时、折旧年限和折旧费、收费标准、成本核算、两个效益及奖罚措施等以量化的形式规定下来。充分调动医技人员积极性,挖掘设备使用的潜力,更好地为医疗服务,产生较大的效益。

(四)高效医疗设备可探索社会化租赁合同制

少数能高效率连续使用的医疗设备,只要医院的医疗特色享有一定的声誉和有足够的诊疗人数,由厂商提供最新医疗设备,以中外合作的形式或签订租赁合同的方法,定期从该设备的服务收益中提取一定比例的分成,作为补偿或租赁的费用。使用一定年限后,设备归属医院所有。这类办法对医院风险较小,不需事先投入就能产生一定效益。

微信扫码
◆临床科研
◆医学前沿
◆临床资讯
◆临床笔记

第九章　医院科教管理

科教兴国战略和人才强国战略是我国社会主义现代化建设长期坚持的政策方针。1997年《中共中央、国务院关于卫生改革与发展的决定》明确提出把"依靠科技与教育"作为新时期卫生工作七大方针之一，确立了发展卫生科技和教育在改革与发展卫生事业中的战略地位。医院科教工作是医院工作的重要组成部分，承担着培养卫生服务提供者和推动医学科技进步的重任。加强和改进医院科研教学管理，是推进科技创新和人才创新，提升医院核心竞争力的关键所在。

第一节　医院科研管理

医院是医学科研成果的重要载体，医学技术的安全性、有效性、经济性往往要在医院进行验证。同时，医学科研的动力也是来源于临床医疗需求。医院科研管理就是将现代化管理原理、方法应用于医院科研活动的过程。

一、医院科研管理概述

（一）医院科研的意义

科研是现代医院的基本特征和职能之一，医院科研工作是创新医疗科技的根本。随着医疗技术的发展，医院科研管理越来越成为促进临床服务技术进步的重要手段，规范医院科研管理是培养医疗人才、保证医疗质量、提高医疗水平、实现医院管理现代化、促进医院可持续发展的必然要求。加强医院科研管理的意义在于以下几点：

1. 满足人民群众日益增长的医疗卫生保健需求的根本要求

随着我国社会经济的进步，不断增长的社会医疗卫生保健需求使医疗服务的对象、内容、范围和形式发生了深刻、变化。医院科研工作者只有加快、加深对生命科学的探索，不断丰富和发展医学理论，不断创新和提升医疗技能，不断拓宽和延伸服务领域，才能满足人民群众日益增长的医疗卫生服务需求。

2. 促进医院学科建设的重要手段

学科建设是医院建设的基础。通过科研工作，对临床实践经验进行总结，发现问题、研究问题、解决问题，同时在科研活动中跟踪、吸收、掌握国内外医学领域新成果，对于促进医院学科发展，培养高素质医学人才和优秀学科带头人具有积极意义。

3. 培养医学人才的必由之路

医学进步和发展日新月异，只有掌握了医疗卫生服务的技术，才能使医院在激烈的医疗竞争中立于不败之地。科研活动的过程是培养医学人才的过程。对于医务人员，创新性思维只有在不断思考和探索的过程中才能形成，而科研活动正是使医务人员在不断总结、不断思考和推陈出新中进步。

（二）医院科研的特点

科研活动具有继承性、探索性和创新性等根本特征，但医学科研还具有一般科研活动所不具备的一些特点。

1. 研究对象特殊

医院科研一般是以人为研究对象，因为关系到人的生命权和健康权，因此必须树立以人为本的理念，坚持安全第一的原则。医院开展科研必须符合国家法律，符合伦理道德，尊重和体现被研究对象的知情同意权，体现合法、合理、合情。医院开展科研工作不只是在硬件条件、基础设施方面有高标准，而且对研究人员的职业道德、科学作风等方面也有严要求。医院涉及人体研究项目必须通过伦理委员会的审核。

2. 研究条件有限

医院医疗任务繁重，大部分科研人员是临床医务人员，精力和时间有时难于保证。另一方面，医院的科研基础设施相对研究机构较弱。这就要求医院管理者妥善解决好医、教、研三者的关系，积极为科研人员创造有利于科技创新的条件和环境，制订相应的激励政策，保护科研人员的积极性，保证科研工作的开展。

3. 管理环节诸多

当今医院科研往往具有多学科交叉融合的特征，它需要多科室、多部门、多领域的协作，特别是对于一些重大的医学科研项目，更是需要多个系统的协同配合。因此，医院科研涉及的人、事、物繁多，给管理带来了一定的难度。医院科研工作应注意简化管理环节，明确管理制度，避免出现管理重复、管理不力和管理盲区的局面。

4. 体现公益性质

生理 - 心理 - 社会医学模式下的医学活动不再单纯是个人或集体行为，而是整个社会各组成要素共同关注和参与的活动。医院科研活动具有公益性质，应该把社会效益放在首位。作为医院管理者，无论是组织科研活动，还是科研成果奖励，首先应该关注科研工作对社会的贡献程度。医院要提倡和鼓励医务人员的奉献精神，同时也要采取激励措施，激发医务人员开展医学科研的积极性，尊重和保护科研人员的劳动成果。

（三）医院科研管理的任务

医院科研工作应服从医院工作大局，服务于临床，努力为临床提供科学可靠的技术支撑，为临床培养医学技术力量，培养创新思维，丰富医学理论，发展医疗卫生事业。医院科研管理应努力为科研工作做好保障，其主要任务如下：

1. 整合科研资源

医院科研管理是系统工程，人、财、物、时间、信息五要素的合理安排是医院科研管理的主要任务。医院应建立一套行之有效的科研管理制度，加强后勤、临床、医技等部门间的横向联系，加强与卫生行政主管部门和科研主管部门的纵向联系，简化运转程序，理顺环节关系，明确部门职责，优化人员配置，形成科研活动各要素的最佳组合，最终实现科研活动的有序高效进行。

2. 调动人员积极性

医院科研管理的过程应充分调动科研人员的主观能动性。一方面要在管理中贯彻科研先行的理念，激发科研人员的创新精神，形成支持科研的良好氛围；另一方面，要切实在经济物质条件方面给科研工作以倾斜，对手做出成果的科研人员给予与贡献一致的报酬和奖励。

（四）组织管理

1. 学术委员会

开展经常性科研活动的医院应成立学术委员会，一般由院长或科研分管副院长担任主任，成员由相关科室主任或学术水平较高的专家组成，成员中中青年技术骨干应占一定比例。学术委员会办公室一般设在科教（研）科（处）。其职能主要是：负责审议科研规划；组织设计重大科研课题；审核年度科研计划；组织经常性的科研讨论；负责科研成果的内部评价等。

2. 研究所

具有较高科研水平的医院应设立研究所。研究所应是独立建制，但应与医院保持密切联系，研究所规划应从属于医院整体规划。研究所应有明确的职责和任务；设置必要的科室，如动物实验室、流行病室、中心实验室、情报资料室、图书室、设备维修室等；配备一定的研究技术人员和专门设备。医院应保证必要的运转经费和一定的研究经费。

3. 科教（研）科（处）

科教（研）科（处）是医院常设机构，是医院科研工作的主要管理机构。主要职能是：在院长或分管副院长的领导下，在学术委员会的指导下，负责医院年度科研计划的编制、设计和实施；对医院科研工作进行宏观管理，制订科教管理的各项规章制度；负责医院课题的申请、检查和验收，督促科研课题和项目的落实；对研究项目（课题）进行组织协调，提高科研工作效率；选拔、培养学科带头人；负责科研基地的建设；加强内外合作，开展科研讨论和交流。

医院在科研管理中应注意发挥各组织机构的职能，尽量避免职能重叠，尤其应注意突出服务意识，切实转变管理职能，变指手画脚为上门服务，变负重加压为因势利导。申请科研课题应与医院实际和临床实践相结合；注意重点突出，特别要重视应用性研究和重点学科建设的投入；在经费投入上引入竞争机制，择优支持，抓好对大型设备和中心实验室的统一管理，注意培养中青年技术骨干；注意加强学科间的横向联系，形成系统综合的科研优势。

二、医院科研课题管理

（一）课题申请

医院科研课题申请有许多途径，按照经费来源主要包括国家级项目、部级项目、省级项目和其他科研项目。

1. 国家级项目

（1）国家自然科学基金：国家自然科学基金由国家自然科学基金委员会进行管理，其经费主要来源于中央财政拨款。内容包括面上项目、重点项目和重大项目，还包括国家杰出青年科学基金、青年科学基金项目、创新研究群体科学基金、海外及港澳学者合作研究基金、国家基础科学人才培养基金等。

面上项目资助以自由探索为主的科学研究工作。重点项目主要支持结合国家需求，把握世界科学前沿，有较好基础和积累的重要研究领域或新学科生长点的创新性研究工作。重大项目主要资助：科学发展中具有战略意义，达到或接近国际先进水平的前沿性基础研究；国家经济发展的重大科学问题，对开拓发展高新技术产业具有重要影响的基础研究；围绕国家可持续发展战略目标或为国家宏观决策提供依据的重要基础性研究，以及具有深远影响的科学数据积累等基础性工作；基金面上、重点项目多年资助基础上凝练出来的、需加大资助力度可望取得重大突破的问题。

（2）科技部项目：科技部项目主要包括"863"计划、国家科技支撑计划、"973"计划、科技基础条件平台建设计划、政策引导类科技计划等。

"863"计划即国家高科技研究发展计划项目，它坚持战略性、前沿性和前瞻性，以增强我国在关键高科技领域的自主创新能力为宗旨，重点研究开发前沿技术，并积极开展前沿技术的集成和应用示范，培育新兴产业生长点，发挥高科技引领未来发展的先导作用。

国家科技支撑计划是面向国民经济和社会发展需求，重点解决经济社会发展中的重大科技问题的国家科技计划。国家科技支撑计划以重大公益技术及产业共性技术研究开发与应用示范为重点，结合重大工程建设和重大装备开发，加强集成创新和引进消化吸收再创新，重点解决涉及全局性、跨行业、跨地区的重大技术问题，着力攻克一批关键技术，突破瓶颈制约，提升产业竞争力，为我国经济社会协调发展提供支撑。"973"计划即国家重点基础研究发展规划项目，是以国家重大需求为导向，对我国未来发展和科学技术进步具有战略性、前瞻性、全局性和带动性的基础研究发展计划，主要支持面向国家重大战略需求的基础研究领域和重大科学研究计划。"973"计划的主要任务是解决我国经济建设、社会可持续发展、国家公共安全和科技发展中的重大基础科学问题，在世界科学发展的主流方向上取得了一批具有重大影响的原始性创新成果，为国民经济和社会可持续发展提供科学基础，为未来高新技术的形成提供源头创新，提升我国基础研究自主创新能力。

（3）国家社会科学基金项目：国家社会科学基金由国家哲学社会科学规划办公室主管，主要资助以我国改革开放和社会主义现代化建设中的重大理论问题和实践问题作为主攻方向，积极探索有中国特色社会主义经济、政治、文化的发展规律的研究，它注重基础研究、新兴边缘交叉学科和跨学科综合研究，积极推进理论创新，支持具有重大价值的历史文化遗产的抢救和整理工作。

2. 省部级项目

我国教育部、卫健委、国家中医药管理局和各省、直辖市都有一些科研基金，支持研究项目的开展，如教育部的人文社会科学基金、高等学校博士学科点专项科研基金、留学回国人员科研启动基金等，卫健委的卫生行业科研专项经费，国家中医药管理局也有一些专项研究经费以资助中医药科学技术的发展等。此外，各省、自治区、直辖市一般也设立了省级重点项目、省自然科学基金、省青年科技基金等。

（二）课题实施

课题实施是科研工作的核心。课题实施管理是为实现科研目标，课题负责人或科研管理人员在课题实施过程中对各管理要素进行有效控制的过程。它主要包括科研人员的管理、科研经费的管理和科研资料的管理等微观管理内容。课题实施管理要点是：明确科研任务，确定分工职责，掌握工作进度，定期进行检查，及时总结验收。

2001年12月20日科技部、财政部、计委、经贸委联合颁布了《关于国家科研计划实施课题制管理的规定》，明确了对国家科研计划实施课题制管理。课题制管理主要包括：课题立项管理；课题负责人负责制，一个课题确立一个责任人；依托单位必须具备必要的课题实施条件，有健全的科研、财务、资产管理制度和会计核算制度，一个课题确立一个依托单位；课题责任人对完成课题任务承担法律责任；允许跨部门、跨单位择优聘用课题组成员；国家科研计划实行归口管理；根据实际需要，课题实行"项目—课题"或"课题—子课题"两级管理；实行重大事项报告制度；加强预算管理；完善课题验收工作；明确知识产权的归属；归口部门、财政部门应对课题的各方面情况进行监督检查。

三、医院科研成果管理

（一）成果鉴定

科技成果的表现形式有专利、科技论文、专著等。科技成果的鉴定是由政府有关管理部门组织对某项科学研究结论采用不同形式（会议或书面通讯方式）进行严格的科学审查，从科学意义、学术水平、成熟程度、实用价值、研究难度以及研究工作的效率等方面做出实事求是的学术评价，形成鉴定证书的过程。鉴定方式主要有检测鉴定（检验、测试）、会议鉴定（现场考察、测试、答辩）和函审鉴定（书面审查）等。

不同级别的成果由不同级别的组织鉴定，鉴定组织有：国家科委、省（自治区、直辖市）科委、国务院各部委、被授权的省级人民政府的主管部门。申请人可根据科研课题任务的来源和隶属关系来申请，隶属关系不明确的可向所在省、自治区、直辖市申请鉴定。鉴定程序包括初审、复审和鉴定。由项目负责人提出成果鉴定申请，同时提交有关材料后，所在单位进行初审。初审合格后，递交主管部门对申报的成果材料进行复审。复审合格的科研成果，由成果鉴定委员会组织鉴定，作出鉴定结论，并颁发科技成果鉴定证书。

（二）成果登记

根据科技部2000年12月7日颁发的《科技成果登记办法》和教育部2001年4月13日公布的《科技成果登记办法实施细则》，科技成果完成人（含单位）可按直属或属地关系向相应的科技成果登记机构办理科技成果登记手续。按科技成果类别分为应用技术成果、基础理论成果、软科学研究成果，登记时应按照《科技成果登记办法实施细则》分别报送要求提供的技术文件、资料、证明等。凡存在争议的科技成果，在未解决前，不予登记；已经登记的科技成果，如发现弄虚作假、剽窃、篡改或者以其他方式侵犯他人知识产权的，注销登记。

（三）成果奖励

1. 国家科学技术奖

为了奖励在科学技术进步活动中做出突出贡献的公民、组织，调动科学技术工作者的积极性和创造性，加速科学技术事业的发展，提高综合国力，国务院颁布《国家科学技术奖励条例》，设立下列国家科学技术奖。

（1）国家最高科学技术奖：用于奖励在当代科学技术前沿取得重大突破或者在科学技术发展中有卓越建树、在科学技术创新、科学技术成果转化和高科技产业化中创造巨大经济效益或社会效益的科学技术工作者。国家最高科学技术奖每年授予人数不超过 2 名。

（2）国家自然科学奖：授予在基础研究和应用基础研究中，阐明自然现象、特征和规律，做出重大科学发现的中国公民。

（3）国家技术发明奖：授予运用科学技术知识做出产品、工艺、材料及系统等重大技术发明的中国公民。

（4）国家科学技术进步奖：一授予在技术研究、技术开发、技术创新、推广应用先进科学技术成果、促进高新技术产业化，以及完成重大科学技术工程、计划等过程中做出创造性贡献的中国公民、组织。

（5）中华人民共和国国际科学技术合作奖：授予的目的及宗旨就是奖励在与中国科技合作与交流中，为推进科技进步，增进中外科技界合作与友谊，为中国科学技术事业做出重要贡献的外国科学家、工程技术人员和科技管理人员及组织。

2. 省部级科学技术奖

科技部 1999 年 12 月 26 日出台的《省部级科学技术奖励管理办法》规定：省、自治区、直辖市人民政府可以设立一项省级科学技术奖，分别奖励在科学研究、技术创新与开发、推广应用先进科学技术成果以及实现高新技术产业化等方面取得重大成果或者做出突出贡献的个人和组织。省、自治区、直辖市人民政府所属部门不再设立科学技术奖；省、自治区、直辖市人民政府可以成立省级科学技术奖评审机构。省、自治区、直辖市科学技术行政部门负责评审的组织工作和日常管理工作；国家部委所属科研院所、大专院校、企业等完成的科学技术成果及其完成人，可以在成果实施应用地或者本机构所在地参加省级科学技术奖的评审；科技部负责省、部级科学技术奖的备案审查工作。如发现省、部级科学技术奖的设立、评审等与有关法律、行政法规相抵触、违背或者有矛盾的，可以责成制定机关进行修改，或者依照法律规定的权限，提请有关机关予以改变或者撤销；省级科学技术奖由省、自治区、直辖市人民政府颁发获奖证书和奖金，奖励经费由地方财政列支。

3. 社会力量设立科学技术奖

社会力量设奖是指国家机构以外的社会组织或者个人利用非国家财政性经费，在我国境内面向社会设立的经常性的科学技术奖。社会力量设奖是我国科技奖励体系的重要组成部分。为鼓励社会力量支持科学技术事业，加强社会力量设立科学技术奖的规范管理工作，保证社会力量设奖的质量和有序发展，科技部于 2006 年 2 月 5 日对 1999 年 12 月 26 日发布的《社会力量设立科学技术奖管理办法》进行了修改，对社会力量设奖的有关管理办法做了规定。

4. 中华医学科技奖

中华医学科技奖由中华医学会设立，包括自然科学、技术发明、科学技术进步、国际科学技术合作等奖励内容。中华医学会根据《国家科学技术奖励条例》《国家科学技术奖励条例实施细则》及《社会力量设立科学技术奖管理办法》的有关规定，在 2001 年 3 月 24 日通过了《中华医学科技奖奖励条例》，是中华医学奖奖励的规范性条例。

（四）科研开发

医院科研的重要目的之一就是科研成果的开发、推广、应用和转化，使科研成果尽快转化为生产力，发挥其经济和社会效益，为健康服务。医院科技开发包括两个方面：① "择善而许嫁出去"，将先进成熟、具有自主知识产权和实用价值的科研成果推广出去。② "量体裁衣娶进来"，根据自身医疗服务需求，引进科研课题或项目，组织科研攻关。

现代医院管理者必须强化科研开发的意识，高度重视科研成果的开发和应用。不但要看重科研开发带来的眼前既得利益，而且要放眼长远，充分认识科研开发带来思想和理念上的连锁反应。在科研开发中，要注重科技人才的培养和激励，要注重依据客观市场经济规律，制订和完善奖励制度，激发医务人员的科研积极性。

四、医院实验室管理

（一）重点实验室管理

2002年科技部颁布的《国家重点实验室建设与管理暂行办法》、2003年教育部颁布的《高等学校重点实验室建设与管理暂行办法》和2007年卫健委颁布的《卫健委重点实验室管理办法》，对重点实验室的管理职责、立项与建设、运行与管理、考核与评估等做了具体规定。

我国重点实验室实行分级、分类管理。医院内的重点实验室可能是科技部、教育部或卫健委的重点实验室，也可能是省市级重点实验室。作为重点实验室的依托单位，医院或其所属院校应负责实验室的建设和运行管理。

重点实验室的立项与建设管理主要包括申请、评审、实施、验收、调整等。依据各级各类重点实验室的管理办法，符合申报条件的实验室，由依托单位提出申请，主管部门择优推荐，由有关部门（如科技部、卫健委、教育部、省市相关管理部门）对实验室进行审核；对通过审核的实验室可批准立项，进入建设实施期，并且依托单位在建设实施期要定期向主管部门报告进展情况；建设期结束，由依托单位提交实验室验收申请，经主管部门初审后报有关部门（如科技部、卫健委、教育部、省市相关管理部门）进行验收。

各级各类重点实验室应实行"开放、流动、联合、竞争"的运行机制，试行依托单位领导下的主任负责制。重点实验室的学术委员会主要负责实验室发展目标、任务、研究方向、重大学术活动、年度工作的审议和开教研究课题的审批。重点实验室要建立健全内部规章制度，要重视学风建设和科学道德建设，加强数据、资料、成果的科学性和真实性审核以及保存工作。重点实验室是学术机构，不允许以其名义，从事或参加以盈利为目的的商业活动。依托单位应当每年对实验室工作进行年度考核，考核结果报主管部门备案。此外，各级各类重点实验室还将接受有关部门（如科技部、卫健委、教育部、省市相关管理部门）的周期评估，评估结果将作为升级、降级或淘汰的依据。

（二）实验室生物安全管理

国务院于2004年11月12日颁布了《病原微生物实验室生物安全管理条例》，卫健委依据此条例于2006年8月15日又发布了《人间传染的高致病性病原微生物实验室和实验活动生物安全审批管理办法》，对病原微生物实验室生物安全管理做了以下具体规定。

（1）采集病原微生物样本必须具备相应的设备、专业技术人员、防护措施以及相应的技术方法和手段。工作人员在采集过程中应当防止病原微生物扩散和感染，并对样本的来源、采集过程和方法等做详细记录。

（2）运输高致病性病原微生物菌（毒）种或者样本，应当通过陆路运输；没有陆路通道，必须经水路运输的，可以通过水路运输；紧急情况下或者需要运往国外的，可以通过民用航空运输。运输目的、高致病性病原微生物的用途和接收单位应当符合国务院卫生或兽医主管部门的规定；运输容器应当密封，容器或者包装材料还应当符合防水、防破损、防外泄、耐高（低）温、耐高压的要求；容器或者包装材料上应当印有国务院卫生或兽医主管部门规定的生物危险标志、警告用语和提示用语。运输须经省级以上卫生或兽医主管部门批准。需要跨省、自治区、直辖市运输或者运往国外的，由出发地的省级卫生或兽医主管部门进行初审后，分别报国务院上级主管部门批准。

（3）根据实验室对病原微生物的生物安全防护水平，并依照实验室生物安全国家标准的规定，将实验室分为4级：一级、二级实验室不得从事高致病性病原微生物实验活动；三级、四级实验室应当通过实验室国家认可，需要从事高致病性病原微生物实验活动的，还应具备其他相应条件。

（4）卫健委负责三级、四级生物安全实验室从事高致病性病原微生物实验活动资格的审批工作；卫健委和省级卫生行政部门负责高致病性病原微生物或者疑似高致病性病原微生物实验活动的审批工作；拟从事未列入《人间传染的病原微生物名录》的高致病性病原微生物或者疑似高致病性病原微生物实验活动的实验室，应当由卫健委审批。

（5）三级、四级生物安全实验室申请《高致病性病原微生物实验室资格证书》，除通过实验室国家认可，取得相应级别的生物安全实验室认可证书外，还应符合规定要求的条件。取得高致病性病原微生物实验室资格的三级、四级生物安全实验室，申请开展某种高致病性病原微生物或者疑似高致病性病原微生物实验活动，应当符合规定条件。国家对从事特定的高致病性病原微生物或者疑似高致病性病原微生物实验活动的单位有明确规定的，由国家指定的实验室开展有关实验活动。

（6）《病原微生物实验室生物安全管理条例》规定，县级以上地方卫生、兽医主管部门依照各自分工，对下列活动履行监管职责：病原微生物菌（毒）种、样本的采集、运输、储存；相关实验活动的实验室是否符合条例规定的条件；实验室或者实验室的设立单位培训，考核其工作人员以及上岗人员的情况；实验室是否按照有关国家标准、技术规范和操作规程从事病原微生物相关实验活动；实验室的设立单位及其主管部门对高致病性病原微生物实验室的生物安全防护和实验活动。

（三）实验动物管理

医学实验动物是指来源清楚（遗传背景及微生物控制），用于医学科学研究、教学、医疗、生产、检定及其他科学实验的动物。1998年1月卫健委根据国家《实验动物管理条例》，发布了《医学实验动物管理实施细则》，对医学实验动物的管理做了规定。

（1）卫健委医学实验动物保种中心负责全国医学实验动物的保种和种用动物供应。从事医学实验动物的饲育、生产供应的单位，应当取得当地省级相应医学实验动物管理委员会核发的《医学实验动物环境设施合格证书》和《医学实验动物合格证书》。医学实验动物饲育、生产人员应当持有《医学实验动物技术人员岗位资格认可证书》。

（2）医学实验动物和实验动物设施分为4级：一级为普通级；三级为清洁级；三级为无特定病原体（SPF）级；四级为无菌级。医学实验与研究应当根据不同目的，选用相应合格的医学实验动物，并在合格的相应级别动物实验环境设施内进行。普通实验动物（一级）只能用于教学实验和某些科研工作的预实验。部级课题及研究生毕业论文等科研实验必须应用二级以上的实验动物。进行动物实验的研究课题在实验前：应当向同级医学实验动物管理委员会提出研究报告，经专家论证后方可进行。

（3）我国医学实验动物工作实行三级管理，即卫健委、省级和单位医学实验动物管理委员会（或小组）的管理；对医学实验动物质量实行两级检测制度，即卫健委和省级医学实验动物质量检测中心，分别负责全国和地方医学实验动物质量检测工作，对医学实验动物和动物实验质量进行质量检测和抽查，省级检测中心接受卫健委检测中心的业务指导和技术监督。

第二节　医院教学管理

终生性教育是现代医学教育的发展趋势。目前，我国医学教育终生模式包括：正规医学院校教育、毕业后教育和继续医学教育3个阶段（9-1）。这3个阶段都与医院关系密切，达到临床教学基地管理要求的医院承担医学院校的临床教学和临床研究生培养任务，住院医师培训和继续医学教育主要是在具有教育培训资质的医院中实施。

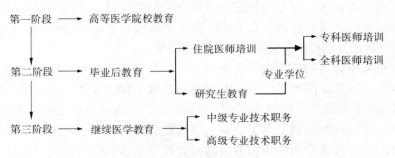

图9-1　医学教育终生模式

一、医院教学管理概述

教学是现代医院的另一职能。医院教学管理是按照管理原则，合理组织教学过程中的人、财、物、时间和信息等管理要素，建立相对稳定的教学秩序，保证医学教育目标的实现，培养医药卫生专门人才。医院教学管理涉及临床教学基地建设管理、临床教学管理、住院医师培训管理和继续医学教育管理等。

（一）医院教学管理的意义

1. 保证临床教学任务的基础工作

通过有效的教学管理，合理安排医院教学资源，从而保证临床教学工作的顺利进行。

2. 提高医学教育质量的关键环节

医学教育的一个重要目标是实用性人才的培养。临床技能是医学教育的主要方面，它必须通过规范严谨的教学过程获得。医院教学管理是培养合格医学人才的重要环节。

3. 促进医院人才建设的有效途径

在医院教学管理制度的约束下，医学教学人员为提高教学质量，会不断规范、提高基础理论的教学和临床技能的培训。完善的医院教学管理也推动了医院科技人才的培养。

（二）医院教学管理的任务

医院教学管理的任务有：①建立健全教学组织机构和教学管理制度。②建设临床师资队伍，保证临床教学质量。③合理安排教学投入，改善教学条件和环境。④加强医学教学的目标管理，加强教学质量控制。⑤推进临床教学课程体系、教学内容和教学方法改革。⑥开展医学教育研究。

（三）医院教学管理的组织

1. 科教科（处）

临床教学的组织实施主要由医院科教科（处）具体负责，医学院校配合做好实习的安排、协调与后勤工作。科教科（处）的主要职责是：根据医学院校临床医学专业的教学计划及医院的教学条件安排毕业实习；审核各教研室拟订的实习大纲；检查教学计划的执行情况，研究解决教学中存在的问题，保证教学质量；建立教学管理和质量监控网；遴选带教人员或导师，制订聘任条件及责任范围，规范教学活动，监控教学质量；实施教与学的双向评议制度；采用多种方法提高学生学习积极性；抓好实习生的思想政治工作和医德医风教育，负责制订切合实际的政治思想教育计划。

2. 临床科室

临床科室是具体实施实习计划的部门。其主要职能是：负责本科室教学和医德医风教育工作；编写教学大纲，优化教学方案，教学大纲应体现对理论、技能及学科间融合的要求，体现医学技能素质培养的目标；了解、检查学生学业完成情况，保证教学计划的实施；定期召开会议，检查教学状况，开展经验总结和交流。

3. 带教教师和导师

各临床科室应指定高年资住院医生具体负责临床教学。带教教师和导师的职责是：介绍病区的一般情况，包括人员、制度、职责等，并分配工作；根据教学大纲制订具体的教学计划与教学日程，对学生进行辅导，指导诊疗工作、技术操作，检查修改病史等；督促检查医学生的工作，了解他们的服务态度、劳动纪律、学习成绩等，并及时向教研室或科室主任汇报；对学生德、智、体状况做出综合测评。

二、临床教学基地管理

临床教学基地按照与医学院校的关系和所承担的任务可以分为附属医院、教学医院和实习医院3类，这3类医院根据职责和义务承担一定的临床教学任务。1992年11月，原国家教委、卫健委、国家中医药管理局联合下发了《普通高等医学院校临床教学基地管理暂行规定》，对临床教学基地的建设、评定和管理做了明确规定。1998年，卫健委科教司和原国家教委高教司共同颁布了《关于开展普通高等医学院校临床教学基地评审工作的通知》，对临床教学基地的评审管理做了补充。

（一）建设

临床教学基地的建设必须在医院规模、科室设置、师资力量、教学资源等方面达到《普通高等医学院校临床教学基地管理暂行规定》要求的有关条件。主要要求见表 9-1。

表 9-1 临床教学基地建设条件

项目	附属医院	教学医院	实习医院
医院等级	本科院校附属医院达到三级甲等水平，专科院校达到二级甲等以上水平	达到三级医院水平	无明确规定，一般应达到二级医院水平
医院规模	综合医院应有 500 张以上床位，中医医院应有 300 张以上床位。口腔专科医院应有 80 张以，上床位和 100 台以上牙科椅	综合医院应有 500 张以上床位，中医医院应有 300 张以上床位	
科室设置	科室设置齐全	内、外、妇、儿各科设置齐全，并有适应教学需要的医技科室	内、外、妇、儿各科设置齐全，并有适应教学需要的医技科室
师资力量	专科以上学历医师占 95% 以上，高级职称人员占 25% 以上	专科以上学历医师占 70% 以上	有一定数量适应教学需要的技术骨干
教学资源	具有包括教学诊室、教室、示教室学生值班室、学生宿舍和食堂等在内的必要的教学环境和建筑面积	具有必要的教室、图书室、食宿等教学和生活条件	具有必要的图书资料、食宿等教学和生活条件
教学任务	临床理论教学、临床见习、临床实习、毕业实习	高等医学院校的部分临床理论教学、临床见习、临床实习、毕业实习	高等医学院校的部分临床见习、临床实习、毕业实习

（二）评审

临床教学基地的评审分为 3 个阶段。

1. 自查自评

高等医学院校和申请临床教学基地的医院自行成立自评领导工作小组开展自查自评。

2. 专家评审和整改

高等医学院校和申请临床教学基地的医院成立专家评审组，一般专家评审组分为教学条件、管理和实施 3 个评审小组。专家评审组对学校和基地自查自评报告进行评阅，按照评审指标体系的要求，对照基地实际建设情况形成评审意见，对未达标的部分提出整改意见，反馈给学校和基地。学校和基地依据专家评审意见，制订整改措施，并在整改后再评审。

3. 审定

高等医学院校附属医院和教学医院由所在省、自治区、直辖市的教育、卫生、中医药主管部门成立的审定工作组审定认可。审定合格后，由评审部门签证发牌。

（三）管理

对临床教学基地的管理应严格按照《普通高等医学院校临床教学基地管理暂行规定》和《全国医院工作条例》的规定执行。

1. 附属医院

附属医院由于隶属关系的不同形成了多种管理体制并存的格局。隶属高等院校的附属医院一般实行系院合一的管理模式，由高等院校管理，临床医学院的系主任担任附属医院的院长。非隶属高等院校的附属医院一般实行独立建制的管理模式，由卫生主管部门或上级政府任免。附属医院应设有专门的教学管理处，并配备足够数量的专职教学管理人员，接受高等院校或上级政府的领导，同时接受卫生行政部门在医疗卫生方面的业务指导。

2. 教学医院与实习医院

被批准为教学医院的各级医院，其隶属关系不变。教学医院开展教学的经费应由高等院校的上级主管部门解决。教学医院用于教学和学生生活的用房只能为教学专用。教学医院在教学工作上接受高等医学院校的管理、指导、监督和检查。被批准的教学医院张挂教学医院院牌，可在国内外交流中使用此称号。教学医院应有一名院领导负责教学工作，并设立专门的教学管理机构，配备专职或兼职管理人员。教学医院应把教学工作列入医院人员考核的范畴，医院收入的一定比例应用于教学及教学管理人员的教学补贴。教学医院享有国家有关政策的优惠，有关教学人员享受规定的待遇和权利。实习医院的管理与教学医院基本相同。

三、本科生临床教学管理

（一）教学计划实施

1. 医院教学管理部门是教学计划实施的组织者

各类临床教学基地（医院）的科教科（处）依据医学院校的临床教学任务制订符合医院实际的临床教学计划。医院临床教学计划应反映临床医学生培养目标，在临床教学进度、基础理论和实习时数的分配与安排上有个总体安排和部署，并应明确教学计划具体实施的临床教研（科）室的职责和任务。

2. 临床教研（科）室是教学计划的具体实施者

临床教研（科）室的主要任务有：个人备课和集体备课相结合开展理论教学、专题讲座、病例讨论等；以临床服务为中心开展的临床示教；开展经常性的教学研讨，改进教学手段和形式；检查考核学生的临床知识和技能。临床教研（科）室一般包括：教研（科）室主任、教学秘书、专职教师、兼职教师和带教教师（或导师）。临床教研室在教学管理中，应将临床教学计划责任到人，各责任人依据职责规定的要求和内容开展临床教学工作。

3. 带教教师和导师是教学计划的具体执行者

带教老师和导师应身先垂范，正确示教，悉心指导，严格要求，教育学生养成规范的临床工作思维和习惯，及时纠正学生的错误。同时应将学生的思想道德和职业道德教育贯穿于临床教学过程的始终。

（二）学生日常管理

承担临床教学任务的各类教学基地（医院）应制订切实有效的学生管理制度和措施，配备专职或兼职的教学管理人员，开展医疗安全教育，负责学生日常生活的管理，保证学生临床见习、实习任务的顺利完成。

（三）临床教学档案管理

各类教学基地（医院）应建立教师教学业务档案，记录带教教师和导师的教学活动，并将教学业务档案作为年终考核和职务晋升的参考。同时，应建立教学活动档案，包括学生业务学习档案，记录教学活动开展情况和学生考核成绩，作为科室和学生考评的依据。

（四）临床教学效果评价

医学生学业的评价指的是对其知识和能力掌握程度的评定，包括考试、考察和考核。其中，对学业成绩的考核是医学生评价的核心。学生成绩的考核，常用的有考试法、观察法、调查法、自陈法等。在临床教学中，最常用的是考试法与观察法相结合，特别强调基础理论知识和临床技能的考察。

（五）临床教学水平评估

教学评估是强化医院教学工作的基本环节，对于医院教学管理系统的高效科学运作具有重要的反馈作用。通过教学评估，衡量医院整体或各临床教研（科）室的教学建设水平，掌握教学资源配置情况和教学管理运转状况。通过优劣评定，明确优势和不足，促进医院或科室加强相关建设，增强教学积极性，提高教学质量。医院教学工作的评估可以由医学院校或上级主管部门组织，也可以由医院内部组织自评。对于教学评估工作，指标体系的建立是重要的环节。医院教学评估的考核指标一般包括教学条件、教学管理、教学状态和教学改革4个方面（表9-2）。

表9-2 医院教学工作评估指标体系

一级指标	二级指标
教学条件	医院等级
	科室设置
	教学床位数
	师资队伍
	教学设施
教学管理	教学管理机构、人员设置
	教学计划安排
	教学计划执行
	教学规章制度
	教学档案管理
教学状态	带教情况
	教学查房
	病例讨论、讲座
	医疗文件修改
	医疗技术操作指导
	医德医风教育
	出科考试
教学改革	教学改革研究工作
	教学论文

四、临床研究生教学管理

临床研究生的培养由临床研究生招生资格的医学院校和师资力量达到要求的教学基地（医院）共同参与，临床专业学位研究生的教学主要是在医院进行。

（一）教学目标

临床研究生以培养临床高级专业技术人员为目标，侧重临床实践技能的研究和训练。临床硕士研究生应达到高年资住院医师水平，具有独立处理本专业常见病、多发病的知识体系和实践技能，并具有对下级医师进行指导的能力。临床博士研究生还应该达到低年资主治－医师水平，能够独立处理本专业疑难杂症。

（二）组织管理

1. 研究生教学领导小组

具备研究生培养资历的医院（教学基地）应建立完善的研究生教学管导体系，成立由主要领导担任组长的研究生教学领导小组，定期召开会议协调研究生培养过程中遇到的困难和问题并及时做出处理。

2. 研究生教学指导小组

我国的研究生培养采用研究生指导小组制，即导师负责和集体指导相结合的培养方式。研究生指导小组一般由导师所在科室或本学科研究方向其他专家及相关学科专家共同组成，一般由2～3人组成。指导小组应根据各自优势，明确各自在研究生培养过程中的职责和任务，制订培养计划，定期召开小组会议，听取研究生学习和课题研究进展情况，指导研究生的开题、课题实施和学位论文的撰写。

3. 研究生导师

研究生导师是临床研究生教学管理第一责任人，在研究生管理部门或教研室的领导下，负责研究生的学习、课题研究的全面指导。

五、住院医师规范化培训管理

医学院校毕业的临床医学生需到有资质的培训基地参加住院医师培训。经住院医师培训，临床医师可成为全科医师或专科医师。开展住院医师培训是建立专科医师准入和管理制度的前提。

（一）住院医师规范化培训管理

我国卫健委统一领导住院医师规范化培训工作。按照《住院区师规范化培训合格证书颁发管理办法（试行）》，"住院医师规范化培训合格证书"（以下简称"合格证书"）由卫健委科教司或者授权省级卫生行政部门审核和颁发；省级卫生行政部门和高等医学院校根据《住院医师规范化培训大纲》（以下简称《培训大纲》）和《住院医师规范化培训试行办法》的规定，制订地方性制度或实施细则，组织并审核下属医疗机构的培训工作。住院医师按照《培训大纲》要求完成培训任务，达到《住院医师规范化培训试行办法》要求，且考核、考试成绩合格后，可获得"住院医师规范化培训合格证书"。

（二）专科医师培训（试点）管理

专科医师培训是指医学专业毕业生完成医学院校教育之后，在经过认可的培训基地中，以住院医师的身份，接受以提高临床能力为主的系统、规范的培训。分普通专科培训和亚专科培训两个阶段。目前，我国专科医师培养尚在试点阶段，管理运行机制仍在摸索中。现阶段对专科医师培训的管理主要依据卫健委《专科医师培训暂行规定》（征求意见稿）、《专科医师培训基地认定管理办法》（供试点基地用）和《专科医师培养标准总则》（供试点基地用）等进行。

专科医师培训实行全行业属地管理。卫健委和省级卫生行政部门成立的毕业后医学教育委员会是专科医师培训工作的研究、指导、协调和质量监控组织。国家委员会负责审批、监督、检查和评估亚专科医师培训基地；考核亚专科医师培训，颁发"亚专科医师培训合格证书"。省级委员会负责普通专科医师培训基地审批和亚专科医师培训基地初审；考核普通专科医师培训，颁发"普通专科医师培训合格证书"。

各高等学校、医疗机构和培训基地负责培训工作的组织实施，各医疗机构面向社会承担培训任务。培训基地及受训人员所在的医疗机构应建立完善的培训技术档案，在《专科医师培训考核登记手册》中记录培训内容。综合医院和专科医院的临床科室，可依据专科医师培训基地标准由所在医疗机构提出申请成为培训试点基地。培训试点基地实行主任负责制，实行动态管理，一般每五年重审公布一次。专科医师培训经费采取多渠道筹集的方法解决，实行专款专用。

（三）全科医师培训管理

全科医师培训是面向个人、家庭与社区，培养从事社区卫生服务工作的全科卫生技术人才的主要途径。2001年12月卫健委科教可颁布的《全科医师规范化培训试行办法》对全科医师的培训管理做了明确的规定。

卫健委科教司总体负责全科医师规范化培训工作。省级卫生行政部门依据该办法，制订具体培训及考核实施方案，负责培训基地的认可与撤销，指导检查培训工作，组织评比。培训基地由综合医院相关临床科室和社区卫生服务机构共同组成，由综合医院提出申请，省级毕业后教育委员会审批。培训按《全科医师规范化培训大纲（试行）》要求分为理论学习、医院轮转和社区实践3个阶段；前两个阶段由各培训基地组织考核，第三阶段培训由省级卫生行政部门组织考试、考核。各阶段考试、考核均合格者，经省卫生行政部门审核后，发给卫健委统一印制的"全科医师规范化培训合格证书"。

六、继续医学教育管理

为了规范对继续医学教育的管理，卫健委先后出台《全国继续医学教育委员会章程》《继续医学教育暂行规定（试行）》《国家级继续医学教育项目申报、认可办法》《继续医学教育学分授予办法》《国家级继续医学教育基地认可标准及管理办法》《继续医学教育评估体系与实施办法》等。

（一）组织管理

继续医学教育工作实行全行业管理。全国和省继续医学教育委员会负责对继续医学教育的指导、协调和质量监控工作。继续医学教育委员会的主要职能是：研究、拟订继续医学教育方针、政策、规划和实施计划、细则，全国委员会还负责拟订项目评审标准、申报、认可办法和学分授予办法等；评审继续

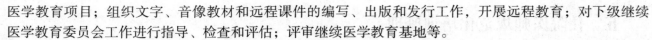

医学教育项目；组织文字、音像教材和远程课件的编写、出版和发行工作，开展远程教育；对下级继续医学教育委员会工作进行指导、检查和评估；评审继续医学教育基地等。

卫健委和省级卫生行政部门定期认可继续医学教育项目。全国继续医学教育委员会按《国家级继续医学教育项目申报、认可试行办法》评审国家级继续医学教育项目；省级继续医学教育委员会按各省（自治区、直辖市）制订的省级继续医学教育项目申报、认可办法负责评审省级继续医学教育项目。

（二）管理制度

1. 学分制度

项目主办单位授予相应项目类别的学分，学分的授予和登记应严格执行继续医学教育学分授予的有关规定。

2. 登记制度

省级继续医学教育委员会负责继续医学教育登记证的印制和发放，各单位负责继续医学教育建档及学分登记。

3. 评估制度

全国和各省级继续医学教育委员会定期对开展继续医学教育情况进行检查评估。

（三）考核

参加继续医学教育活动的卫生技术人员的考核由主办单位负责，所在单位负责审核。考核、审核的具体办法由各省级卫生行政部门会同人事行政部门共同制订，解放军总后卫健委、卫健委直属单位的考核办法由各单位制订。

（四）经费管理

继续医学教育经费采取国家、集体、个人等多渠道筹集的办法解决；各级卫生行政部门应将继续医学教育经费列入预算；各单位应保证一定的继续医学教育费用，可通过其他途径筹集资金，实行专款专用。

（五）国家级基地管理

国家级继续医学教育基地经全国继续医学教育委员会评审后，由卫健委批准公布。在全国继续医学教育委员会的指导下，在主管部门和所在单位的领导下开展工作。国家级继续医学教育基地举办的国家级继续医学教育项目，实行年度备案，由所在单位报主管部门和全国继续医学教育委员会，并由卫健委统一公布。国家级继续医学教育基地的继续医学教育活动应符合国家级继续医学教育项目标准，按卫健委颁发的《继续医学教育学分授予办法》的规定严格学分和证书管理。此外，国家级继续医学教育基地实行滚动式管理，每三年评估一次，评估不合格者由卫健委予以撤销。

第三节　医院重点学科管理

随着医学科学技术的不断进步，现代医院逐渐呈现出高度专业化分工和多学科综合协作的发展趋势。随着我国市场经济的确立和医疗体制改革的深入，医院面临着严峻的挑战。如何才能在激烈的竞争中得到巩固和发展，临床学科走怎样的发展之路，才能提高医院整体诊疗水平和医疗服务质量，成为医院建设面临的一个重要课题。

一、医院重点学科建设的意义和目标

医院的生存和发展有赖于医疗技术的不断创新和医疗水平的不断提高，而医疗技术的创新与医疗水平的提高又有赖于学科建设。医院重点学科建设可形成具有明显技术特色和区域优势、拥有知名学科带头人和合理人才梯队、配备先进专科技术设施，并产生一定数量的高水平科研成果以及创造明显社会和经济效益的学科。重点学科建设的水平能直接反映医院的实力和学术地位，始终是医院建设关注的重点。

（一）医院重点学科建设的意义

1. 推动医学进步与发展

医院重点学科建设必须立足于促进医学科技和临床医疗服务的发展，才能产生良好的建设效果。当前医院重点学科建设主要关注于不断提高医学技术和防病治病水平，努力争取在防病治病的难点、热点和关键技术问题上有所突破，使严重危害人民健康的主要疾病的防治技术明显改进，疾病的治愈率显著提高，这对促进医学进步与发展具有积极的推动作用。

2. 提高医院综合竞争能力

开展重点学科建设，有利于医院集中建设一批高质量、有特色的优势学科，并以此为依托，带动其他学科共同发展，为医院综合竞争能力的提高奠定坚实基础。医院凭借学科带头人的学术地位和名医效应，在掌握国内外先进医疗技术的基础上，以其强大的科研能力和培养优秀人才的综合实力而对该学科领域的发展趋势产生重要影响，并最终促进医院综合服务能力的全面提升。

3. 促进医院高层次人才培养

通过重点学科建设，有利于发现、引进、培养高层次医学人才，增强相关学科领域带头人的责任感，充分调动他们的创造性和积极性，在相关的医学领域中做出重大贡献。

4. 创造经济和社会效益

医院的经济效益和社会效益是衡量一个医院优劣的标尺。医院经济效益是保证医院社会效益不断提高的基础，良好的社会效益又能促进医院的经济效益，两者是互融共进的关系。重点学科的建设有利于医院在市场竞争环境下处于优势地位，并最大限度地满足医疗需求，通过创造经济效益从而获得良好的社会效益，形成良性循环。

（二）医院重点学科建设的目标

医院重点学科的建设应遵循现代医学的发展规律，选准主攻方向，突出重点，提高重点学科的医学技术水平，使之与科学技术发展、社会与经济发展相适应，力争在疾病的预防、诊断、治疗等方面有所突破，使重点学科的学术水平达到国内领先或国际先进水平，成为本地区乃至全国的医学中心。通过重点学科建设，打造医院"品牌"，创造"品牌"效应，实现医院重点学科建设的跨越式发展与医院的协调发展。此外，通过重点学科建设，使医院的重点学科成为知名的学科人才培养基地，培养一批高技术能力和高学术水平的学科专业人才，逐步建立一支学科间相互渗透、人才结构合理的学术队伍。

二、医院重点学科的确定与建设原则

（一）医院重点学科确定

医院的各类要素的数量、结构及利用方式等对临床学科的发展具有重要影响。医院在确定重点学科的时候，应该从实际情况出发，合理布局，以形成学科建设的整体局势，使之能为提升医院综合实力发挥作用。重点学科的确定应遵循以下原则。

1. 整体优化，系统发展

医院要有目的、分阶段地确定一批具有发展前景的学科作为医院的重点学科，并以此带动医院其他优势学科的发展。医院重点学科的建设还应促使优势学科群之间能相互融合渗透，从而提高医院的。医疗技术综合水平。

2. 突出特色，发展优势

培养和发展优势学科和特色学科是医院学科发展的基础和关键，是带动医疗技术快速发展、实现医院可持续发展的重要途径。强化现有特色学科、优势学科应与医院自身的定位和优势相一致。

3. 精简高效，有所创新

学科建设应在满足群众基本医疗需求的基础上，以医疗服务需求市场为导向，遴选发展潜力较大的学科进行重点建设。同时，医院进行重点学科建设必须面向国内领先或国际水平，把握好学科发展方向，注重发展和扶持新兴学科、前沿学科和边缘交叉学科。

4. 有承担重大研究项目的能力

承担重大医学科研项目是学科发展水平的重要标志。在选择医院重点建设的学科时，应考虑该学科是否具有承担重大研究项目的能力，能否通过广泛开展科研协作，加强学科之间的融合和互补，推动学科的建设发展。

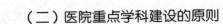

（二）医院重点学科建设的原则

重点学科建设要以政策为导向，以创新为灵魂，以发展为目标，以竞争为动力，使学科的人才培养规模明显扩大，学科的整体实力和水平明显提高，学科对医院建设的贡献份额明显增加，学科的管理运行机制更加合理，形成医院重点学科建设的鲜明特色。重点学科的建设应遵循以下原则。

1. 坚持导向性原则

重点学科的建设应该紧紧以"学科特色为基础，市场需要为根本"为发展理念，突出学科对医院建设的贡献。医院管理部门应协调重点建设中出现的有关问题并及时解决，为重点学科的人、财、物做好保障，给予倾斜政策，建立健全重点学科的管理制度，狠抓落实。管理体系要紧扣学科建设目标和考核指标运行。

2. 坚持开放性原则

用开放的理念搭建更高的平台，不仅要把医院的人才放到世界的前沿舞台，而且要引人为我所用的各方人才。通过开放的人才工程战略，为"用好现有人才，稳住关键人才，引进急需人才和拔尖人才，培养未来人才"提供有力的保证。

3. 坚持创新性原则

在机制创新、技术创新、成果创新等层面上，积极开拓，增加活力。医院只有以创新思维指导自身的学科建设，在认真分析外部环境和内部条件的基础上，发挥自身优势，积极探索新的学科增长点，在继承的基础上发展，在整合的过程中提高，在变革的尝试中创新，主动适应医学科学自身发展和医疗市场环境变化的需要，才能始终使学科的发展适应并融入社会整体发展的潮流中。

4. 坚持指导与评估相结合的原则

医院对重点学科的建设应该指导与评估共存，在指导重点学科建设的同时，成立专门的评估领导小组，负责重点学科的平时及年度的考核与评估。通过考核评估，对建设成效突出的学科给予一定的奖励，对没有达到建设目标的学科应责成整改或取消重点学科资格。

5. 坚持财务监督的原则

重点学科建设经费的组成包括医院学科建设专项经费、课题经费、科室其他经费。重点学科应本着厉行节约的原则，按计划使用经费，对专项经费应该实施专款专用；医院财务部门应通过设立独立账户、单独核算，对重点学科的经费进行财务监督。

（三）医院重点学科带头人的选择与培养

学科带头人是指在医学某一学科领域内有较深的学术造诣，具有组织领导才能，能把握学科发展方向，担负学科人才群体领导工作的高层次医学人才。

1. 重点学科带头人的选用原则

医院重点学科带头人的选拔使用，要坚持高标准、严考核、慎重决策、择优遴选。

（1）以优秀中青年人才为重点：选拔重点学科带头人要着眼于长远，把处于最佳年龄区的人才作为主要选拔对象，形成合理的学科带头人梯队。科学研究表明，研究人员创造力最佳的年龄是 30 ~ 50 岁，峰值年龄为 37 岁。从优秀中青年人才中选拔学科带头人，是医院发展的客观需要，也是解决人才断层问题的根本举措。

（2）坚持德才兼备、任人唯贤原则：选拔重点学科带头人应坚持高标准严要求，思想素质、业务素质、管理素质都应当比较全面完善。

（3）具备组织协调能力：重点学科带头人应具备较强的组织管理能力，借助相应的手段，组织调动集体的力量开展学术活动。重点学科带头人应能有效地调动不同人才的积极性和团队整合能力，勇于管理、善于决策、精于分工、巧于组织。

2. 重点学科带头人的选拔条件

对于重点学科带头人的选拔，医院可以采取选举、推荐、考核择优等方法进行遴选。医院应创造公平、公正的学术竞争环境，使优秀人才能脱颖而出，但必须具备以下几个方面的条件：

（1）优秀的思想素质和职业道德：作为重点学科带头人，应热爱专业、严谨治学，要善于吸引和聚集人才，有强烈的事业心和责任感，有高尚的医德医风、坚忍不拔的意志和良好的心理素质。

（2）具备完善的智能结构和严谨的学术风格：重点学科带头人应学风正派，在本学科领域有较高的业务水平和学术威望；有敏锐的观察力和理论概括能力，能担当学术群体科研、教学的指导人；有科学的态度和良好的学术道德，以正派的学风影响团队。

（3）具备创新精神和开拓能力：重点学科带头人应有探索医学科学求知的热情和执着的追求精神，有解决重大复杂技术问题的才能；有创造性的思维方式，对学科发展有预见性和战略思想，善于瞄准科学研究的前沿和突破点，勇于开拓新的研究领域。

（4）较强的学术组织能力和团队协作精神：重点学科带头人应勤于管理，善于组织，开展各种学术交流合作有全局观念；具有协作精神，善于引导激发集体智慧和发挥集体创造力，协调团队开展协作研究；能与持不同学术观点的人和谐相处。

（5）有一定的带教能力：培养人才是学科带头人的基本职责之一，学科带头人应对培养人才有热情，有比较科学的带教方法。

（6）具备合适的年龄和其他素质：学科带头人的选拔，以中青年为主，同时还应具备一定的身体素质，能承担强度高的工作。

3. 学科带头人的培养

对重点学科带头人的培养应纳入医院的学科发展规划。医院应积极创造条件，对符合学科建设所需的各类人才按照不同的途径和方法进行培养。在实际工作中，应将学科带头人推到医疗、科研的第一线，并在人力、物力、财力上给予必要的保障，并支持学科建设人才外出学习、研修、交流。同时，医院应定期对学科带头人建立考核机制，以督促他们在学科发展中发挥更高效能的作用。

三、医院重点学科建设规划及实施

医院重点学科建设规划是医院科研管理的一项重要工作，是在一段时期内重点学科建设发展方向、目标和重大措施的总体设想，也是医院可持续发展的战略决策。好的重点学科建设规划必定基于医院的综合实力并结合其发展潜力。

（一）医院重点学科建设规划制订的原则

医学是多学科交叉渗透的科学，在制订重点学科规划时，应充分重视并坚持多学科的融合，充分发挥各学科之间的优势，同时所制订的规划也应该体现出先进性、可行性和创新性。因此在制订重点学科建设规划时应着重处理好以下4种关系。

1. 重点和一般的关系

在医院众多的学科建设发展中，重点学科承担着重要的角色，但同时一般学科也是学科发展中不可或缺的力量。两者之间应以共同目标为纽带，相互促进，优势互补。通过重点学科的辐射作用带动一般学科的发展，同时通过一般学科的配合支持推动重点学科的进步，从而达到"整体提升、协调发展"的目的。

2. 创新和继承的关系

在进行重点学科建设时，既要重视对已有的学科特色和专业技能进行技术开发，又要跟踪科技的发展动态，积极引进具有特色的高新技术，并不断进行创新。因此，对已有的经验积累应该积极地继承和延续，同时与创新进行有机结合。

3. 交叉和独立的关系

医学科学的特殊性决定了医学学科在发展的过程中存在着学科之间的相互渗透和融合。各学科间的互补作用弥补了单学科发展的局限，从而在整体上促进了医学的快速发展，但同时各学科还应坚持和发展各自的特色。

4. 长远和短期的关系

重点学科发展规划要以学科乃至医院的长远发展为主，充分考虑所在医院医疗、教学、科研、预防综合性同步可持续发展，切不可只照顾近期效应、轰动效应和短期经济效益，这样学科建设就没有后劲，也不能持续发展。近期计划是远期规划的阶段目标，是为远期规划服务的。

（二）重点学科建设规划制订的内容

重点学科建设规划制订的基本内容通常包括：明确重点学科建设的意义和必要性以及可行性，其中包括重点学科建设的外部环境和内部条件；提出重点学科建设的目标及主要建设内容，包括指导思想、总体建设目标、科研、教学、人才培养和学术梯队建设的分目标、年度建设目标和年度建设任务；规定重点学科建设项目中的相关人员权力和责任，特别是明确学科带头人的权责；筹措和安排资金，通常包括专项资金的流入和主要使用方向；重点学科建设的计划，即各个时期的阶段目标以及实现目标的具体措施；预期效益分析。

（三）重点学科建设规划的组织实施

重点学科建设规划的实施是在制订完备的学科规划基础上，将其付诸实践，并产生巨大的效能带动医院各学科的综合发展，同时也是重点学科建设中最为重要的环节。重点学科建设规划能否有效得以实施取决于以下几个方面的因素：医院的政策环境和保障措施的落实程度；学科带头人及学术队伍的创造性和积极性；各级管理部门在重点学科建设过程中的协作程度；对学科建设过程进行的有效监督、考核工作；其他所需的人、财、物等条件设施。

总之，对于重点学科的建设工作应以医院的大局为出发点，总揽全局，整体部署，在引入有效竞争机制的同时，对重点学科建设实行动态管理和考核评估；对于建设过程中存在。发现的影响学科发展的问题，及时进行纠正和解决。

微信扫码
◆ 临床科研
◆ 医学前沿
◆ 临床资讯
◆ 临床笔记

第十章　医院感染管理

第一节　医院感染防控的信息化管理

一、背景介绍

医院感染管理是现代医院管理的重要组成部分，涉及医疗质量和医疗安全，不仅专业性强，而且跨学科、多专业，尤其在与突发公共卫生事件争夺防控时间的今天，医院感染病例的前瞻性监测、抗菌药物的合理使用和管理、耐药菌株的及时发现等，向医院感染专职人员发出了挑战。随着现代医学理论和技术的发展，医院感染问题日益突出，它不仅严重影响医疗质量，增加患者的痛苦和负担，而且已成为现代医学技术发展的桎梏，已经成了突出的公共卫生问题。

传统的医院感染监测手段和工作方法滞后与医院感染监测和防控任务重相矛盾，为提高医院感染管理工作效率与质量，引入"信息化"先进理念管理模式。不但加速了医院感染学科的发展，而且推动了医院的现代化建设，逐步与国际接轨。将计算机技术引入到医院感染管理工作中，能解决医院感染统计中数据的复杂逻辑关系问题，简化工作流程，减轻专职人员工作压力，把更多精力和时间用在控制医院感染管理工作上。监控医疗关键环节，降低感染率，降低住院天数和费用，改善患者结局，为医疗安全保驾护航。随着医院信息系统（hospital information 秒 ystem，HIS）的建立及应用，医院感染信息化管理已成为必然趋势。但如何有成效地利用监测资料进行管理，通过对临床的干预，切实的起到预防和控制医院感染的作用，降低医院感染发生率或使得医院感染保持在较低水平，避免医院感染的暴发，也是医院感染管理者长期探索的问题。

医院感染实时监测系统已在发达国家开发应用较早，而国内医院自20世纪90年代才开始研发监测软件，虽然各系统的设计原则与思路与国外的基本相同，但在功能的实现上有很大差距呢，且水平参差不齐。主要问题是院感需采集数据的部门的信息不健全，大多数软件涵盖范围较狭窄，往往只有或者侧重某一个方面，不能对感染相关信息进行客观科学的分析，对感染病例识别的自动化程度较低，一般还需要手工操作和现场判定，未能实现感染病例的自动监测、分析和实时预警。

我院感监测最初阶段是通过大量翻阅病历资料获取病入院感信息资料，浪费人力且管理效率非常低，随着医院规模的增加，收治病人数增加，重症患者人群数上升，微创技术开展和手术量的增加，需监测的高危人群数不断增加，搭建"医院感染实时监控系统"作为一个强有力的医院感染监测防控工具已经势在必行。

二、院感信息化构建思路

构建院感信息平台不仅要满足医院感染管理科和专职人员的主要的监测和管理工作需求，也要体现医院感染防控工作的重点，同时应实现专职人员与临床医生、护士的信息沟通，形成质量管理环路。基于此目标，我们探索利用信息聚合技术建立一个基于主动发现机制的医院感染监测模型和预警机制，不仅便于实时监控，能够开展全面综合监测管理，更重要的是可以开展大量的目标性监测和前瞻性调查，更能发挥主动监测的目的，而且有利于开展院感发病因素的监测，同时实现医院感染管理的流程化，将医院感染管理和临床系统进行整合，把医院感染系统推送至临床第一线，为业务科室参与院感管理提供便捷平台，提高临床科室主动感控的能动性，院感监测信息覆盖医生站、护士站和 LIS 工作站，与现有的 LIS、HIS、PACS、RIS、手术麻醉系统、物资系统等实现界面整合系统完全整合，实现手工报表一键式电子化，增加统计数据的准确性，并实现数据与上海市院感质控数据监测平台的对接，减少人力，节约时间，提高管理的效率（图 10-1—图 10-3）。

技术路线：

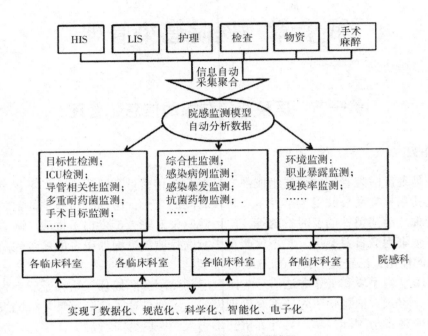

图 10-1　院感系统技术路线图

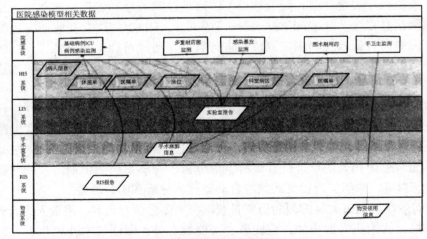

图 10-2　感染模型数据提取流程

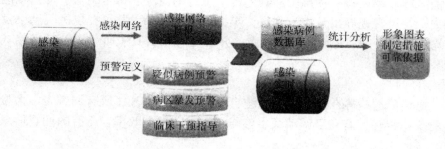

图 10-3　感染监测参数可调

三、系统功能模块

我院感监测信息系统，根据医院的实际情况以及上级卫生主管部门和上海市院感质控中心的政策要求，系统设计了 8 大功能模块，具体包括感染实时监测、网络上报、直报审核、多重耐药菌监测、抗菌药物管理、环境卫生监测、综合调查、职业暴露管理、统计报表查询功能。其中实时监测又包括感染病例实时监测、暴发实时监测、ICU 病例监测、导管相关监测、手术目标性监测、抗菌药物包括临床抗菌药物监测和围术期用药监测、多重耐药菌实时监测、综合调查包括现患率调查、血培养调查等。

1. 医院感染病例实时监测与个案预警报告系统

院感监测信息系统通过设定好的院感预警判读条件如患者体温、血、尿、便常规、C- 反应蛋白、降钙素元、留置导管信息、影像检查报告、细菌学及抗菌药物使用等感染相关信息，进行全面、快速、准确地检索，系统能在任意时段从所有住院病人中筛选出医院感染的高危、可疑病例，医师可根据相关预警因素做出判断，将感染病例直接上报医院感染管理部门；对于未预警病例，可通过网络直报功能上报医院感染管理部门，而院感管理专职人员也可对预警病例、上报病例进行查阅审核，确认后的病例另行存储和统计分析，并自动生成医院感染报表。

2. 疑似感染暴发的预警

对于短时间内在同一个病区有 ≥ 2 例的同种病原体感染的病例，系统及时对病区及感染管理部门发出疑似感染暴发的预警提示，通过系统提供的直观的信息可使专职人员人员迅速地判断有无暴发可能。

3. 围手术期抗菌药物预防使用天数实时动态提醒围术期抗感染药物预防应用的监测管理模块是医院感染管理工作中的重要组成部分，本系统可以抓取任意时间段全院各临床科室手术患者抗感染药物使用情况，按手术病人、抗感染药物使用情况（包括使用、停用换用时间、名称、用药方式及用药天数、剂量）并以表格形式呈现，并可及自动分析其合理性，进行质量分析评估。

4. 细菌耐药性的监测管理模块是及时控制医院耐药菌重要手段

因此，及时掌握耐药菌动态分布情况，尤其是多重耐药菌的分布情况，对预防耐药菌的医院获得性感染和传播至关重要。本系统能实时查询任意时段的送检标本的阳性结果，并根据细菌药敏试验结果自动标记所需重点监测目标耐药菌，并自动预警，显示多药耐药菌科室分布，并在线指导临床隔离干预，具有数据统计功能，为争取医院感染的防控时间奠定基础。

5. 目标性监测

系统对目标性监测进行了特别设计，考虑到目标性监测是目前的重点，既要提高目标性监测的效率，制作相关的表格，从病例中提出所需要的大量数据，从而节约工作人员的时间，有利于结果的统计。内容包括外科手术监测，ICU 监测、血管导管、导尿管、呼吸机导管、病原菌及其耐药性监测、围术期抗菌药物使用监测，还包括单病种的监测内容，如膝关节、髋关节手术、心脏搭桥手术、脑肿瘤手术等等。而且考虑到专职人员科学调研的需求，采取开放性设计，使得提取条件能够按照需求，进行自由组合，便于专职人员进行数据的提取。

6. 分层次进行统计分析与结果展示

系统设计时，按照医院感染管理人员、临床医护人员不同层次人员的需求进行统计分析和结果展示。

对目标手术医生的感染专率、每一种抗菌药物、每个患者的情况、每个病区、部门均能提供任何时点、时段的分析结果展示。可常规导出月报、季报、年报的统计结果，并可提供医院感染发病率走势图。各类统计分析结果均以表格、图形等多种方式展示，并可随时导出 EXCEL、WORD 等格式，方便专职人员使用。

7. 实现在线综合调查

开展现患率、血培养送检等在线调查，系统自动锁定调查病人，所有调查表中大量信息自动生成，医生填写调查表的负担减轻，有利于调动医生参与积极性，提高效率，所有的调查信息自动储存，利于查询也减少浪费。

8. 相关业务工作模块的开发

在系统平台上同时开发了消毒灭菌效果与环境卫生学监测、手卫生、职业暴露管理等模块，极大地方便了专职人员的相关工作。

四、亮点

1. 从被动监测模式转向主动监测模式

医院感染实时监测系统的实时监测预警功能，一改以往医院感染监控的"滞后性"，并方便查看医院感染病例的病情变化以及诊治情况，其监测覆盖面广、敏感性高，及时准确的通过预警因素发生的情况，便于医院感染管理科专职人员及时且有针对性的进行调查，增加了医院感染专职人员监测医院感染病例的主动性，有利于及早采取有效的干预措施，避免发生流行暴发。

2. 实时提醒简化流程提高操作依从性

该系统的实时提醒功能，可为临床医师在管辖范围内患者的感染情况做出动态提醒。医师只需判断感染病例，点击上报界面填写感染上报相关信息完成上报，简便医生上报程序。

3. 全面实时监控便于采取主动干预

可通过系统全面掌握全院患者的医院感染情况，实现了医院感染信息化管理；也将医院感染专职人员从大量烦琐的资料收集、核实和统计工作中解放出来，提高了工作效率和综合分析能力。

4. 信息化报表统计确保数据准确性

可进行报表统计和图表分析，数据从 HIS、LIS 和医师上报信息中自动生成，避免了人工统计的误差，确保了数据的准确与完整性，完全替代了手工报表。系统自动将所监测年每月医院感染率在质控图上标出且逐点连接，形成直观的医院感染病例监测曲线。

5. 预警与监控

对可能发生的医院感染病例进行预警、监控，有助于及时发现医院感染的流行，尽早采取有效措施控制医院感染发生。医院感染监测信息系统能够实现医院感染的实时预警监控、耐药菌的早期发现与控制、院感集聚性发生的早期识别、院感病例及时诊断及识别、目标性监测（包括 ICU 监测、手术部位感染监测、细菌耐药性监测和抗菌药物使用监测）等高风险患者筛查，实现了实时监控、与国际发达国家接轨。

五、总体评估

医院信息化对医疗质量环节控制和精细化管理起到举足轻重的作用，"医院感染实时监控系统"最大程度解决了医院感染病例实时、自动检测问题，实现了医院感染的动态监测，大大节约了医院感染管理人员筛查病例的时间，减少医院感染漏报，使得医院感染管理专职人员了解感染危险因素的全况。如呼吸机使用情况，气管插管情况等，可以有针对性采取预防措施，防治感染的发生。及时发现感染阳性指标，及早采取控制措施，提高了对医院感染重点科室进行感染控制的行为干预能力，防治感染恶化和感染传播。及时发现医院感染暴发事件并采取应急措施，提高了医院感染监测控制效率。切实为临床科室提供预防感染的提示，强化了住院病历的全过程监控。使得感染控制的关口前移，并依靠强大的统计分析功能提供详细的数据，从源头为预防和控制医院感染，降低感染发生提供重要依据。该系统是医院感染病例监测、防控和管理的强有力工具，提高了监测的效率和质量，落实了医院感染"早预警、早发现、早干预"的工作理念，实现了医院感染监测与防控工作模式的转变，可为医院各层面提供更为及时、准确的感控信息，使得本系统成为医院数字化管理的重要组成部分。

三级综合医院住院患者多，院感管理部门需要对全院各病区住院患者进行感染监测，工作量大，而现有的专职人员并不多，如何能够对全院住院患者进行监控并降低漏报率成为重点需要解决的问题。该监测系统以医院信息网络为抓手，结合医院感染监控实际情况，详细挖掘系统建设需求，通过与 HIS、LIS、PACS、护理、物质、手术麻醉等系统接口无缝链接，建立院感监测信息系统，提高医院感染监控及时性、监控质量、降低感染率、保障医疗安全。

医院感染监测信息系统是依靠信息化平台自动对数据进行统计和分析，在很大程度上提高了效率并增强时效性，减少了医院感染漏报病例。及时通过医院信息平台进行反馈，让全院医务人员掌握最新的感控动态，同时可以结合检测信息，如体温、白细胞计数、细菌培养及药敏试验结果对感染或疑似感染患者进行追踪和干预，将信息化管理应用于医院感染管理中，提高了医院感染管理水平和质量，实现了医疗信息共享，有效防控感染流行暴发。

医院感染监测管理系统能够为感染管理人员提供实时的动态监测信息，为医院感染的预防及控制提供可靠的依据。通过医院感染监测信息系统的建立，使管理部门得到了科学、准确、完整的监测信息，从而有效地提高医院感染监测管理水平，同时也有效地提高了医院感染管理人员的工作效率。通过信息化管理方式，实现了感控全员、全方位的管理，从而有效地提高了医院感染控制的效率及其质量，使医院感染管理水平得到了提高。

第二节　传染病疫情监控和管理

一、背景

在人类历史中，各种传染病一度成为阻碍人类发展和进步的主要原因，使得人类的健康和生命受到了极大的威胁，曾经的鼠疫、霍乱以及流感等疫情的暴发流行，几度让人类的生存成为难题，为此，加强传染病的预防控制成为维护人类生命健康的重要工作。如今，在生物技术和医疗研究的发展下，人们对传染病有了更加深入的了解，也成功实现了对各种传染性疾病的控制，但随着全球化的发展，频繁的人口流动，传染病也随之周游列国。在旧的传染病还没有消除，新发传染病也不断出现威胁着人类的健康，面对如此艰巨的任务，如何加强传染病防控工作成为医疗卫生的重点工作之一。

当前世界各国对传染病防控工作已经高度重视，传染病的发病率和死亡率总体在下降，很多重大传染病也基本得到了有效控制。但就近年来传染病疫情发生情况来看，全球各国尤其非洲、亚洲、拉美等国家仍然不断有新的传染病疫情出现如非典、H7N9、MERS、埃博拉出血热、寨卡病毒病等，各种传染病暴发和流行事件频频发生，给社会带来恐慌的同时，也让我们意识到一些传染病可能再次死灰复燃，又如多重耐药肺结核的比例在不断攀升，传染病防控将面临新的问题新的挑战，医疗机构作为传染病防控的前沿哨所，责任及其重大。

近年来我院在传染病防控中不断摸索、总结、改进，已逐渐建立了一整套具有特色的传染病防控体系，并不断完善（图 10-4）。

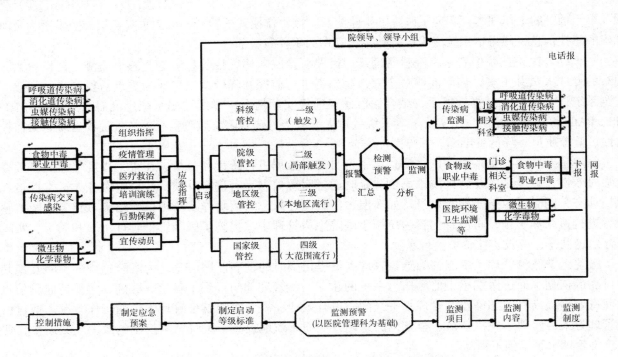

图10-4　医院应对传染病突发公共卫生事件的应急处置框架示意图

（一）建章立制，规范流程

近年来我院根据《传染病防治法》《突发公共卫生事件应急条例》《传染病信息报告管理规范》《医院感染管理办法》《全国卫健委门卫生应急管理工作规范》等相关法律、法规，先后制订并不断修订完善了各项传染病管理规章制度，如《传染病疫情登记、报告管理制度》《性病管理制度》《肺结核转诊制度》《AFP疫情报告制度》《传染病分诊预检制度》《传染病疫情自查制度》《传染病疫情信息查询、账号管理制度》《传染病培训制度》《传染病管理奖惩制度》《重大传染病违规责任追究制度》《感染性疾病科院感防控制度》等等，同时规范了各种传染病和疫情流行期传染病就诊处置报告流程。促使从制度上约束医疗行为，从规范上保证操作的规范性科学性，并以此推动传染病的常态化管理。

（二）加强传染病疫情监测

在传染病防控中传染病监测占据着非常重要的作用，疫情监测通过及时发现、分析、报告、公布疫情有关信息，使有关人员能尽快了解情况，及早制订主动监测方案，采取防范措施并对疫情做出迅速反应。疫情监测的根本目的是预防和控制疾病的流行，所以传染病监测不仅需要对传染病的发病特征、病原体特性以及传播方式等进行监测，同时还应当加强对人群免疫水平、动物生态流行病学、人口学资料以及媒介昆虫等各个方面的监测，形成一个全面覆盖全国各个地区各个方面的监测网络，准确把握传染病的流行规律和流行因素，为防疫措施的评价和制订提供科学指导。

目前，我国在传染病监测中主要采取哨点以及常规报告两种形式，主要监测传染病分为：甲、乙、丙三类，共计39种。作为医疗机构传染病人监测、筛查、报告是同样是传染病防控的关键点，在传染病暴发疫情和突发公共卫生事件的及时处置管理中发挥着重要作用，敏感快捷、准确有效的监测信息，是医院突发公共卫生事件及时采取合理处置的重要保障。由于三级综合医院病人群体大，单纯靠人工的方式已经不能满足传染病监测工作需求，也不能保证监测信息的全面性、准确性和及时性，我院近几年一直探索利用信息功能开展传染病的疫情监测和主动搜索，目前已经完成不明原因肺炎、AFP、性病、肺结核、腹泻病等各种传染病主动搜索机制，疫情专管人员每日通过信息网络主动搜索疫情，不仅能确保及时、准确掌握和报告疫情，并能及时发现传染病漏报情况，及时进行补报。

（三）建立传染病信息化预警机制

临床医生由于业务繁忙，加之对传染病的警惕性和敏感性不高，往往容易疏忽传染病的主动报告，为提高上报的及时性，减少漏报，我院在医院HIS系统基础研发传染病网络报告预警功能，对应传染病诊断编码，输入传染病诊断即时弹出提醒对话框，提醒临床医生及时进行传染病在线传报，院感疾控处后台即时接受传报信息，并进行信息汇总，减少了院内传报的途径，缩短了报告时间，传染病预警提示机制也同样大大减少了传染病的漏报现象。

（四）提升传染病突发公共卫生事件应急处置能力

1. 建立突发公共卫生事件应急管理组织构架

应急组织架构齐全程度是提升突发公共卫生事件能力的基础。为加强传染病防控，我院不断完善了传染病防控组织架构，成立的应急处置领导小组、技术指导小组、应急行动小组、专家诊疗小组、物质保障小组、疫情监测小组、院内感染防控小组，一旦遇到传染病突发公共卫生事件，在医院应急领导小组统一指挥下，协调各小组、各部门参与应急处理，做到联防联控，共同应对。各小组、各职能部门职责、分工明确，能够在最短时间内最大限度发挥各方面力量，调集所有资源对事件及时予以干预和控制。

2. 制订科学合理的传染病防控应急预案

无论是重大传染病疫情、各类中毒事件以及生化恐怖事件，还是其他的突发公共卫生事件，通常都会出现意想不到状况。面对突如其来的事件，往往可能会超出医院现有的防控能力，如果医院事先没有准备或准备不充分，必然会顾此失彼，应接不暇或出现纰漏。因此，综合性医院应居安思危，有备无患，制订综合性、针对性的各项传染病防控应急预案．对提高应急抢救能力和传染病极为重要。鉴于此，我院在制订传染病防控总则情况下，在疫情暴发流行时期，通常首先会查阅收集掌握全国及本地区各种传染病防控资讯如传染病暴发流行状况、自然疫源疫病等资讯，并参照《中华人民共和国传染病防治法》《国家突发公共事件总体应急预案》和《突发公共卫生事件应急条例》等法律、法规及国家颁布的相关传染病防控指南、工作方案，结合本单位的实际情况及时制订各种重大传染病、中毒事件等控制预案，并根据疫情进展情况不断修订。在制订预案时既要全面细化、也要突出重点，对传染病预检分诊、诊疗流程、人员配备、物资储备数量、消毒防护措施、疫情报告监控、会诊转诊流程等等做具体规定．使得传染病防控工作能够有条不紊顺利落实。

3. 加强传染病及应急教育培训，提高应急处置意识

在发生突发性公共卫生事件时，医务人员常常是最先了解并是一线参与诊疗救治的人员。无论是传染性疾病还是不明原因疾病或中毒事件，突发应急队伍的人员数量、人员素质和技术实力对于开展事件应急处置、控制灾害蔓延、减少损失和事件影响至关重要。突发应急队伍可以反映突发应急工作的决策能力和技术能力，是提升应急工作核心竞争力的重要保证。传染病突发事件早期处置的好坏，常常关系到整个防控的最终结果。因此，必须建立一套完善的在职培训制度，并纳入三基培训考核体系，定期进行应急处置相关知识及能力的培训有助于提高医务人员的应急能力。我院每年会制订相应传染病培训计划，定期开展全院员工或重点科室重点传染病防控专业专业知识培训，以大讲座、现场培训、播放光盘、OA在线自学考试等多种形式对不同层面员工组织培训考试，并在相关职能部门支持配合下定期邀请外院专家开展应急管理讲座，有效提升医务人员对传染病的防治水平和能力。

4. 开展防控应急演练，提升应急处置能力

建立的各种预案虽具有很强的指导性，但只有在反复演练中才能确保预案在启动时顺利实施，也只有通过模拟训练来提高应急队伍的水平，体现快速反应能力。演练形式包括现场演练传染病整个就诊救治处置过程，也可进行通过桌面推演形式模拟演练过程。通过演练不仅可以使医务人员了解掌握预案，还可以检验预案是否合理、科学、全面，以便及时进一步修改完善各种预案、预警指标，提高处理的综合性和系统性。我院近几年每年定期模拟实施呼吸道和消化道传染病防控演练，进一步提高医务人员传染病公共卫生应急处置能力，有时整个演练过程邀请区卫健委和疾控等上级卫生相关领导亲临现场参与观摩指导。

5. 组建传染病诊治专家组，提高传染病救治成功率

为进一步做好传染病防控工作，做到早发现、早诊断、早治疗，早隔离，同时确保传染病人诊治的及时性、准确性和救治的成功率，我院组建了多支具备各专业特色的专家诊疗小组，由内科、外科、急诊、ICU、放射科、检验科等科室专家组成，参与传染病会诊，危重症病人医疗救治，给予专业技术支撑，在疫情流行期，所有专家组 24 小时在位备班，随叫随到。近几年我院的专家组成员不仅在医院的传染病防控中充分发挥积极作用，并逐渐成为区域内传染病救治的主力军，承担起区域内传染病会诊救治工作，在 2013 年的 H7N9 禽流感疫情防控中我院 ICU 多名专家参与支援公共卫生中心的危重病人救治。

6. 落实应急物质的储备

充足的应急物资储备是保障物资供应、提高突发事件应对效率、减少人员伤亡和经济损失的重要基础和先决条件，也是决定突发事件应急处置成败的关键因素。由于突发公共卫生事件的突发性、复杂性、艰巨性，危险性等，应急物资的储备包括医疗设备、急救器材、消毒制剂、药品、专用救护运输车辆、防护设施用品、生活物品、通信设备等。只有保证充足齐全的应急物质，才能满足应急救治工作的需要。综合性医院在传染病公共卫生应急防控中应有针对性地储备一定数量的消毒剂、药品、化学检验设备试剂和器械，以满足应急需要。同时，要加强传染病应急救治研究，要确保能够满足传染病应急救护保障的特殊需要的卫生装备。

7. 强化院内感染防控意识，防止交叉感染

自 SARS 疫情后，医院感染管理作为医院内传染病防控的重要环节，被医学界广泛关注，医院感染伴随医疗活动的每一个环节，充分发挥医院感染管理科在承担全院传染病感染的预防、控制、监测、预警、控制、分析、统计、上报及监督管理等工作的作用，是医院有效防治传染病、控制院内感染的关键。而加强传染病多发科室的管理如急诊科、儿科、感染性疾病科、呼吸科等，严格落实消毒隔离，做好手卫生和个人防护施，规范传染病人医疗废物的处置，降低感染风险因素，切断传播途径，是降低医疗机构传染病医院交叉感染发生的关键所在。

8. 开展医务人员免疫接种，提高员工安全保障

医务人员是传染病高危人群，为降低医务人员感染传染病风险，避免在诊疗过程中交叉感染，杜绝传染病疫情在医院内的传播，我们每年制订医务人员疫苗接种计划，常态对麻疹等传染性较强传染病实施疫苗接种，接种对象涵盖医护、管理人员、勤杂工、护工、实习生等. 对发生职业暴露的接触传染病及时开展应急补种工作。2008 年甲流流行期间我院就开展了近 1 500 人甲流疫苗大面积应急接种，在 201 3 我院在发现一例员工感染麻疹时，就紧急启动应急措施，对 1 600 员工进行麻疹疫苗的应急接种，及时阻止了麻疹疫情的传播。并于此后每年在 3 ~ 4 月份麻疹发病高峰季节定期组织新员工和麻疹疫苗接种满 5 年以上员工进行疫苗接种。此外对血源性传播传染病我们每年主动为临床一线提供乙肝疫苗主动免疫，降低医务人员职业暴露感染乙肝病毒风险。

9. 加强健康宣传教育，提高公众防控意识

医疗机构不但承担传染病病人诊疗救治和防止传播义务，同时也承担了向社会公众宣教的责任。近年来我院通过宣传展板、宣传画册、健康大讲堂、健康教育学院、宣传视频以及医院网络等多种媒介，开展社区居民的传染病防控知识宣教，提高人们对传染病防治知识的知晓度和防控意识，进而自觉加强健康行为习惯，提高自我保护能力，从根源上切断传播途径，实现对易感人群的保护。

（五）全面实施传染病的质量管理

在实施传染病的质量管理上采取全员参与的方法。医院传染病防治领导小组每季度听取疾控处及专职疫情管理人员汇报本院传染病管理情况，同时检查他们对相关制度落实情况，疾控处专职人员每月对全院各科室传染病管理情况进行督查，发现存在问题及时反馈整改，对严重情况进行全院通报，并落实考核，各科室专门负责传染病疫情报告检查人员不定期对自己所在科室传染病管理情况进行自查自纠，并定期总结，在医院传染病管理过程中，制订适合本院实际情况的传染病管理督查评价标准并应用 PDCA 质量管理方法落实传染病管理的持续质量改进。

（六）建立传染病奖罚考核制度

将传染病疫情管理纳入医疗管理质量考核体系中。把传染病报告卡质量作为医生医疗质量审核的一个重要项目，制订奖惩制度，奖惩分明，直接与医务人员奖金挂钩。对迟报漏报或填卡质量差的给予适当的惩罚，对报告卡质量完成好，无迟报漏报的医务人员及科室给予相应的经济奖励，以兹鼓励。

二、亮点

（一）多部门协作机制，确保了应急处置的效果

应对突发公共卫生事件是一项系统工程，需多个部门之间密切合作，不仅应急状态下，更在于常态时的联系和协调，资源整合、信息共享，联防联控，共同落实各项防控措施，能够及时、有力地控制突发公共卫生事件的发生和发展。近年来面对突发公共卫生事件，分管院长、医务处、院感疾控处、护理部、设备处、医技科室、后勤保障处、各临床科室主任、护士长等多部门积极配合，共同应对，相互协作，最大程度处置和控制了传染病突发公共卫生事件，取得很好的效果。

（二）实现传染病信息化监控和管理

随着信息科学技术的发展和医疗水平的提高，医院信息化水平成为现代化医院的标志之一。信息系统是医院管理者的工具，是对医院运行状况的管控工具，也是植入科学管理理念的载体。随着近年来医院发展的主要信息系统包括：医院信息系统（HIS）、实验室信息系统（LIS）、病理信息系统（PL）、影像信息系统（PACS）、无线网络等建立和逐渐完善，在这些医院信息系统平台上，我院也构建了医院内传染病疫情网络报告与监控的信息化管理系统，替代原始的手工传染病疾病填报、登记、传递、整理、统计、分析的整个过程，保证了报卡的及时性、准确性，提高了工作质量和效率。由于目前文献报道国内三级医院对传染病进行院内信息化管理还较少，实现信息化管理的其功能多局限于传染病例的上报管理，缺乏传染病实时监控和预警机制以及查漏功能，我院为适应新形势下传染病管理的要求在完成基础的信息化传报基础上建立了预警和查漏功能，最大限度地减少了漏报、重报。

运用医院计算机和网络技术，结合医院良好的网络化信息平台，创造性的应用了医院已经开发应用的软件，与医院信息系统（HIS）、实验室信息系统（LIS）、病理信息系统（PL）、影像信息系统（PACS）等系统实现无缝连接，开发建立传染病、恶性肿瘤、心脑血管病发病死亡、职业病、急性迟缓性麻痹（AFP）、麻疹、不明原因肺炎主动搜索、死亡病例等监测信息系统。具体技术路线：

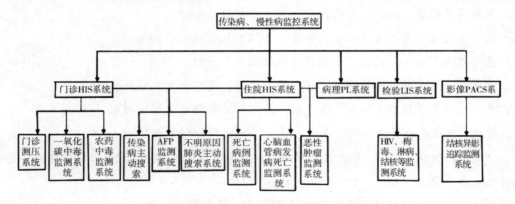

图 10-5　传染病，肿瘤监控系统技术路线图

本研究软件系统可以实时、准确、全面、主动的监测，实现预防与控制的前瞻性：动态、全过程的管理，透明、有效的信息共享与反馈，提升区院传染病、慢性病管理的质量和实效性。

参考文献

［1］郑功成. 社会保障研究［M］. 北京：中国劳动社会保障出版社，2014.

［2］曹建文，刘越泽. 医院管理学［M］. 上海：复旦大学出版社，2016.

［3］吴争鸣，夏立平，包国祥，等. 国家基本公共卫生服务培训指导［M］. 北京：中国科学技术出版社，2010.

［4］刘爱民. 病案信息［M］. 北京：人民卫生出版社，2009.

［5］朱士俊. 医院管理学. 质量管理分册［M］. 北京：人民出版社，2003.

［6］高永清，吴小南，蔡琴美，等. 营养与食品卫生学. 案例版［M］. 第2版. 北京：科学出版社，2017.

［7］王翠玲. 营养与膳食［M］. 北京：科学出版社，2010.

［8］刘紫萍. 预防医学［M］. 第2版. 北京：高等教育出版社，2015.

［9］傅华. 预防医学［M］. 第7版. 北京：人民卫生出版社，2018.

［10］陈绍福. 医院质量管理［M］. 北京：中国人大出版社，2007.

［11］沈松泉. 医疗保险理论与探索［M］. 南京：江苏人民出版社，2006.

［12］仇雨临. 医疗保险［M］. 北京：中国劳动社会保障出版社，2008.

［13］董恒进，曹建文. 医院管理学［M］. 第2版. 上海：复旦大学出版社，2004.

［14］李晓春，曾瑶. 质量管理学［M］. 第3版. 北京：北京邮电大学出版社，2007.

［15］李六亿，徐艳. 医院感染管理的风险评估［J］. 中国感染控制杂志，2016，15（7）：2607-2610.

［16］俞桂珍，叶旭琴，赖香菊，等. 医疗失效模式与效应分析在医院感染管理风险评估中的应用［J］. 中国农村卫生事业管理，2017，37（11）：1326-1330.

［17］谭隽. 医院环境卫生监测结果调查及预防对策［J］. 基层医学论坛，2020，24（02）：277-278.

［18］李立明，余灿清，吕筠. 现代流行病学的发展与展望［J］. 中华疾病控制杂志，2010，14（01）：1-5.